科学防治糖尿病

KEXUE FANGZHI TANGNIAOBING

主 编 王秀阁
副主编 米 佳 王国强

中国出版集团有限公司
世界图书出版公司
北京 广州 上海 西安

图书在版编目（CIP）数据

科学防治糖尿病/王秀阁，米佳，王国强主编．—北京：世界图书出版有限公司北京分公司，2023.12
　ISBN 978-7-5232-1031-4

　Ⅰ．①科… Ⅱ．①王…②米…③王… Ⅲ．①糖尿病—防治 Ⅳ．① R587.1

中国国家版本馆 CIP 数据核字（2024）第 011654 号

书　　名	科学防治糖尿病
	KEXUE FANGZHI TANGNIAOBING
主　　编	王秀阁　米佳　王国强
总 策 划	吴　迪
责任编辑	程　曦
特约编辑	李圆圆
出版发行	世界图书出版有限公司北京分公司
地　　址	北京市东城区朝内大街 137 号
邮　　编	100010
电　　话	010-64033507（总编室）　0431-80787855　13894825720（售后）
网　　址	http://www.wpcbj.com.cn
邮　　箱	wpcbjst@vip.163.com
销　　售	新华书店及各大平台
印　　刷	长春市伟艺印务有限公司
开　　本	787 mm×1092 mm　1/16
印　　张	19
字　　数	321 千字
版　　次	2024 年 9 月第 1 版
印　　次	2024 年 9 月第 1 次印刷
国际书号	ISBN 978-7-5232-1031-4
定　　价	68.00 元

版权所有　翻印必究

（如发现印装质量问题或侵权线索，请与所购图书销售部门联系或调换）

编委会

主　编　王秀阁

副主编　米　佳　王国强

编　委（按姓氏音序排序）

卞秋月　陈永昊　范雪纯　居　丹　李兴权

刘琦宇　吕东兴　牟　静　牟　悦　万美佳

王　晴　王萌萌　王双月　王艳莹　吴　巍

闫冠池　杨　澜　尹成志　于泳江　战　群

张雪东　赵芸芸

前言

在城市化、老龄化的社会进程中,我国疾病谱、死亡谱也在悄然发生着巨大的变化。目前,我们正面临着严峻的中国糖尿病流行现状:糖尿病患病率从1980年的0.67%上升到2017年的11.2%,中国糖尿病的患病率和增长速度均居世界首位。令人担忧的是中国糖尿病治疗现状并不理想,尽管近几年来糖尿病知晓率、治疗率和达标率有所改善,但仍处于较低水平。

糖尿病作为一种需要终生防控的慢性疾病,会导致多种代谢紊乱,如不能得到有效的控制,将会出现多种急、慢性并发症,严重影响患者的生活质量和预期寿命,给患者个人、家庭及社会带来沉重负担。糖尿病及其所引发的并发症严重危害人类的健康与生命,已成为21世纪公共健康所面临的重大挑战之一。因此,对糖尿病患者实施有效的健康教育和管理,从而降低并发症的发生率,刻不容缓。

大量临床实践证实,糖尿病是一种可防可控的疾病。糖尿病患者及高危人群能够正确认识糖尿病、了解糖尿病,科学掌握糖尿病的防控知识,有利于控制糖尿病的发生和病情的发展。虽然目前医学界还不能根治糖尿病,但通过科学的防控手段,能够实现患者与糖尿病和谐共处,糖尿病患者也可以与健康人一样,拥有美丽的梦想和精彩的人生。

糖尿病的防控强调综合性，包括五个方面，即健康教育、科学饮食、规律运动、药物治疗和糖尿病的自我监测，综合防治方案的实施依赖于患者的积极参与及科学的自我管理，很难指导患者了解糖尿病的全貌，另一方面专业书籍中有着大量专业词汇，普通患者很难读懂。因此我们归纳了所学的专业知识，总结了多年行医中积累的中西医临床经验，撰写了这本阅读门槛低，尽量贴近糖尿病患者生活的科普读物——《科学防治糖尿病》，期望能够指导患者做自己的「糖尿病医生」。

本书运用通俗易懂的语言，从如何正确认识糖尿病、科学预防糖尿病、合理治疗糖尿病三个角度进行了阐述，共分3篇12章294个问题。内容涵盖国内外最新的相关指南、建议、专家共识及专科医生的临床经验，并融入了糖尿病慢病管理的理念，全面、详细介绍糖尿病及并发症的病因、诊断、西医治疗方案，如何进行饮食、运动管理，以及中医辨证治疗经验和特色治疗方法等。本书全面介绍了糖尿病患者应知应会的糖尿病相关知识，详尽回答了患者和家属关心的健康问题，既发挥了中医药特色，又突出了中西医治疗本病的进展，真正做到有的放矢。相信这些来自临床一线医学专家的宝贵建议能够指导糖尿病患者走出糖尿病防控的种种误区，坦然面对糖尿病，更加科学地应对糖尿病，从而健康生活、享受人生！

由于本书内容涉猎广泛，且当下糖尿病相关学术研究迅猛发展，加之编者水平有限，编撰时间仓促，难免有不足甚至错漏之处，敬请专家和读者批评指正。

编者

2024年5月

上篇
正确认识糖尿病

一、画龙点睛，全面了解糖尿病 / 3

1. 什么是血糖？ / 3
2. 什么是尿糖？ / 3
3. 血糖的来源和去路有哪些？ / 4
4. 影响血糖的因素有哪些？ / 5
5. 影响血糖的激素有哪些？ / 5
6. 什么是糖化血红蛋白？ / 6
7. 检测糖化血红蛋白有何意义？ / 6
8. 什么是升糖指数？ / 7
9. 什么是"肾糖阈"？ / 7
10. 尿糖"+"常见于哪些原因？ / 8
11. 发现尿糖"+"应该怎么办？ / 9
12. 尿常规检查结果中出现酮体常见于哪些原因？ / 9
13. 什么是糖尿病前期？ / 10
14. 什么是糖尿病"蜜月期"？ / 10
15. 什么是糖尿病？ / 11
16. 诊断糖尿病的标准是什么？ / 11
17. 糖尿病分为哪些类型？ / 12
18. 1型糖尿病有哪些特点？ / 12
19. 2型糖尿病有哪些特点？ / 13

20. 妊娠糖尿病有哪些特点？/ 13
21. 老年糖尿病有哪些特点？/ 14
22. 糖尿病的典型表现及出现的原因是什么？/ 14
23. 什么是胰岛 β 细胞？/ 16
24. 什么是胰岛素抵抗？/ 16
25. 哪些人容易出现胰岛素抵抗？/ 16
26. 如何了解自己的胰岛功能？/ 17
27. 口服葡萄糖耐量试验怎么做？/ 17
28. 检测空腹血糖需要注意什么？/ 18
29. 什么是体重指数？/ 18
30. 腹型肥胖是怎么形成的？/ 18
31. 肥胖与糖尿病之间有什么关系？/ 19
32. 肥胖有哪些危害？/ 20
33. 什么是代谢综合征？/ 20
34. 代谢综合征有什么危害？/ 21
35. 什么是低血糖？/ 21
36. 如何判断低血糖的严重程度？/ 22
37. 诱发低血糖的原因有哪些？/ 22
38. 低血糖会带来哪些危害？/ 23
39. 什么是糖尿病酮症酸中毒？/ 23
40. 糖尿病酮症酸中毒有哪些特点？/ 24
41. 糖尿病酮症酸中毒发病的诱因是什么？/ 24
42. 糖尿病酮症酸中毒对人体有哪些危害？/ 25
43. 什么是糖尿病高渗状态？/ 25
44. 导致糖尿病高渗状态的原因有哪些？/ 26

目录

45. 糖尿病高渗状态会带来哪些危害？/ 26
46. 什么是糖尿病肾病？/ 27
47. 导致糖尿病肾病发病的原因有哪些？/ 27
48. 如何判断糖尿病肾病的严重程度？/ 28
49. 糖尿病肾病会带来哪些危害？/ 28
50. 什么是糖尿病周围神经病变？/ 29
51. 导致糖尿病周围神经病变的原因有哪些？/ 29
52. 糖尿病周围神经病变的表现及危害有哪些？/ 29
53. 什么是糖尿病自主神经病变？/ 30
54. 糖尿病自主神经病变会带来哪些危害？/ 30
55. 糖尿病单支神经病变的表现及危害有哪些？/ 31
56. 糖尿病引起的心血管自主神经病变有哪些表现？/ 31
57. 糖尿病引起的心血管自主神经病变会带来哪些危害？/ 32
58. 糖尿病生殖系统自主神经病变有哪些危害？/ 32
59. 什么是糖尿病胃轻瘫？/ 32
60. 糖尿病胃轻瘫会带来哪些危害？/ 33
61. 什么是糖尿病神经源性膀胱？危害有哪些？/ 33
62. 什么是糖尿病视网膜病变？/ 34
63. 如何判断糖尿病视网膜病变的严重程度？/ 34
64. 糖尿病视网膜病变会带来哪些危害？/ 35
65. 什么是糖尿病足？/ 35
66. 如何判断糖尿病足的严重程度？/ 36
67. 糖尿病足会带来哪些危害？/ 36
68. 什么是糖尿病肌少症？/ 37
69. 糖尿病肌少症会带来哪些危害？/ 37

70. 如何评估糖尿病肌少症？／38
71. 什么是糖尿病合并骨质疏松？／39
72. 糖尿病合并骨质疏松的原因有哪些？／39
73. 什么是糖尿病皮肤病变？／40
74. 什么是糖尿病认知功能障碍？／41
75. 糖尿病认知功能障碍有哪些危害？／41

二、豁然开朗，糖尿病患者疑问详细讲 ／42

1. 糖尿病患者可以怀孕吗？／42
2. 糖尿病患者怀孕前需要检查什么？／42
3. 糖尿病患者怀孕期间需要监测哪些指标？／43
4. 妊娠期血糖控制不佳对母体和胎儿有什么影响？／44
5. 妊娠糖尿病患者出现恶心、呕吐应注意什么？／44
6. 为什么有的人刚发现糖尿病，就出现并发症了？／45
7. 糖尿病患者烦渴、多尿、乏力等症状突然加重需要警惕什么？／46
8. 糖尿病患者出现手脚麻木、发凉是怎么回事？／47
9. 糖尿病患者夜间手脚疼痛难忍是怎么回事？／48
10. 糖尿病患者上半身出汗多，下半身出汗少甚至无汗是怎么回事？／49
11. 糖尿病患者出现排尿无力、尿不尽是怎么回事？／49
12. 为什么得了糖尿病的男性更容易"阳痿"？／50
13. 糖尿病患者出现恶心、呕吐、腹胀是怎么回事？／50
14. 为什么大多数糖尿病患者更容易出现腹泻、便秘或便秘腹泻交替症状？／51
15. 为什么糖尿病患者更容易出现腿抽筋？／51
16. 为什么糖尿病患者更容易发生骨折？／52

17. 为什么糖尿病患者更容易得脑梗死？/ 52

18. 为什么糖尿病患者更容易出现皮肤瘙痒？/ 53

19. 为什么有的糖尿病患者皮肤创伤不容易愈合？/ 53

20. 为什么糖尿病患者容易出现尿路感染？/ 54

21. 为什么有的糖尿病患者会出现"泡沫尿"？/ 54

22. 为什么有的糖尿病患者会出现双下肢浮肿？/ 55

23. 为什么有的糖尿病患者会出现视物模糊？/ 56

24. 为什么有的糖尿病患者会出现视物重影？/ 56

25. 为什么有的人得了糖尿病后容易打鼾？/ 57

26. 糖尿病患者容易并发的口腔问题有哪些？/ 58

27. 糖尿病患者如何预防口腔疾病？/ 58

28. 糖尿病患者做胃、肠镜检查需要注意什么？/ 59

29. 为什么应用造影剂前要停用盐酸二甲双胍？/ 59

30. 不良情绪对血糖有什么影响？/ 60

31. 饮酒对血糖有什么影响？/ 61

32. 睡眠对血糖有什么影响？/ 61

33. 运动可以降糖，为什么有的糖尿病患者运动后的血糖"不降反升"？/ 63

三、走出误区，别让常识误导你 | / 64

1. 糖尿病是不是吃甜食导致的？/ 64

2. 糖尿病患者是否可以少吃或不吃主食？/ 64

3. 糖尿病患者是否可以通过减少用餐次数来降低血糖？/ 65

4. 糖尿病患者如何选择粗粮和细粮？/ 66

5. 糖尿病患者是否可以放心吃"无糖食品"？/ 67

6. 糖尿病患者是否可以通过少吃多餐控制血糖？/ 68
7. 糖尿病患者饥饿难忍该怎么办？/ 68
8. 饭吃多了会导致血糖高，多加点降糖药就可以吗？/ 69
9. 是不是吃面食比米饭血糖升得更高？/ 70
10. 糖尿病患者可以吃什么样的水果？/ 70
11. 肥胖的人是否更容易患糖尿病？/ 71
12. 糖尿病患者是不是运动量越大越好？/ 71
13. 糖尿病患者多干家务活是否可以替代运动？/ 72
14. 糖尿病患者空腹运动是否更有利于血糖的控制？/ 73
15. 儿童糖尿病是否都是1型糖尿病？/ 73
16. 糖尿病患者中瘦人是否都是1型糖尿病？/ 73
17. 消瘦的糖尿病患者是不是因为吃得太少？/ 73
18. 长期高血糖状态，患者血糖是否下降得越快越好？/ 74
19. 饥饿时间长对空腹血糖有什么影响？/ 75
20. 血糖稳定了，是否就不需要勤监测了？/ 75
21. 三餐前的血糖等同于空腹血糖吗？/ 76
22. 空腹血糖控制良好是否就意味着整体血糖达标了？/ 77
23. 有低血糖症状了，是否可以不用监测血糖直接吃东西？/ 77
24. 自我感觉好，是否就可以不用监测血糖了？/ 77
25. 糖尿病患者都要终生用药吗？/ 78
26. 血糖降至正常值是否就可以停药了？/ 79
27. 吃上降糖药是否就可以不用监测血糖了？/ 80
28. 糖尿病患者注射胰岛素是否有依赖性？/ 81
29. 注射胰岛素治疗是否就可以不用控制饮食了？/ 81
30. 糖尿病患者注射胰岛素是否就意味病情严重了？/ 81

31. 偏方、秘方是否可以治疗糖尿病？ / 82

32. 降糖药是否可以随意更换？ / 82

33. 其他糖尿病患者使用效果较好的降糖药是否也适合自己？ / 83

34. 糖尿病患者是否可以吃降糖类的保健品？ / 83

35. 二甲双胍是否真的伤肝肾？ / 83

36. 降糖药是否越贵效果越好？ / 84

37. 吃上降糖药是否就不需要定期检查了？ / 84

中篇
科学预防糖尿病

一、未雨绸缪，防患于未然 / 87

1. 为什么要科学预防糖尿病？ / 87

2. 为什么糖尿病患者越来越多？ / 88

3. 糖尿病真的能预防吗？ / 89

4. 糖尿病前期是否可以逆转？ / 89

5. 糖尿病的危险因素有哪些？ / 89

6. 糖尿病会遗传吗？ / 90

7. 体检没发现什么异常，是否代表没有糖尿病危险？ / 91

8. 哪些人群属于糖尿病高危人群？ / 91

9. 什么是糖尿病的三级预防策略？ / 93

10. 已经确诊糖尿病的患者，如何避免并发症发生？ / 94
11. 已经有糖尿病并发症的患者，应该注意些什么？ / 94

二、量体裁衣，各类人群应该如何预防 / 95

1. 有糖尿病家族史的人群应该如何科学饮食呢？ / 95
2. 有糖尿病家族史的人群应该如何科学运动呢？ / 96
3. 肥胖人群应怎样合理膳食？ / 97
4. 妊娠人群应该如何科学预防妊娠糖尿病？ / 102
5. 妊娠糖尿病人群应该如何进行自我科学管理？ / 104
6. 儿童及青少年人群如何科学预防糖尿病？ / 106
7. 中老年人群如何科学预防糖尿病？ / 106
8. 糖尿病高危人群如何预防发展为糖尿病？ / 108
9. 糖尿病高危人群应该重点筛查哪些项目？ / 109
10. 血糖轻度异常的人群要重点关注哪些内容？ / 111

三、亡羊补牢，已患糖尿病人群的注意事项 / 113

1. 为什么糖尿病患者要进行自我评估？ / 113
2. 糖尿病患者通过什么方法来评估病情的走向？ / 113
3. 导致空腹血糖偏高的原因有哪些？ / 114
4. 血糖升高还与哪些疾病有关？ / 114
5. 如何避免低血糖的发生？ / 115
6. 如何预防运动性低血糖？ / 116
7. 如何预防糖尿病酮症酸中毒？ / 116

8. 如何预防糖尿病高血糖高渗状态？/ 118
9. 如何预防糖尿病肾病？/ 119
10. 如何预防糖尿病周围神经病变？/ 121
11. 如何预防糖尿病性骨质疏松？/ 122
12. 如何预防糖尿病视网膜病变？/ 123
13. 如何预防糖尿病胃肠道疾病？/ 124
14. 如何预防糖尿病足？/ 126
15. 糖尿病足如何早期发现足部病变？/ 127
16. 糖尿病足应该如何护理？/ 128
17. 如何预防糖尿病肌少症？/ 130
18. 如何预防糖尿病合并脑血管疾病？/ 131
19. 糖尿病应该定期检查哪些项目？/ 132
20. 糖尿病肾病应该定期检查哪些项目？/ 132
21. 糖尿病周围神经病变应该定期检查哪些项目？/ 133
22. 糖尿病合并下肢血管病变应该定期检查哪些项目？/ 133
23. 糖尿病视网膜病变应该定期检查哪些项目？/ 133

四、术精岐黄，中医疗法教你如何预防 / 134

1. 如何将中医思维贯彻到糖尿病的预防中？/ 134
2. 中医药如何降低患糖尿病的风险？/ 135
3. 养生功法在预防糖尿病中有什么作用？/ 136
4. 针刺可以预防糖尿病吗？/ 137
5. 穴位按摩可以预防糖尿病吗？/ 139
6. 艾灸对糖尿病预防有什么好处？/ 141

下篇
合理治疗糖尿病

一、战胜糖尿病，不容忽视的"自己" / 145

1. 为什么糖尿病治疗要"五驾马车"齐头并进？ / 145
2. 糖尿病教育的内容有哪些？ / 146
3. 糖尿病患者怎样进行自我管理？ / 147
4. 糖尿病患者需要定期监测哪些指标？ / 148
5. 常用的血糖监测方法有哪些？ / 148
6. 如何规范使用血糖仪？ / 149
7. 糖尿病患者什么情况下需要到医院就诊？ / 151
8. 糖尿病患者的综合控制目标是什么？ / 152
9. 糖尿病患者如何应对不良情绪？ / 153

二、"斤斤计较"，吃出健康 / 155

1. 糖尿病患者怎么计算摄入的能量？ / 155
2. 饮食中的三大营养素有哪些？ / 161
3. 糖尿病患者应该如何分配三大营养素比例？ / 162
4. 糖尿病患者怎么选择主食？ / 163
5. 糖尿病患者如何选择水果？ / 164
6. 糖尿病患者为什么要"定时定量"进餐？ / 165
7. 糖尿病患者进食为什么要细嚼慢咽？ / 166
8. 糖尿病患者饮食疗法的常见误区有哪些？ / 167

9. 妊娠糖尿病患者饮食应该注意什么？/ 167

10. 青少年糖尿病患者饮食应该注意什么？/ 169

11. 糖尿病肾病患者饮食应该注意什么？/ 169

12. 糖尿病合并高尿酸血症患者饮食应该注意什么？/ 170

13. 糖尿病合并高脂血症患者饮食应该注意什么？/ 173

14. 糖尿病合并高血压患者饮食应该注意什么？/ 174

三、"走"出迷茫，动出健康 / 176

1. 运动疗法对糖尿病患者有哪些益处？/ 176

2. 哪些糖尿病患者适合运动？/ 177

3. 哪些糖尿病患者不适合运动？/ 177

4. 糖尿病患者可以进行哪些运动项目？/ 178

5. 糖尿病患者如何选择合适的运动时间及运动强度？/ 180

6. 糖尿病患者运动前的注意事项有哪些？/ 180

7. 糖尿病患者运动中的注意事项有哪些？/ 181

8. 糖尿病患者运动后的注意事项有哪些？/ 182

9. 超重／肥胖的糖尿病患者运动时需要注意什么？/ 183

10. 消瘦型糖尿病患者运动时需要注意什么？/ 184

11. 妊娠糖尿病患者运动时需要注意什么？/ 184

12. 糖尿病肾病患者运动时需要注意什么？/ 186

13. 糖尿病神经病变患者运动时需要注意什么？/ 186

14. 糖尿病足患者运动时需要注意什么？/ 187

15. 糖尿病视网膜病变患者运动时需要注意什么？/ 188

16. 糖尿病合并下肢血管病变患者运动时需要注意什么？/ 188

17. 糖尿病合并心血管疾病患者运动时需要注意什么？/ 188

18. 糖尿病合并肌少症患者运动时需要注意什么？/ 189

四、药到病除，日常降糖不棘手 / 191

1. 常用的口服降糖药物有几类？/ 191
2. 双胍类药物的适应证、禁忌证及不良反应有哪些？/ 191
3. 磺脲类药物的适应证、禁忌证及不良反应有哪些？/ 191
4. 格列奈类药物的适应证、禁忌证及不良反应有哪些？/ 192
5. 二肽激肽酶Ⅳ抑制剂的适应证、禁忌证及不良反应有哪些？/ 192
6. α-糖苷酶抑制剂的适应证、禁忌证及不良反应有哪些？/ 192
7. 噻唑烷二酮类药物的适应证、禁忌证及不良反应有哪些？/ 193
8. 钠-葡萄糖共转运蛋白2抑制剂的适应证、禁忌证及不良反应有哪些？/ 193
9. 糖尿病患者什么时候启动口服降糖药物治疗？/ 194
10. 哪些非降糖药物会引起血糖波动？/ 194
11. 哪些患者需要注射胰岛素？/ 195
12. 胰岛素的种类有哪些？/ 196
13. 如何保存胰岛素？/ 199
14. 如何注射胰岛素？/ 200
15. 胰岛素的注射装置有哪些？/ 202
16. 胰岛素无针注射适合所有人吗？/ 204
17. 怎样进行胰岛素注射部位的选择与轮换？/ 205
18. 为什么每次注射胰岛素都需要更换针头？/ 205
19. 胰岛素注射部位出现了硬结怎么办？/ 206
20. 胰岛素注射部位出现皮疹、瘙痒怎么办？/ 207

21. 错误注射了胰岛素类型怎么办？/ 208
22. 低血糖应如何处理？/ 209

五、对症下药，中医疗法巧安排 / 210

1. 中医治疗糖尿病的优势是什么？/ 210
2. 中医是如何辨证治疗糖尿病的？/ 211
3. 中医如何改善糖尿病患者的口渴症状？/ 213
4. 中医如何改善糖尿病患者的多食易饥症状？/ 214
5. 中医如何改善糖尿病患者的尿频症状？/ 217
6. 中医如何改善糖尿病患者的疲乏症状？/ 219
7. 中医如何改善糖尿病患者的肢体凉麻痛症状？/ 221
8. 中医如何改善糖尿病患者的水肿症状？/ 224
9. 中医如何改善糖尿病患者的视物模糊症状？/ 226
10. 中医如何改善糖尿病患者的眩晕症状？/ 228
11. 中医如何改善糖尿病患者的便秘症状？/ 230
12. 中医如何改善糖尿病患者的腹泻症状？/ 233
13. 中医如何改善糖尿病患者的焦虑抑郁症状？/ 235
14. 中医如何改善糖尿病患者的失眠症状？/ 238
15. 中医如何改善糖尿病患者的多汗症状？/ 241
16. 糖尿病患者可以应用哪些代茶饮？/ 243
17. 不同体质的糖尿病患者可以应用哪些代茶饮？/ 246
18. 湿热质糖尿病患者可以应用哪些代茶饮？/ 247
19. 气虚质糖尿病患者可以应用哪些代茶饮？/ 249
20. 瘀血质糖尿病患者可以应用哪些代茶饮？/ 250

21. 痰湿质糖尿病患者可以应用哪些代茶饮？/ 251
22. 气郁质糖尿病患者可以应用哪些代茶饮？/ 252
23. 阳虚体质糖尿病患者可以应用哪些代茶饮？/ 253
24. 阴虚体质糖尿病患者可以应用哪些代茶饮？/ 254
25. 特禀质糖尿病患者可以应用哪些代茶饮？/ 256
26. 糖尿病患者可选择的药膳有哪些？/ 256
27. 糖尿病患者可以应用哪些药食同源的中药？/ 258
28. 中医治疗糖尿病有哪些非药物疗法？/ 262
29. 针刺治疗对糖尿病患者有什么作用？/ 262
30. 穴位贴敷治疗对糖尿病患者有什么作用？/ 263
31. 中药浴足治疗对糖尿病患者有什么作用？/ 263
32. 耳穴压豆治疗对糖尿病患者有什么作用？/ 264
33. 穴位按摩治疗对糖尿病患者有什么作用？/ 265
34. 糖尿病患者可以应用的中医养生功法有哪些？/ 266
35. 煎煮中药有哪些注意事项？/ 281
36. 服用中药时有哪些注意事项？/ 283

上篇 正确认识糖尿病

画龙点睛，全面了解糖尿病

1. 什么是血糖？

血糖即为血液中的葡萄糖。葡萄糖是一种单糖，它是人体的重要组成成分，为人体的各种活动提供能量，为各种组织、器官的正常运作提供动力。

正常人血糖的产生和利用应始终处于一个平衡的状态，血糖水平的高低对人的身体健康有很大影响。对于健康成年人来说，空腹血糖的正常范围通常在 3.9～6.1 mmol/L 之间，餐后 2 小时血糖一般不超过 7.8 mmol/L。孕妇等特殊人群的血糖正常范围可能有所不同，需根据具体情况而定。所以，定期评估血糖水平是维护健康的重要一环。

在日常生活中，血糖反映了机体葡萄糖代谢是否正常，包括吸收、消耗、调节等，其中空腹血糖和餐后血糖是诊断糖代谢紊乱最常用的指标，指标不在正常范围内，即为异常指标，但需要明确的是，指标异常不代表患有糖尿病或低血糖等相关疾病，需要结合临床症状系统评估。

2. 什么是尿糖？

尿糖就是尿液中的糖分，主要指尿液中的葡萄糖。正常情况下，尿糖为阴性，即尿糖（-）；如出现尿糖（+），则为异常指标，提示尿糖阳性，其中"+"越多，表示尿液中含有的糖越高，病情越严重。这是因为血糖过高，或肾功能异常时，肾脏不能将血液中的糖分全部进行重吸收，糖的代谢途径发生异常，一部分糖脱离大部队，随尿液直接排出，就会出现尿液中糖含量异常升高，呈现为尿糖阳性。

3. 血糖的来源和去路有哪些？

（1）血糖的主要来源

①食物的消化、吸收：食物中的碳水化合物是血糖的主要来源，摄入谷物、蔬果后，经过消化吸收后转化为单糖（如葡萄糖等）进入血液。

②肝内储存的糖原分解：当食物消化完毕后，肝脏中贮存的糖原就会分解变成葡萄糖，维持血糖的正常浓度。

③非糖物质的糖异生作用：在剧烈运动时，或者在长时间没有进食的情况下，肝糖原也会消耗殆尽，此时细胞将分解脂肪来供应能量，脂肪的10%为甘油，甘油可以转化为糖。脂肪的其他部分亦可通过氧化产生能量，但其代谢途径和葡萄糖是不一样的。

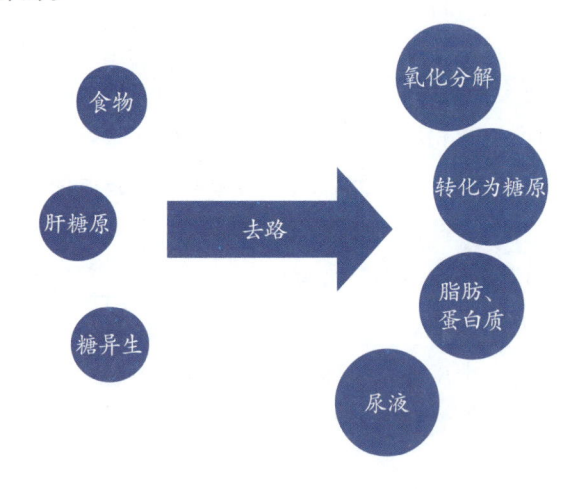

（2）血糖的主要去路

①进入全身各组织细胞内进行氧化分解提供能量：人体的正常发育、生理活动、脑力活动等都需要能量供应。

②转化为糖原储存于肝脏、肾脏和肌肉等组织、器官中：当摄入的葡萄糖超过身体所需时，部分会转化为糖原储存在体内，可满足身体短期内对能量的需求，也有助于调节和维护血糖的平衡，相当于"储备粮"。

③转变为脂肪和蛋白质等其他营养成分。部分多余的葡萄糖会转变为脂肪，在人体需要时再分解为葡萄糖；也会有少部分转变为蛋白质，对人体正常活动起重要作用。

④通过尿液排出体外：体内葡萄糖含量过高时，超过自身能够代谢、储存的最高值，就会通过尿液等途径加速排出体外，以维护自身血糖的稳定。

4. 影响血糖的因素有哪些？

血糖会受到多方面因素的影响，糖尿病患者需要了解，避免生活中一些因素造成血糖波动，影响健康。

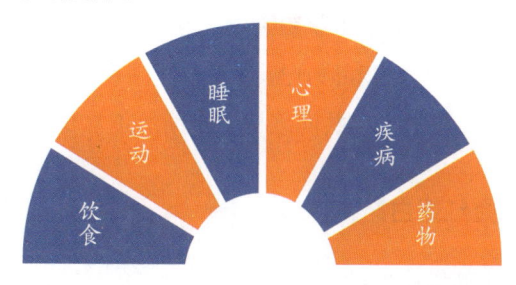

（1）饮食因素：平时饮食中含糖量的高低，可能影响到血糖。

（2）运动因素：能够增加肌肉对糖的利用，可起到降低血糖的作用，如果久坐不动，糖和能量消耗减少，可能会引起血糖升高。

（3）睡眠因素：有失眠症状的人群通常会伴有血糖升高。

（4）心理因素：不良情绪和压力，如工作、学习、生活压力过大，伴有不良情绪等因素，可能会引起体内激素水平改变，升高血糖的激素分泌增加，如糖皮质激素、肾上腺素升高，拮抗降糖激素时则出现血糖升高。

（5）疾病因素：甲状腺功能亢进症、肾上腺皮质功能亢进、生长激素分泌过多等因素均会导致血糖水平升高。临床上合并患有其他内分泌代谢疾病的糖尿病患者，其血糖水平亦容易出现波动，这是由于多种激素共同作用的结果。

（6）药物因素：口服避孕药、肾上腺素、噻嗪类利尿剂等。部分药物对血糖水平影响明显，尤其是部分激素类药物，其可能与升糖激素和/或胰岛素产生协同和/或拮抗作用，从而影响血糖的水平。此外，服用磺脲类药物或注射胰岛素及胰岛素类似物的患者容易诱发低血糖。

5. 影响血糖的激素有哪些？

葡萄糖负责为机体提供能量，维持生命的正常运转。因此，人体血糖的调节是至关重要的。当血糖水平低于正常范围并被身体感知时，机体就会调动多种升高血糖的激素释放入血，在短时间内将血糖恢复到正常水平。同样，当血糖水平高于正常范围时，机体也会迅速分泌降低血糖的激素，从而使血糖尽快恢复至正常状态。通过一系列的激素调节，使人体的血糖水平能够维持在正常范围内，不会出现血糖的较大波动。

人体内具有很多调节血糖的激素，能够升高血糖的激素有胰升糖素、生长激素、肾上腺素、糖皮质激素、甲状腺素等。能够降低血糖的激素却只有一种，就是胰岛素。尽管升血糖激素和降血糖激素看起来在种类上很不相称，但是在正常人体中的作用却旗鼓相当，共同维持了血糖的正常稳定。

6. 什么是糖化血红蛋白？

糖化血红蛋白是红细胞中的血红蛋白与血清中的糖类（主要指葡萄糖）通过非酶反应相结合的产物。对于糖尿病患者来说，是一个非常重要的检测指标。

因为糖基化发生在血红蛋白 β 链位点不同而产生不同类型的糖化血红蛋白（HbA_{1a}、HbA_{1b}、HbA_{1c}），其中 HbA_{1c} 浓度相对稳定，故临床常以 HbA_{1c} 代表总的糖化血红蛋白水平。通常认为，糖化血红蛋白浓度可有效地反映过去 2～3 个月平均血糖水平，临床上常用作糖尿病的监测指标之一。

7. 检测糖化血红蛋白有何意义？

通过检测糖化血红蛋白，可以了解糖尿病患者过去 2～3 个月内血糖控制的平均水平。患者日常自我监测血糖时，一般采取指尖血检测方法，但指尖血仅反映检查当时的指标，不能体现其他时间血糖的情况，而糖化血红蛋白不受患者随机一次的血糖升高或降低的影响。如果患者随机血糖检测结果比较好，而糖化血红蛋白偏高，则说明该患者平时对血糖的监测可能不够全面（如只监测空腹血糖而忽略了餐后血糖的监测），也有可能是血糖仪所测出的数值不够准确。因此医生需要结合患者空腹血糖、餐后 2 小时血糖、糖化血红蛋白等指标，综合评估患者的血糖情况。

糖尿病患者在自我血糖管理中，建议每 2～3 个月到医院检查 1 次糖化血红蛋白，并结合日常自我监测血糖的情况，为医生优化治疗方案提供依据。

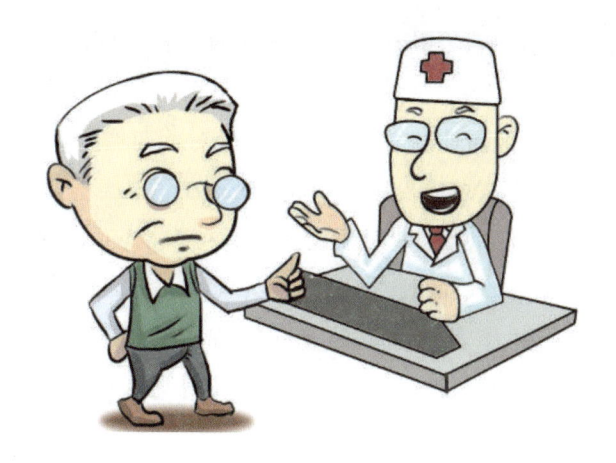

8. 什么是升糖指数？

升糖指数是反映不同种类的食物对血糖影响大小的参数。低升糖指数的食物在胃肠内停留时间长，吸收率低，葡萄糖释放缓慢，葡萄糖进入血液后的峰值低，下降速度也慢，简单来说就是引起的餐后血糖波动比较小，有助于血糖控制。

糖尿病患者在饮食方面应该注重选择低升糖指数、低热量的食物。以一次性摄入 50 g 葡萄糖的升糖指数为 100 计算，摄入含等量碳水化合物的食物后，尤其是以谷、薯、杂豆为主要原料制成的食品，如果升糖指数 ≤ 55，为低升糖指数食物；55 < 升糖指数 ≤ 70，为中升糖指数食物；升糖指数 > 70，为高升糖指数食物。平时要注意进食不过量，低升糖指数食物如进食过多，也会加重餐后血糖负担，仍需控制摄入量。高升糖指数食物并非完全限制食用，适当少食并通过合理搭配也能够帮助维持血糖稳态。

9. 什么是"肾糖阈"？

肾糖阈是指当血浆葡萄糖浓度超过 8.96 ~ 10.08 mmol/L 时，近端肾小管对葡萄糖的重吸收达到极限，尿中开始出现葡萄糖，此时的血糖浓度即为肾糖阈。

肾脏是人体的主要排泄器官，大部分水分和代谢产物随血液流经肾脏，经过肾小球的滤过，肾小管的重吸收，将有用的物质吸收到血液中，将无用的代谢产物经输尿管送到膀胱，随尿排出。正常人肾小管可将肾小球滤液中绝大部分的葡萄糖重吸收回血液中，尿中只有极微量葡萄糖，一般检查方法无法查出，所以正常人尿糖检测是阴性的。但是近端小管对葡萄糖的重吸收有一定的限度，当血中的葡萄糖浓度超过 8.96 ~ 10.08 mmol/L 时，部分近端小管上皮细胞对葡萄糖的吸收已达极限，葡萄糖就不能被全部重吸收，随尿液排出而出现尿糖，尿中开始出现葡萄糖时的最低血糖浓度，即为肾糖阈。

老年人及糖尿病患者血糖超过 10.08 mmol/L，甚至血糖达到 13.00 ~ 16.80 mmol/L 也可能没有尿糖，这是由于肾糖阈升高所致。相反，妊娠期妇女及肾性糖尿病患者，由于肾糖阈降低，血糖正常时也可以出现尿糖。

10. 尿糖"+"常见于哪些原因？

尿糖"+"常见于生理因素和病理因素两方面的原因：

（1）生理因素

①当短时间内摄入大量碳水化合物，如葡萄糖、浓糖水时，因吸收过速，血糖一过性超过肾糖阈而出现尿糖现象。

②在某些情况下，如剧烈运动、发热、应激状态等，也可能导致尿糖阳性。

③家族遗传性肾糖阈值低于正常人的人群，也可以呈现尿糖阳性。但一般血糖值为正常，因此可以与糖尿病进行区分。

④孕妇在妊娠期间，由于激素水平的变化和肾脏负担的加重，部分孕妇可能出现尿糖"+"。

⑤某些药物如利尿剂、抗生素等，也可能影响肾脏的重吸收功能，导致尿糖阳性。咖啡因、茶碱、吗啡类、一氧化碳、各种重金属、氯仿、乙醚麻醉、氰化物中毒等亦可导致尿糖暂时阳性，通常在停药后逐渐消失。

（2）病理因素

①尿糖阳性最常见的病因是糖尿病，这是由于胰岛素分泌不足或作用受损，导致血糖升高进而超过肾脏的处理能力。它是糖尿病的一个重要信号，但并非尿糖阳性可以与糖尿病画等号。

②肾脏疾病也可能导致尿糖阳性。如慢性肾炎、肾病综合征、高血压肾病等，这些疾病可能损害肾脏的重吸收功能，导致葡萄糖从尿液中排出。

11. 发现尿糖"+"应该怎么办?

体检发现尿糖"+"时，建议进一步进行血糖、肾功能、尿常规等相关检查。同时，也需要结合临床症状和其他检查结果进行综合判断，并合理进行生活调整。

（1）饮食调整：合理控制热量摄入，增加蔬菜、水果等富含纤维的食物，减少高糖、高脂食物的摄入。

（2）增加运动：适当进行有氧运动，如散步、慢跑等，有助于降低血糖水平。

（3）保持良好作息：保持规律的作息习惯，避免熬夜、过度劳累等不良生活习惯。

（4）心态调整：面对尿糖"+"，应保持积极、乐观的心态，避免过度焦虑和恐惧，相信科学的治疗方法和自身的康复能力。同时，积极配合医生的治疗建议，进行必要的检查和治疗。

在日常生活中，应保持良好的生活习惯和饮食习惯，加强身体锻炼，提高自身免疫力。同时，保持积极的心态，相信科学的治疗方法，积极面对疾病，争取早日康复。对于已经确诊为糖尿病等慢性疾病的患者，更应积极配合医生的治疗建议，进行长期的药物治疗和生活方式干预，以控制病情发展，提高生活质量。

12. 尿常规检查结果中出现酮体常见于哪些原因?

尿常规中提示尿酮体（±），说明尿酮体呈弱阳性，表明尿液中出现可以检测到的尿酮体。根据酮体浓度的高低不同，尿常规的检查结果可分为弱阳性（±）、阳性（+）、强阳性（2+/3+/4+等），正常人的尿液中不存在尿酮体，如果尿常规检测出尿酮体可能是以下等因素导致。

（1）饥饿：机体主要靠葡萄糖转化提供能量。如果长期处于饥饿、未进食的状态，或者体力消耗过大，葡萄糖供给不足时，身体就会燃烧体内储存的脂肪来维持所需，这时便会产生"酮体"。当血液中酮体浓度积累到一定程度时，就会通过尿液排出体外，在进行尿常规检查时可见尿酮体。

（2）糖尿病：如果糖尿病患者未采取合理的方式控制血糖，导致血糖水平过高引起机体代谢紊乱，也会造成脂肪大量分解产生酮体；或者突然中断降糖方案，患者体内葡萄糖的能量供应链条受影响，从而燃烧脂肪也可产生酮体。

13. 什么是糖尿病前期？

糖尿病前期主要包含以下两种情况：空腹葡萄糖受损和糖耐量异常。若空腹血糖≥6.1 mmol/L 或者餐后 2 小时（或口服葡萄糖 2 小时后）血糖≥7.8 mmol/L，但未达到糖尿病的诊断标准，这种情况即被称为"糖尿病前期"。

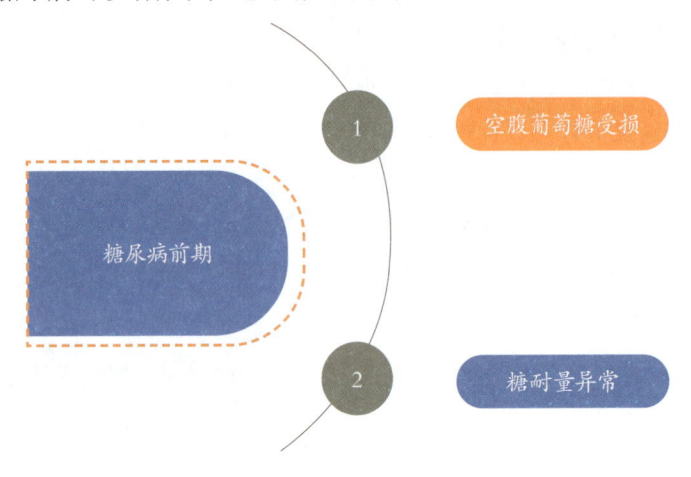

```
糖尿病前期  ——1—— 空腹葡萄糖受损
            ——2—— 糖耐量异常
```

糖尿病前期，也被称为糖调节受损，是指一个人的血糖水平比正常人高，但还没达到糖尿病的诊断标准。在这个阶段，身体已经出现了胰岛素抵抗和/或胰岛素分泌不足的问题。糖尿病前期是一个重要的健康警示信号，它标志着可能即将发展成糖尿病的风险。处于糖尿病前期的人群每天都可能变成真正的糖尿病患者，因此"糖尿病前期"的人群是糖尿病早期预防的重点人群。

14. 什么是糖尿病"蜜月期"？

糖尿病"蜜月期"是指糖尿病患者在发病早期并接受胰岛素充分治疗数周或数月内，某些患者进入典型的临床缓解期。在这段时间内，患者胰岛功能部分或完全恢复，尚能维持正常糖代谢，临床症状明显好转，患者使用很小剂量胰岛素治疗，甚至完全停用胰岛素，其血糖水平也能维持在接近正常或正常范围内。

糖尿病患者要及早进行积极治疗。同时严格控制饮食习惯，避免食用含糖量高的食物，在饭后适当运动，这样才能使自身的血糖得到及时控制，延长糖尿病"蜜月期"。

15. 什么是糖尿病？

糖尿病是一组因胰岛素绝对或相对分泌不足和（或）胰岛素利用障碍引起的碳水化合物、蛋白质、脂肪代谢紊乱性疾病，以高血糖为主要标志，是一种临床常见病。

糖尿病的病因和发病机制极为复杂，至今尚未完全阐明。不同类型的糖尿病其病因不尽相同，即使在同一类型中也存在异质性。总的来说，遗传因素及环境因素共同参与其发病。

糖尿病并发症可累及全身各个组织器官，如神经系统、肾脏、眼、足、心脑血管、胰腺等器官的损害。

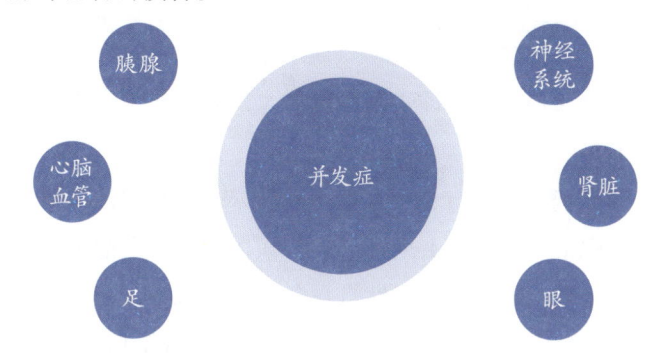

16. 诊断糖尿病的标准是什么？

糖尿病的诊断是依据静脉血浆葡萄糖，而非毛细血管血糖测定的结果。我国流行病学调查显示，仅检查空腹血糖，糖尿病漏诊率较高，因此推荐患者同时检查空腹血糖、OGTT 后 2 小时血糖以及糖化血红蛋白。具体诊断标准如下：

诊断标准	静脉血浆葡萄糖或 HbA_{1c} 水平
典型糖尿病症状	
加上随机血糖	≥ 11.1 mmol/L
或加上空腹血糖	≥ 7.0 mmol/L
或加上 OGTT 2h 血糖	≥ 11.1 mmol/L
或加上 HbA_{1c}	≥ 6.5%
无糖尿病典型症状者，需改日复查确认	

注：OGTT 为口服葡萄糖耐量试验；HbA_{1c} 为糖化血红蛋白。典型糖尿病症状包括烦渴多饮、多尿、多食、不明原因体重下降；随机血糖指不考虑上次用餐时间，一天中任意时间的血糖，不能用来诊断空腹血糖受损或糖耐量异常；空腹状态指至少 8 h 没有进食热量。

2011年世界卫生组织（WHO）建议在条件具备的国家和地区采用糖化血红蛋白（HbA_{1c}）诊断糖尿病，诊断切点为 $HbA_{1c} \geqslant 6.5\%$。在中国成人中 HbA_{1c} 诊断糖尿病的最佳切点为 6.2~6.5%，为了与WHO诊断标准接轨，推荐在采用标准化检测方法且有严格质量控制的医疗机构，可以将 $HbA_{1c} \geqslant 6.5\%$ 作为糖尿病的补充诊断标准。

需要注意的是，在急性感染、创伤或其他应激情况下，亦可出现暂时性出现血糖升高，不能以此时的血糖值进行诊断，须在应激状态消除后复查，再进行判定。

17. 糖尿病分为哪些类型？

糖尿病共分为四种类型，即1型糖尿病、2型糖尿病、妊娠期糖尿病和特殊类型糖尿病。

（1）1型糖尿病：包括自身免疫性1型糖尿病、特发性1型糖尿病和特殊类型的1型糖尿病（如暴发性1型糖尿病）。在自身免疫性1型糖尿病中，有一种缓慢进展的亚型，即成人隐匿性自身免疫性糖尿病，在病程早期与2型糖尿病的临床表现类似，需要依靠胰岛自身抗体的检测或随访才能明确诊断。

（2）2型糖尿病：多发于中老年时期，四五十岁或者是五六十岁起病者较多，发病较晚，但近几年来有年轻化的趋势。

（3）妊娠期糖尿病：是指妊娠前无糖尿病，在妊娠期间出现的糖尿病，其与遗传、胎盘激素分泌等原因有关，占妊娠期高血糖的80%以上，是妊娠期常见的并发症之一。

（4）特殊类型糖尿病：根据其病因分为8大类，分别为胰岛β细胞功能遗传性缺陷、胰岛素作用遗传性缺陷、胰腺外分泌疾病、内分泌疾病、药物或化学品、感染、罕见的免疫介导糖尿病以及糖尿病相关的遗传综合征。

18. 1型糖尿病有哪些特点？

在糖尿病患者中，1型糖尿病虽在糖尿病总人数中占比例小，但也是不容忽视的群体，其存在以下特点：

（1）1型糖尿病在中国糖尿病患者中占9%左右，儿童较多。有报道称有人发现更年期也是 1 型糖尿病发生的重要阶段。

（2）1 型糖尿病发病较急，容易产生酮症酸中毒。

（3）青少年多见，胰岛素疗效较好。推荐所有 1 型糖尿病患者尽早使用强化胰岛素治疗方案。但 1 型糖尿病的轻重并不在于是否注射胰岛素，而主要在于有没有严重的并发症。

（4）某些自身抗体可能阳性，如胰岛细胞抗体（ICA）、胰岛素自身抗体（IAA）、谷氨酸脱羧酶（GAD)，检查这些抗体有利于 1 型糖尿病的诊断。

19. 2 型糖尿病有哪些特点？

2 型糖尿病是最多见的糖尿病类型，约占糖尿病总人数的 90% 以上，其具体有以下特点：

（1）发病年龄多大于 40 岁，可有糖尿病的家族史，多见于肥胖患者，可合并有高血压、高血脂、高尿酸等代谢异常。

（2）患者的"三多一少"症状不典型，没有明显多饮、多尿、多食以及体重减轻的症状，往往是因为体检发现血糖升高，或出现糖尿病并发症的症状来就诊。

（3）2 型糖尿病的发生既有胰岛素缺乏，也有胰岛素抵抗，肥胖患者主要以胰岛素抵抗为主。

（4）2 型糖尿病的发病机制为胰岛素抵抗伴胰岛素分泌相对不足，为非胰岛素依赖型的糖尿病，而且存在胰岛素分泌延迟的情况。

（5）因患者为非胰岛素依赖型的糖尿病，2 型糖尿病早期可以根据病情适当采用改善胰岛素敏感性的药物，增加胰岛素的敏感性，不一定需要胰岛素的治疗。当口服降糖药物效果不显著或者合并急慢性并发症时，则需要应用胰岛素进行治疗。

20. 妊娠糖尿病有哪些特点？

妊娠合并糖尿病是临床常见的并发症之一，通常包含以下情况：

（1）妊娠前确诊为糖尿病。

（2）妊娠前无症状糖尿病，妊娠后发展为有症状的糖尿病。

（3）妊娠前无糖尿病，妊娠后患有糖尿病，产后可以恢复。

大部分妊娠期糖尿病患者在分娩后糖耐量可恢复正常。但分娩后一部分患者有持续高血糖、糖尿及糖耐量减低者，有可能发展为糖尿病患者。

妊娠期糖尿病最明显的特点是，"三多一少"症状伴有呕吐，需要提醒的是，不要将其混同为一般的妊娠反应。妊娠合并糖尿病的呕吐可以成为剧吐，也就是严重恶心、剧烈呕吐，甚至会导致脱水及电解质紊乱。

另外，妊娠糖尿病常见的特点是疲乏无力，由于摄入体内的葡萄糖不能够被孕妇充分利用，而且分解代谢又增快，体力得不到补充，所以体力特别欠佳；且葡萄糖的代谢异常加速，容易引起血液中、尿液中葡萄糖含量增加，导致高血压和尿糖阳性。妊娠早期合并糖尿病容易发生真菌感染，妊娠中期症状可能有所减轻。

21. 老年糖尿病有哪些特点？

老年糖尿病是指年龄≥60岁（世界卫生组织标准≥65岁），包括60岁以前诊断和60岁以后诊断的糖尿病患者，具有以下特点：

（1）患病率高：2型糖尿病是老年糖尿病的主要类型，患病率逐年上升。

（2）起病隐匿：老年糖尿病患者急性并发症症状不典型，易于误诊或漏诊。

（3）异质性大：老年糖尿病患者异质性大，其患病年龄、病程、身体基础健康状况、各脏器和系统功能、并发症、用药情况、经济状况及医疗支持、治疗意愿、预期寿命等差异较大。

（4）危害大：老年糖尿病患者发生低血糖的风险增加，且对低血糖的耐受性差，更容易发生无意识低血糖、夜间低血糖和严重低血糖，出现严重不良后果。

22. 糖尿病的典型表现及出现的原因是什么？

说起糖尿病，很多人的第一反应就是"三多一少"，即多饮、多食、多尿和体重减轻，这也正是糖尿病的典型症状，但是人们大多不清楚为什么会有这些症状，具体原因如下：

（1）多尿：由于血糖过高，超过肾糖阈，葡萄糖不能完全被肾小管重吸收，形成渗透性利尿。血糖越高，需经过尿液排泄的糖就越多，尿量就越多，24小时尿量可达 5 000 ~ 10 000 mL。但也有特殊情况，老年人和有肾脏疾病者，肾糖阈增高，尿糖排泄障碍，在血糖轻、中度增高时，多尿症状就不明显。

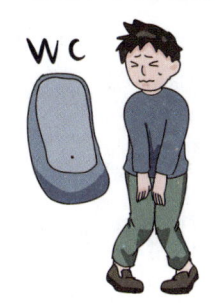

（2）多饮：糖尿病患者血糖高，容易导致血浆渗透压明显增高，加之多尿，水分丢失过多，引起细胞内脱水，加重高血糖，使血浆渗透压进一步明显升高，刺激口渴中枢发出指令，就会饮水增多。

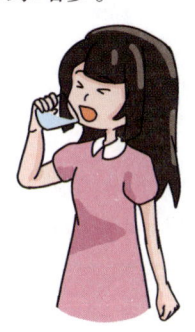

（3）多食：糖尿病患者由于胰岛素的绝对或相对缺乏或组织对胰岛素不敏感等原因，组织摄取利用葡萄糖能力下降，虽然血糖处于高水平，但动静脉血中葡萄糖的浓度差很小，组织细胞实际上处于"饥饿状态"，从而刺激摄食中枢，引起饥饿，就会多食。另外，由于机体不能充分利用葡萄糖，且大量葡萄糖从尿中排泄，因此机体实际上处于半饥饿状态，能量缺乏则易引起食欲亢进。

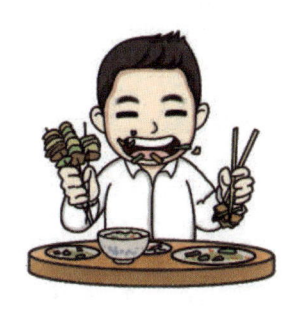

（4）消瘦：糖尿病患者尽管食欲和食量正常，甚至增加，但仍会出现体重下降。主要是由于胰岛素绝对或相对缺乏，机体不能充分利用葡萄糖产生能量，致脂肪和蛋白质分解加强，消耗过多，体重逐渐下降，甚至出现消瘦，但是糖尿病患者经过及时治疗，血糖控制稳定后，体重下降会改善，甚至出现体重增加。

23. 什么是胰岛 β 细胞？

胰岛 β 细胞是胰岛细胞的一种，属内分泌细胞，约占胰岛细胞总数的 70%，主要位于胰岛中央部，能分泌胰岛素，与分泌胰高血糖素的胰岛 α 细胞共同起调节血糖的作用。

评估胰岛 β 细胞功能是糖尿病诊断分型的重要依据。胰岛 β 细胞功能受损，胰岛素分泌绝对或相对不足，从而引发糖尿病。而胰岛 β 细胞癌变会生成胰岛素瘤，引起恶性血糖降低症状。

24. 什么是胰岛素抵抗？

胰岛素抵抗是指胰岛素在体内降低血糖的效果不尽如人意，也就是说，身体对胰岛素的敏感度降低了，身体对胰岛素的反应变得缓慢，导致胰岛素无法有效地帮助细胞吸收葡萄糖，进而引发了一系列新陈代谢的问题。

临床上在应用胰岛素治疗糖尿病的过程中，根据每日需要补充的胰岛素总剂量（即每日胰岛素总剂量，简称"TDID"），可将胰岛素抵抗分为三种不同程度。

（1）胰岛素抵抗：每公斤体重每日胰岛素总剂量为 1.0 ~ 2.0 U。例如，体重 60 公斤的患者，每日胰岛素注射总量超过 60 U 则判定其存在胰岛素抵抗。

（2）严重胰岛素抵抗：每公斤体重每日胰岛素总剂量为 2.0 ~ 3.0 U。

（3）极度胰岛素抵抗：每公斤体重每日胰岛素总剂量 > 3.0 U。

25. 哪些人容易出现胰岛素抵抗？

有六类人群容易发生胰岛素抵抗：糖尿病、高血压和心肌梗死家族史的人群，腰围和臀围比过大者，高血压患者，高甘油三酯血症患者，高尿酸血症患者和脂肪肝患者等。如果患者属于这六大人群中的一员，则要提高警惕。同时，单纯胰岛素抵抗也会常常出现血糖升高、血脂水平升高、影响体内营养物质代谢、心脑血管疾病。这些疾病和胰岛素抵抗之间往往互相转化、互相影响。因此，糖尿病患者要积极预防胰岛素抵抗情况发生。

26. 如何了解自己的胰岛功能？

胰岛功能是指胰岛 β 细胞分泌胰岛素的能力。

想了解自己的胰岛功能，需要做"胰岛功能"。临床上一般把口服葡萄糖耐量试验（OGTT）、胰岛素释放试验（IRT）和 C 肽释放试验同时进行，合称"胰岛功能检查"。

对于正在接受胰岛素治疗的糖尿病患者，由于无法将内源性和外源性胰岛素区分开来，因此，不能通过测定胰岛素来反映患者自身胰岛素分泌的真实水平。这种情况下，可以测定 C 肽。由于 C 肽测定不受外源性胰岛素的干扰，对于正在应用胰岛素的患者，通过测定 C 肽水平，能够更加准确地反映患者自身胰岛的分泌功能。

胰岛功能检查在疾病诊断与评估方面也有其局限性，因此在分析胰岛素释放曲线时，还要注意结合病史、用药情况以及糖尿病自身抗体等进行综合分析，必要时应咨询专业医生，以获得正确的指导。

27. 口服葡萄糖耐量试验怎么做？

口服葡萄糖耐量试验也称为 OGTT 试验，应在未摄入任何热量 8～10 小时后，一般于次日清晨空腹进行，口服溶于 250～300 mL 水内的无水葡萄糖粉 75 g，或选择进食标准馒头 100 g，儿童则以 1.75 g/kg 无水葡萄糖粉为标准，总量不超过 75 g。糖水在 5 分钟之内服完，期间不再进食；从服糖水第一口开始计时，于服糖前、服糖后半小时、1 小时、2 小时、3 小时分别检测静脉血糖。

试验过程中，受试者不能喝茶及咖啡、不吸烟、不做剧烈运动，但也无须绝对卧床。血标本应尽早送检；试验前 3 天内，每日碳水化合物摄入量不少于 150 g，也不宜过度进食高热量食物。筛查结果正常者建议每 3 年筛查 1 次，筛查结果为糖尿病前期者，建议每年筛查 1 次。

28. 检测空腹血糖需要注意什么？

许多人认为，在不吃早饭时采血化验所得到的血糖值，就是空腹血糖值，其实这种理解是有误的。医学上所说的"空腹血糖"值，是指人在进餐 8 小时之后，12 小时之内这段时间里采血化验所得到的血糖值。在进行空腹血糖检测时要注意以下几种情况：

（1）暂时避免摄入能量：被检查者应该至少 8 小时内没有能量摄入，包括碳水化合物、脂肪、蛋白质等，切不可饮用饮料，但可少量饮用清水。

（2）保证充足睡眠：若睡眠质量较差或彻夜未眠，也会对空腹血糖的结果产生一定的影响。

（3）维持身体状态平衡：若处于急性炎症期或处于手术、外伤等特殊情况下，机体具备较强的保护反应，通常会导致激素水平升高，影响空腹血糖。

29. 什么是体重指数？

体重指数（BMI）是用体重公斤数除以身高米数的平方得出的数字，是目前国际上常用的衡量人体胖瘦程度以及是否健康的标准。体重指数是通过身高和体重之间一定的比例关系，来评价人体形态发育水平、营养状况和身体匀称度的有效指标。

一般认为，BMI 处于 18.5 kg/m^2 和 24.0 kg/m^2 之间为成年人健康体重，在 24.0 kg/m^2 与 28.0 kg/m^2 之间为成人超重，28.0 kg/m^2 及以上为成人肥胖，小于 18.0 kg/m^2 为成人体重过低。

但一些特殊人群，如运动员、妊娠期、久病老人，不适宜单纯应用体重指数进行评估，应该结合其他指标进行具体分析。

30. 腹型肥胖是怎么形成的？

腹型肥胖，又称为内脏型肥胖、向心性肥胖等，是指脂肪主要堆积在腹部，内脏脂肪增加，腰部增粗的一种肥胖类型，是多种疾病的危险因素，并且随着腹围的增加，糖尿病的患病率也会随之增加。

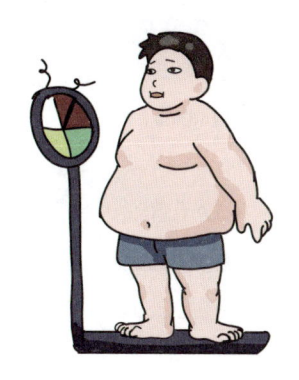

肥胖人群的脂肪细胞膨胀，并可释放多种内分泌激素，产生慢性应激状态，从而使胰岛细胞损伤，引起胰岛素分泌功能受损甚至消失，导致胰岛素分泌不足，甚至引起胰岛素抵抗的产生，胰岛素活性缺失，导致胰岛素水平下降。异常脂肪细胞会导致皮质醇、儿茶酚胺、生长激素及胰高血糖素等多种激素浓度增加，进而影响糖代谢，导致血糖升高。脂质代谢及脂肪分泌因子发生异常，从而使胰岛素敏感性下降，导致胰岛素抵抗。

　　脂肪组织是人体储存能源的重要器官，脂肪组织含量过高可能会加重糖尿病患者产生葡萄糖负荷，出现胰岛素抵抗，导致脂代谢紊乱，从而出现腹型肥胖。

31. 肥胖与糖尿病之间有什么关系？

　　肥胖和糖尿病现在已经变成了全球共同面临的重大公共卫生问题，它们的患病率在我国大幅攀升。目前我国成年人超重及肥胖患病率超过50%，也就是说2个成年人中平均有1人存在超重或肥胖。肥胖和糖尿病，就像一根藤上的两个瓜，经常结伴出现。当肥胖和糖尿病并存时可以简称为"糖胖病"或"糖胖症"。

　　肥胖患者体内存在脂肪堆积，尤其是胰腺和肝脏的脂肪堆积。胰腺和肝脏是胰岛素的产生和作用器官，因此肥胖会损害胰岛细胞功能，导致胰岛素抵抗，使血糖升高，增加糖尿病的发生风险，此外，肥胖还会引起心脑血管疾病、阻塞性睡眠呼吸暂停、消化系统疾病等，甚至引发社会心理问题。肥胖的存在会加快糖尿病患者各种慢性并发症的发生发展，肥胖与糖尿病之间存在很强的关联性。

32. 肥胖有哪些危害？

肥胖潜藏着多种慢性疾病的可能性，会对人体产生很大的危害，可涉及多个系统，主要包括以下几种：

（1）诱发"三高疾病"：相较于普通人，肥胖患者的血糖、血脂、血压更容易受到影响，更容易诱发高血糖、高血脂、高血压疾病的发生。

（2）影响心功能：肥胖人群其心脏的负担往往更大，如心脏长期超负荷工作，则易使心功能下降。

（3）影响性功能：重度肥胖患者，尤其是男性患者，体内游离睾酮水平低于正常人，雌激素分泌过高，常会导致性欲下降，出现阳痿早泄等表现。

（4）月经紊乱：女性肥胖可能会引起月经失调，甚至闭经、不孕等问题，还可能引起多囊卵巢囊肿，出现汗毛重、痤疮、月经不规则等表现。

（5）关节磨损：肥胖不仅会影响体内各组织、器官的正常工作，还会影响身体的关节，增加肢体关节，尤其是下肢关节的负重，长此以往，关节不断磨损，容易导致关节炎、关节腔积液等疾病发生。

（6）心理问题：肥胖还容易引起心理问题，如焦虑、自卑等负面情绪，严重时可能表现为不喜与人沟通、不能正常进行社交等，严重影响正常生活。

33. 什么是代谢综合征？

代谢综合征是指人体的蛋白质、脂肪、碳水化合物等物质发生代谢紊乱的病理状态，是一组以肥胖（尤其是腹型肥胖）、高血糖、血脂异常以及高血压等聚集发病，从而严重影响机体健康的临床症候群。代谢综合征具有以下特点：

（1）多种代谢紊乱表现集于一身。

（2）有共同的病理基础，目前多认为其共同原因为肥胖，尤其是腹型肥胖所造成的胰岛素抵抗和高胰岛素血症。

（3）可造成多种疾病的患病风险增加，如冠心病、脑卒中、糖尿病等常见病。

（4）有共同的预防及治疗措施，主要手段是减重，通过饮食和（或）运动等健康的生活方式进行干预，能够减缓病情发展，改善预后。

代谢综合征诊断指标如下（具备三项或更多诊断即可确诊）：

（1）腹型肥胖：腰围，男性≥90 cm，女性≥85 cm。

（2）高血糖：空腹血糖≥6.1 mmol/L 或糖负荷后 2 小时血糖≥7.8 mmol/L 和（或）已确诊为糖尿病者。

（3）高血压：血压≥130/85 mmHg 和（或）已确诊为高血压者。

（4）血脂：空腹甘油三酯≥1.70 mmol/L；空腹高密度脂蛋白胆固醇＜1.04 mmol/L。

34. 代谢综合征有什么危害？

高血糖、高血脂、高血压、肥胖等症状，在临床上多被统一称之为代谢综合征，也被称为"死亡四重奏"，是一种全身性疾病，常累及心脏、血管、肾脏、胰腺等器官，其对人体有多方面危害：

（1）心血管系统：长期高血糖、高血压、高血脂、肥胖是脑卒中、冠心病的重要危险因素，使得心脑血管疾病的发生风险大大提高，威胁生命安全。

（2）呼吸系统：由于胸壁脂肪堆积，压迫胸廓，可使得胸廓扩张受限，更容易患呼吸系统疾病，还会出现"鼾声如雷"的表现。

（3）免疫系统：患有高脂血症、高血压、高血糖、肥胖的人群相较于正常人，其免疫系统功能有所降低，免疫力下降，更容易患感染性疾病。

（4）生长发育：若青少年患有上述症状，则会对生长发育产生不良影响。体脂增多会引起肾上腺激素分泌增多，使大脑对性激素的敏感性降低，造成青春期性发育提前，促使骨骺端提前闭合，导致身高低于遗传身高，或低于同龄人；严重者可能影响性功能。

（5）精神心理：长期患慢性病的情况下，容易对心理产生一定的影响，造成焦虑、自卑等情绪，减少与社会的交流，更有甚者，产生自我怀疑心理、抑郁症等一系列精神方面的问题。

35. 什么是低血糖？

低血糖是指由多种原因导致的血糖浓度过低所引发的一系列症状，其表现也是多种多样，主要取决于血糖下降的速度和程度。早期症状可能包括心悸、出汗、乏力、饥饿感、面色苍白、手抖和视力模糊等。如果低血糖未得到及时纠正，症状可能会加重，出现头痛、头晕、定向力差、吐字不清、抽搐、认知障碍、意识模糊、精神失常甚至昏迷等中枢神经系统症状。有些患者发生低血糖时可无明显的临床症状，称为无症状性低血糖，也称为无感知性低血糖或无意识性低血糖。有些患者屡发低血糖后，可表现为无先兆症状的低血糖昏迷。

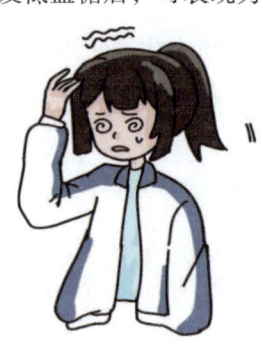

当血糖浓度低于正常范围：正常人血糖 ≤ 2.8 mmol/L，糖尿病患者血糖 ≤ 3.9 mmol/L 即被认为是低血糖。因为糖尿病患者对血糖的调节能力较差，所以该标准会更为严格。

36. 如何判断低血糖的严重程度？

低血糖严重程度可以根据患者的临床表现进行分级，包括轻、中、重度三级：

（1）轻度：出现自主神经症状，但患者可自行处理。

（2）中度：出现自主神经症状和神经性低血糖症状，但患者可自行处理。

（3）重度：血糖浓度 <2.8 mmol/L（<50 mg/dL），可能出现意识丧失并需他人协助治疗。

糖尿病患者低血糖是指糖尿病患者在药物治疗过程中发生的血糖过低现象，可导致患者不适甚至出现生命危险，也是血糖达标的主要障碍，应该引起足够的重视。糖尿病患者常伴有自主神经功能障碍，影响机体对低血糖的反馈调节能力，增加了发生严重低血糖的风险。同时，低血糖也可能诱发或加重患者自主神经功能障碍，形成恶性循环。因此，糖尿病患者应重视低血糖问题并避免其发生。

37. 诱发低血糖的原因有哪些？

引起低血糖的原因有很多，每次发生低血糖的时间和反应也可能不一样。

具体原因有以下几个方面：

（1）未按时进食，或进食过少。

（2）呕吐，腹泻。

（3）酒精摄入，尤其是空腹饮酒。

（4）运动量的增加。

（5）内分泌疾病，如胰岛素瘤，导致胰岛素异常分泌。

（6）胰岛素应用不当、磺脲类和非磺脲类胰岛素促泌剂以及GLP-1受体激动剂均可引起低血糖。其他种类的降糖药单用时一般不会低血糖，但与上述4类药物合用可增加低血糖的发生风险。

（7）老年人、营养不良者、肾功能不全者以及患有肝病的人群也更容易发生低血糖。

（8）胰岛功能差的脆性糖尿病患者。

38. 低血糖会带来哪些危害？

低血糖所带来的危害也是非常大的，可能直接累及心、脑等靶器官的损害。具体危害如下：

（1）血糖过低的时候，人体的一些激素会反应性地升高血糖，这样也会使得病情加重。

（2）诱发心脑血管意外：低血糖可导致心率加快，诱发心绞痛，甚至心梗、脑梗的发生。

（3）损伤大脑：葡萄糖是给大脑提供能量的最重要来源，低血糖会使大脑没有足够的能量供应，从而导致功能受损。若反复发生低血糖，可能使脑细胞受到不可逆的损害，最终出现神志改变、认知障碍、抽搐和昏迷等。

（4）诱发微血管病变：血糖急剧下降时，可减少肾脏血流，同时还可引起眼压突然下降，频发的低血糖更容易产生肾脏、视网膜等病变。

39. 什么是糖尿病酮症酸中毒？

糖尿病酮症酸中毒（DKA）是糖尿病最常见的急性并发症之一。是由于胰岛素不足和（或）升糖激素不适当升高引起的糖、脂肪和蛋白质代谢严重紊乱，临床以高血糖、高血酮和代谢性酸中毒为主要特征。当糖尿病患者胰岛素缺乏严重，或者胰岛素远远不能满足机体需要量，或者胰岛素应起到的降糖作用很差时，就会引起血糖明显升高，血糖不能被人体有效代谢利用，引起脂肪分解成酮体增多，酮体包括乙酰乙酸、β-羟基丁酸、丙酮，并导致糖尿病酮症酸中毒。1型糖尿病有自发糖尿病酮症酸中毒的倾向；2型糖尿病通常在特定诱因下发生糖尿病酮症酸中毒。

糖尿病酮症酸中毒按其程度可分为以下三种：

（1）轻度：pH值小于7.3或者碳酸氢根小于15 mmol/L。

（2）中度：pH值小于7.2或者碳酸氢根小于10 mmol/L。

（3）重度：pH值小于7.0或者碳酸氢根小于5.0 mmol/L。

40. 糖尿病酮症酸中毒有哪些特点？

糖尿病酮症酸中毒常急性起病，病情呈进展性加重，可见以下特点：

（1）常有明显的诱因存在，如感染、饮食或治疗不当及各种应激因素。未经治疗、病情进展急剧的1型糖尿病患者，尤其是儿童或青少年，DKA可作为首发症就诊。

（2）原发病症状急剧加重：烦渴、多饮、多尿（或少尿）；随DKA病情进展，逐渐出现食欲减退、恶心、呕吐、腹痛，乃至不能进食进水。

（3）有明显的体征：①脱水征：皮肤干燥、弹性减弱，眼球凹陷，口干，唇红（似樱桃红色），舌似牛肉状，呼吸频率加快，呼吸深大，呼出气体有酮味（腐烂苹果味）；②周围循环衰竭：心动过速、四肢冰凉，脉搏细弱，血压下降、少尿、无尿甚至休克。

（4）意识障碍：临床表现个体差异较大。早期表现为精神不振，头晕头痛，继而烦躁不安或嗜睡，逐渐进入昏睡，各种反射由迟钝甚而消失，终至进入昏迷。

（5）辅助检查：尿糖、尿酮阳性；血糖增高，多数在16.7~33.3 mmol/L，血酮体升高；血气分析提示代谢性酸中毒，二氧化碳结合力下降，血肌酐和尿素氮多数增高，补液后可恢复。

41. 糖尿病酮症酸中毒发病的诱因是什么？

1型糖尿病患者有自发酮症酸中毒的倾向，而大多数2型糖尿病的患者酮症酸中毒的发病常常在特定诱因下才出现：

（1）感染：感染是糖尿病酮症酸中毒最常见的诱因，主要包括呼吸道感染、胃肠道感染、泌尿道感染等。

（2）药物使用不当：主要包括停用或减少胰岛素、降糖药物，大剂量使用糖皮质激素、拟交感神经药物等。

（3）应激状态：主要包括创伤、手术、妊娠、分娩、过度紧张、情绪激动、急性心梗、脑血管疾病等。

此外，还有饮食不当、内分泌疾病、剧烈呕吐、腹泻、高热等诱因。

42. 糖尿病酮症酸中毒对人体有哪些危害？

酮体为酸性物质，在体内积蓄过多，会影响人体血液、组织细胞内的酸碱度，使之偏酸，进而影响了血液、细胞的功能。主要有以下危害：

（1）心血管危害：体内酸碱失衡危及心脏，引起心率过快、心律失常，严重者可出现心力衰竭。

（2）肾脏危害：导致血容量不足，进而导致肾功能衰竭。

（3）电解质紊乱：如高血钾。

（4）神经系统危害：使中枢神经系统受到抑制，引起脑细胞缺氧、脱水导致昏迷。

（5）胰岛素抵抗：血糖纠正困难。

（6）抑制机体代谢：人体内糖、蛋白质、脂肪的代谢都需要酶来催化，这些酶属于蛋白质类物质，酸中毒可抑制酶的活性。严重的酮症酸中毒可导致患者死亡。

43. 什么是糖尿病高渗状态？

糖尿病高渗状态是糖尿病的严重急性并发症之一，临床上以严重高血糖、血浆渗透压显著升高、脱水和意识障碍为特征。常先出现口渴、多尿和乏力等糖尿病相关症状，或原有症状进一步加重的表现，多食一般并不明显，有部分患者甚至表现为厌食，病情会逐渐加重至出现典型症状。

一般从开始发病到出现意识障碍需要1~2周时间，少数患者可能急性起病。

具体诊断标准如下：

（1）血糖 ≥ 33.3 mmol/L。

（2）有效血浆渗透压 ≥ 320 mOsm/L。

（3）血清 HCO_3^- ≥ 18 mmol/L 或动脉血 pH ≥ 7.30。

（4）尿糖呈阳性，而血酮体及尿酮体阴性或为弱阳性。

（5）阴离子间隙 < 12 mmol/L。

44. 导致糖尿病高渗状态的原因有哪些？

糖尿病高渗状态大多发生于老年 2 型糖尿病患者，患者在体内胰岛素相对不足的情况下，出现了引起血糖急剧升高的因素，同时伴有严重失水，导致血糖显著升高，其主要原因有以下方面：

（1）应激和感染：如脑血管意外、急性心肌梗死、急性胰腺炎、消化道出血、外伤、手术、中暑或低温等应激状态。感染，尤其是上呼吸道感染、泌尿系感染等最常诱发。

（2）摄水不足：老年人口渴中枢敏感性下降，卧床病人、精神失常或昏迷患者以及不能主动摄水的幼儿等。

（3）失水过多和脱水：如严重的呕吐、腹泻，大面积烧伤患者，神经内、外科脱水治疗，透析治疗等。

（4）高糖摄入和输入：如大量摄入含糖饮料、高糖食物，诊断不明时或漏诊时静脉输入大量葡萄糖液，完全性静脉高营养，以及使用含糖溶液进行血液透析或腹膜透析等情况；某些患内分泌疾病合并糖代谢障碍的病人，如甲状腺功能亢进症、肢端肥大症、皮质醇增多症、嗜铬细胞瘤者等更易诱发。

（5）药物因素：许多药物均可成为诱因，如大量使用糖皮质激素、噻嗪类或呋塞米等利尿药、普萘洛尔、苯妥英钠、氯丙嗪、西咪替丁、甘油、硫唑嘌呤及其他免疫抑制剂等，均可造成或加重机体的胰岛素抵抗而使血糖升高。

45. 糖尿病高渗状态会带来哪些危害？

早期有烦渴、多饮、多尿、头晕、疲乏无力等表现；严重脱水时，可表现为体重下降，皮肤、黏膜、口唇干燥、皮肤弹性下降、眼窝内陷，甚至少尿等；

随着脱水的加重，可逐渐出现反应迟钝、表情淡漠、嗜睡、意识障碍、幻觉、癫痫样发作、失语、偏瘫、偏盲、视觉障碍等；有部分患者可能会表现为发热、血压下降甚至休克；除此以外，胃肠道症状也较为常见，如食欲下降、恶心、呕吐、腹痛等；由于严重高血糖、严重脱水和高血浆渗透压，使血液的黏稠度增加，因此还容易引发动静脉血栓。

糖尿病高渗状态病情危重，并发症多，病死率较高，且疾病初期容易被认为是脑血管疾病，这提示广大糖尿病患者要提高警惕，出现身体不适时，及时就医。

46. 什么是糖尿病肾病？

糖尿病肾病是指由糖尿病所致的慢性肾脏病，是糖尿病最主要的微血管并发症之一，是慢性肾脏病和终末期肾脏病（即肾衰竭）的重要原因，我国约20%～40%的糖尿病患者合并糖尿病肾病。糖尿病肾病常表现为大量蛋白尿、高血压、水肿等症状，肾功能检查常表现为尿白蛋白及肾小球滤过率下降，部分患者可能出现贫血，且常合并其他微血管并发症，如糖尿病视网膜病变。

47. 导致糖尿病肾病发病的原因有哪些？

糖尿病肾病的发病原因非常复杂，是多种因素相互作用的结果，具体涉及以下方面：

（1）环境因素：如果居住环境的卫生条件特别差，而且空气存在污染，那么就会给身体健康造成很大的伤害，甚至会影响肾脏的代谢能力，此时糖尿病肾病的发生风险就会明显提升。

（2）遗传因素：若患者家族当中曾经有多人出现过高脂血症或糖尿病肾病，那么其患病概率就会比普通人高一些。

（3）代谢因素：高血糖引起糖基化代谢产物增多，促进系膜细胞增生，容易促使糖尿病肾病的发生。

（4）血流动力学因素：当患者出现血管活性物质增多、肾小球高压力、系统性血压增高等问题的时候，血流动力学就会出现不同程度的异常，从而致使生活中存在高血糖和胰岛素抵抗等问题，这类人群的代谢功能通常都存在异常，若不及时进行针对性的改善，随着病情的不断进展，就有可能并发糖尿病肾病。

48.如何判断糖尿病肾病的严重程度？

根据糖尿病肾病的病程和病理生理的演变过程，可将糖尿病肾病分为五期：

（1）肾功能正常期：患病早期，肾脏一般尚无病理改变。

（2）微量白蛋白尿期：随着病情进展，肾小球过滤水平要高于正常水平，活动后可出现间歇性蛋白尿，适度休息可恢复正常。

（3）早期肾病期：病情继续发展，肾小球滤过率会有所下降，肾脏可能出现结节样病变，蛋白尿症状较前加重。

（4）临床肾病期：患者可出现大量蛋白尿，部分患者还有可能伴随其他症状，如高血压、水肿、低蛋白、贫血等。

（5）肾衰竭期：肾衰竭是各种慢性肾病发展的最终阶段，一般需要进行透析以改善生活质量，延长生命。

49.糖尿病肾病会带来哪些危害？

糖尿病肾病是长期慢性高血糖所致的肾脏损害，病变可累及全肾，包括：肾小球、肾小管、肾间质、肾血管等，除了肾脏本身损害之外，还可累及其他系统的问题。具体危害见于以下几个方面：

（1）肾功能损害：糖尿病肾病会导致肾小球基底膜增厚，肾功能损害，表现为肾小球滤过率下降和蛋白尿，随着病情逐渐进展，可能出现肾功能不全、肾衰竭的症状，往往需要进行透析。

（2）心血管疾病：随疾病进展，心血管疾病风险明显增加，如脑卒中、冠状动脉疾病、心律失常等疾病也会纷纷找上门来。

（3）骨质疏松症：由于肾脏功能出现异常影响物质代谢，体内维生素D的利用、代谢出现异常，容易造成骨质疏松及肾性的骨营养不良。

（4）肾性贫血：肾脏可以分泌促红素，若肾脏病长期未见好转，则容易产生肾性贫血。

（5）心理问题：糖尿病肾病患者，尤其是中、晚期患者，由于病情复杂、病程较长、治疗费用较高等诸多因素，容易产生焦虑、抑郁的不良情绪。

糖尿病肾病病程长，并发症多，因此在疾病初期就应该引起重视，严格控制血压、血糖、血脂等基础指标，规范生活方式，避免出现肾衰竭等严重后果。

50. 什么是糖尿病周围神经病变？

糖尿病周围神经病变是糖尿病微血管并发症之一，是指在排除其他原因的情况下，出现周围神经功能障碍，包括脊神经、颅神经及植物神经病变。其中，以糖尿病远端对称性多发性神经病变最具有代表性。它是糖尿病最常见的慢性并发症，常与糖尿病肾病、糖尿病并视网膜病变共同构成糖尿病三联症，严重影响糖尿病患者的生活质量。

51. 导致糖尿病周围神经病变的原因有哪些？

糖尿病周围神经病变的发生目前认为与以下因素相关：

（1）血管损伤：长期的高血糖状态会对血管造成损伤，导致血管壁增厚、管腔狭窄，进而影响神经的血液供应，使神经受损。

（2）代谢异常：高血糖状态会导致脂肪代谢异常，进而引起神经纤维肿胀、变性及坏死。

（3）神经营养因子缺乏：神经营养因子是维持神经元正常功能的必需营养因子，其缺乏可能导致神经受损。

（4）自身免疫因素：糖尿病患者血清中存在抗神经组织的自身抗体，这些抗体可能引起神经组织的自身免疫性损伤。

（5）遗传因素：有家族史的患者，特别是合并肥胖、超重等因素时，更容易出现周围神经病变。

（6）其他因素：如吸烟、酗酒等不良生活习惯，以及糖尿病肾病、肾功能受损等因素也可能导致神经受损。

52. 糖尿病周围神经病变的表现及危害有哪些？

糖尿病周围神经病变常常累及感觉神经和运动神经两方面的损伤：

（1）感觉神经受损：通常表现为四肢末端对称性的感觉异常，如出现麻木、刺痛、刀割样、烧灼感、针刺样、电击样、蚁行感等；严重者可出现剧痛，夜间严重影响睡眠；痛觉和（或）温度觉减退，甚至丧失等，部分患者由于对温度的感知能力下降，在日常生活中容易出现烫伤或破溃；甚至直接导致糖尿病足的发生；还有可能伴随腰腿疼痛、胃痛等；个别患者还可出现踩棉花感、步态不稳等共济失调表现。

（2）运动神经损伤：由于神经损伤，患者的四肢协调能力下降，容易出现摔倒或手部肌力减弱，经常掉东西等症状。

糖尿病周围神经病变的危害不容忽视，其早期筛查和治疗非常重要，需要糖尿病患者及时就医，采取科学的治疗方法，控制病情发展，提高生活质量。

53. 什么是糖尿病自主神经病变？

糖尿病自主神经病变，又称植物神经病变，指的是糖尿病或糖尿病前期，在排除其他原因后出现的自主神经功能紊乱性疾病，是糖尿病慢性并发症之一。糖尿病自主神经病变主要包括胃肠道系统自主神经病变、泌尿生殖系统自主神经病变、心血管系统自主神经病变等。

（1）胃肠道系统：临床上出现较多是胃肠道系统的自主神经病变，患者会出现胃排空延迟，胃轻瘫症状，例如恶心、呕吐、腹胀、上腹痛等症状，另外患者会出现顽固性腹泻、顽固性便秘，甚至大便失禁等情况。

（2）泌尿生殖系统：糖尿病泌尿系统自主神经病变，主要表现为尿不尽、尿潴留、尿失禁等症状。

（3）心血管系统：发生自主神经病变时，患者容易出现体位性低血压、心慌、晕厥，部分患者会出现安静时心率加快，运动时心率不变的情况。还会出现无痛性心肌梗死，甚至会引起心源性猝死。

（4）其他自主神经病变：部分患者还可以表现为出汗异常或不排汗，手指、身体经常会出现冷汗、盗汗，从而有可能造成局部干燥开裂，继而引发感染，部分患者有可能出现瞳孔缩小的情况。

54. 糖尿病自主神经病变会带来哪些危害？

糖尿病自主神经病变对内脏的影响非常广泛，心血管、胃肠、泌尿生殖等多个系统均可能受累。引起心血管自主神经病变、胃肠自主神经病变、泌尿生殖系统神经病变、体温调节与出汗异常、神经内分泌障碍等。

糖尿病自主神经病变由于其早期可能无症状，或症状具有非特异性，常被忽视和误诊，确诊时通常较晚，严重影响患者的生活质量。其中以心血管自主神经病变危害最大，进展性心血管自主神经病变会令心血管疾病风险大幅增加（约是无心血管自主神经病变进展患者的3.32倍），造成死亡率增加。更有研究显示，心血管自主神经病变与肾病远期风险、缺血性卒中均有显著的相关性。

55. 糖尿病单支神经病变的表现及危害有哪些？

糖尿病单支神经病变是糖尿病患者在长期高血糖状态下，对神经系统产生损伤，导致神经纤维发生节段性脱髓鞘病变或轴突变性，从而引发一系列临床症状的并发症。由于单神经病变的原因主要为血液循环障碍所致的损害，所以往往以急性或亚急性发病居多，感觉、运动神经均受侵犯，临床表现为受损神经相应区域的感觉、运动障碍。

糖尿病单支神经病变的分类如下：

（1）颅神经病变：糖尿病性眼肌病变是最常见的颅神经病变，其中动眼神经的单发性病变最为常见，会出现复视、面瘫等症状。

（2）四肢及躯干单神经病变：这种病变较少见，任何周围神经均可受累，损害常见于受压部位，常伴有剧痛，夜间加重，可为一个或多个皮肤阶段性疼痛或感觉异常。

（3）下肢近端运动神经病变：患者多数病程长、病情重，起病一般较急，表现为左右非对称性肌力下降、肌肉萎缩、肌痛等。

56. 糖尿病引起的心血管自主神经病变有哪些表现？

糖尿病引起的心血管自主神经病变是指糖尿病影响心血管系统的自主神经，导致心血管系统的正常功能受到影响的一种病变。

这种病变可能会导致患者出现休息时心动过速、直立性低血压、心肌缺血、活动耐力下降、疲劳、易失眠、易怒、精神易紧张、易焦虑等症状，同时心电图上可能会表现为QT间期延长、ST段改变等。

糖尿病引起的心血管自主神经病变，最主要的症状表现为：

（1）静息时心动过速。

（2）直立性低血压。

此外，患者通常不会像冠心病患者那样出现胸闷胸痛，而是会出现无痛性的心梗。

57. 糖尿病引起的心血管自主神经病变会带来哪些危害？

糖尿病引起的心血管自主神经病变主要表现为心脏神经功能受损。具体可见多方面的危害：

（1）休息时心动过速：患者会出现明显的心慌、胸闷、气短症状，严重时不能平卧。

（2）直立性低血压：患者由卧位变为直立位时，血压会突然下降，出现头晕、眼前发黑、晕厥等症状，严重时甚至可能危及生命。

（3）无痛性心梗：患者通常不会像冠心病患者那样出现胸闷胸痛，而是会出现无痛性的心梗，这种情况容易被忽视，从而耽误治疗。

（4）其他危害：患者还可能出现心肌缺血、活动耐力下降、易疲劳、易失眠、易怒、精神易紧张、易焦虑等症状。

58. 糖尿病生殖系统自主神经病变有哪些危害？

糖尿病生殖系统自主神经病变是指糖尿病影响生殖系统的自主神经，导致生殖系统的正常功能受到影响的一种病变。

这种病变可能会导致患者出现性功能障碍、男性勃起功能障碍和或逆向射精、女性性欲减退、性交疼痛，膀胱功能障碍、排尿障碍、尿失禁、尿潴留、尿路感染等症状。

治疗糖尿病生殖系统自主神经病变的方法主要是通过控制血糖、改善自主神经功能等方式，以恢复神经系统的正常功能，从而缓解症状。

59. 什么是糖尿病胃轻瘫？

糖尿病胃轻瘫是指糖尿病患者长期高血糖所引起的消化性胃轻瘫，出现恶心、呕吐、腹胀、上腹痛等症状，还可能出现顽固性腹泻，顽固性便秘，甚至大便失禁等症状。糖尿病患者持续的高血糖会导致迷走神经纤维水肿和变性，造成消化道、食道、胃、小肠、大肠等器官运动功能障碍。此外，长期的血糖管控不佳还容易引起胃肠道激素，如胃动素、胃泌素、胰肽素等变化，影响胃动力和胃排空，最终造成胃张力缺乏，胃动力紊乱，出现胃轻瘫的症状。而胃轻瘫症状的出现，其实是糖尿病患者的血糖控制不佳的表现之一。

在正常消化过程中，胃收缩以帮助分解食物并使其进入小肠。而胃轻瘫会影响胃的收缩功能，从而中断消化，导致很多糖尿病患者误认为自己得了胃病或者是吃坏了东西，而忽略了根源有可能是由高血糖所引起的。

60. 糖尿病胃轻瘫会带来哪些危害？

糖尿病胃轻瘫的严重后果主要包括营养不良、消化不良、胃出血、胃穿孔、水电解质紊乱等。

（1）营养不良：糖尿病胃轻瘫是由于糖尿病引起胃肠道植物神经病变，导致胃肠道蠕动减慢，使食物在胃内不能及时排空，从而出现恶心、呕吐、腹胀等症状，如果患者不及时治疗，会导致营养不良的情况发生。

（2）消化不良：糖尿病胃轻瘫患者由于胃肠道蠕动减慢，会导致食物堆积在胃内，从而出现消化不良的情况。

（3）胃出血：糖尿病胃轻瘫患者由于胃黏膜受到损伤，如果不及时治疗，可能会导致胃黏膜糜烂，引起胃出血的情况。

（4）胃穿孔：糖尿病胃轻瘫患者如果不及时治疗，可能会导致胃部黏膜长期受到刺激，从而引起胃穿孔的情况。

（5）水电解质紊乱：糖尿病胃轻瘫患者由于胃排空障碍，会导致体内的水分不能及时排出体外，从而引起水电解质紊乱的情况。

61. 什么是糖尿病神经源性膀胱？危害有哪些？

糖尿病神经源性膀胱是指由于自主神经尤其是副交感神经障碍所引起的排尿反射异常、膀胱功能障碍。主要表现为尿无力、尿潴留、尿失禁等。

糖尿病神经源性膀胱的病机主要是膀胱排尿神经、排尿肌障碍，导致膀胱的排尿功能障碍。尿潴留可明显增加泌尿系感染机会，长期尿潴留可因压力上传，造成肾盂积水、肾实质受压和缺血，甚至坏死，导致梗阻性肾病和肾功能不全。

62. 什么是糖尿病视网膜病变？

糖尿病视网膜病变是糖尿病最常见的眼部并发症之一，也是当今世界四大致盲眼病之一，具有病程长的特点，血糖控制不佳、血糖波动大、合并高血压、高血脂等其他血管性疾病的糖尿病患者更易并发本病。

糖尿病视网膜病变患者最常见的早期症状为视力减退或视物模糊，部分病人因突然视物不清就诊，严重者最终还会导致牵拉性视网膜脱离和新生血管性青光眼而失明。

糖尿病视网膜病变发病原因主要包括以下几个方面：

（1）高血糖：长期高血糖会损害视网膜内血管的功能，导致血管壁增厚、通透性增加，从而引发病变。

（2）氧化应激：糖尿病患者体内氧化应激水平增高，产生大量自由基，这些自由基会对视网膜组织产生损害，加速视网膜血管病变的发展。

（3）高血压：持续高血压会使视网膜血管受累，易出现病理性改变，从而导致视力受损。

（4）高血脂会使血液黏稠增加，引起视网膜组织缺氧、缺血，引起糖尿病视网膜病变。

此外，炎症反应等因素也可能在糖尿病视网膜病变的发病机制中起重要作用。

63. 如何判断糖尿病视网膜病变的严重程度？

糖尿病视网膜病变按照临床症状可分为两大类、六期，具体如下：

（1）非增殖期：1期，轻度非增生期，眼底仅有毛细血管瘤样膨出改变；2期，中度非增生期，介于轻度到重度之间的视网膜病变，可合并视网膜出血、硬渗和（或）棉絮斑片；3期，重度非增生期，视网膜有灰白色的软性渗出或合并1期或2期的病变。

（2）增殖期：4期，增生早期，出现视网膜新生血管或视乳头新生血管，或伴视网膜前出血，或玻璃体出血；5期，纤维增生期，出现纤维膜，可伴视网膜前出血或玻璃体出血；6期，增生晚期，牵拉性视网膜脱离，合并纤维膜。

64. 糖尿病视网膜病变会带来哪些危害？

糖尿病视网膜病变简称"糖网"，不仅危害较大，也十分隐匿。糖尿病视网膜病变早期往往不会引起患者的重视，然而一旦患者出现视力的下降，大多数已处于病变的中后期，治疗效果会很差，甚至出现不可治的状况。糖尿病视网膜病变给患者带来最大的危害是视力损伤，严重者可失明，当患者视力受损后，焦虑和抑郁等心理问题也会随之出现。病程0～5年的2型糖尿病患者的"糖网"患病率为6.6%；病程10～15年者其患病率上升到24.0%；病程20～25年者其患病率进一步攀升至52.7%；病程超过30年者其患病率可达到63.0%。

糖尿病视网膜病变患病率仍在上升，糖尿病患者应在发病早期进行全面的眼部检查，以便早期发现视网膜病变，及时诊治，以免延误病情。

65. 什么是糖尿病足？

糖尿病足指初诊糖尿病或已有糖尿病病史的患者，足部出现感染、溃疡或组织的破坏，通常伴有下肢神经病变和（或）周围动脉病变，包括肌肉骨骼病变导致的足变形等是能导致糖尿病患者致残、致死的慢性并发症之一，85%以上的足溃疡患者将会被截肢。导致糖尿病足的原因如下：

（1）神经病变：糖尿病患者的脚部肌肉萎缩，出现脚趾畸形，经常摩擦容易出现溃疡、坏死。

（2）代谢因素：糖尿病患者血糖控制不好，代谢功能就会出现异常，可能会诱发糖尿病足。

（3）微血管病变：微血管病变同时也阻碍了神经组织获取营养的途径，促进神经病变发生或发展。

（4）血管损伤和闭塞：糖尿病患者的血管受损、闭塞时会导致足部的血管出现植物神经性病变，抗病能力下降。

此外，足部感染、物理性损伤等因素也可能导致糖尿病足的发生。

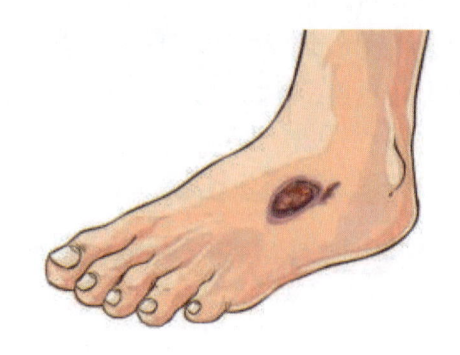

66. 如何判断糖尿病足的严重程度？

糖尿病足的严重程度通常采用 Wagner 分级，可以分为六级：

0 级：有发生足溃疡的危险因素，但目前没有溃疡。

1 级：表面溃疡，临床上没有感染。

2 级：较深的溃疡，常合并软组织炎，没有脓肿或骨的感染。

3 级：深度感染，伴有骨髓炎、脓肿或肌腱炎。

4 级：局限性坏疽。

5 级：全足坏疽或至少行膝下截肢的坏疽。

糖尿病足病一旦形成，控制血糖是治疗基础，可以在医生指导下应用降糖药物进行治疗，必要时采取手术治疗。

67. 糖尿病足会带来哪些危害？

糖尿病足是糖尿病最严重的慢性并发症之一，同时也是治疗费用最多的慢性并发症。糖尿病足的危害包括：

（1）足部疼痛、麻木、皮温降低等。

（2）溃疡、坏疽：糖尿病足可能导致患者足部出现溃疡和深层组织破坏，严重者可发生局部和全足坏死。

（3）残疾、死亡：糖尿病足处理不及时可发展迅速，导致患者病情急转直下，严重者需要截肢，导致残疾，甚至死亡。

（4）治疗费用高：糖尿病足治疗周期长，治疗费用较高，对患者经济负担较重。

出现糖尿病足的主要原因是糖尿病所致的下肢神经和血管病变。糖尿病足的治疗包括控制血糖、防止感染、控制基础疾病等。此外，糖尿病足的预防也至关重要，严格控制血糖是防止糖尿病足的重要手段。

68. 什么是糖尿病肌少症？

糖尿病肌少症是近年来备受关注的一种糖尿病并发症，该并发症的发病率在老年糖尿病患者中尤为显著。肌少症是指伴随老年人年龄增长，骨骼肌的肌肉质量、力量和功能渐进性下降，最终丧失运动功能的一种病症。

由于糖尿病患者的胰岛素抵抗或胰岛素缺乏状态，会导致体内脂肪代谢的紊乱和蛋白质代谢的异常，使得肌肉组织逐渐被消耗。因此糖尿病肌少症的特征表现为肌肉萎缩、神经传导速度减缓、骨骼肌收缩产生的最大张力和收缩速度的降低等。这些病理变化可能引发肢体运动功能的退化、运动迟缓、平衡能力下降、代谢率降低、跌倒风险增加以及骨折等问题。其发病机制和病因复杂，涉及胰岛素抵抗引发的肌肉脂肪堆积、炎症反应、氧化应激以及运动缺乏等多种因素。

69. 糖尿病肌少症会带来哪些危害？

糖尿病肌少症首要表现是骨骼肌的肌肉质量发生明显减少，进而肌肉力量的明显减退。这种情况会对身体活动能力和生活质量等多方面造成影响。

（1）随着肌肉的减少和力量的减弱，患者的日常活动能力会受到严重影响，比如步履蹒跚、行走缓慢等。这些症状不仅降低了患者的生活质量，还增加了跌倒和骨折的风险。

（2）糖尿病肌少症会对患者的血糖控制造成不良影响。肌肉组织是人体消耗葡萄糖的主要组织之一，肌少症患者的肌肉量减少，意味着葡萄糖的消耗也会相应减少，这会导致血糖控制难度增加。长期的高血糖状态会对患者的多个系统造成损害，如眼睛、肾脏、神经系统等，从而进一步加剧病情。

（3）糖尿病肌少症还会增加心血管疾病的风险。肌少症患者的心肺功能、代谢能力和体力活动水平都可能下降，这些因素都是心血管疾病的重要诱因。心血管疾病是糖尿病患者最常见的并发症之一，也是导致患者死亡的主要原因之一。

（4）糖尿病肌少症还可能对患者的心理健康造成影响。由于活动能力的下降和生活质量的降低，患者可能会产生焦虑、抑郁等负面情绪，这进一步影响了患者的康复和生活质量。

（5）糖尿病肌少症还会增加其他慢性疾病的风险，如慢性阻塞性肺疾病、慢性充血性心力衰竭等。这些慢性疾病与糖尿病肌少症相互影响，形成了恶性循环，进一步加剧了患者的病情。

70. 如何评估糖尿病肌少症？

糖尿病肌少症需要从多个维度进行综合评估。包括体格检查、生化检查、肌肉功能评估和身体活动能力测定等。

（1）体格检查主要包括观察患者的身高、体重、腰围、臀围、大腿围以及身体成分比例等指标，以了解是否存在肌肉减少和脂肪增加的情况。

（2）生化检查主要包括血糖、血脂、胰岛素分泌水平等指标，以了解患者糖尿病病情和控制情况。

（3）肌肉功能评估包括肌肉质量和肌肉力量的测定。肌肉质量可以通过超声波测量肌肉面积、肌肉密度等方法进行测定，而肌肉力量则可以通过握力计测定。

（4）身体活动能力是指人体在身体运动过程中所表现出的能力，包括肌肉力量、耐力、平衡性、协调性和灵活性等。身体活动能力测定可以通过一系列测试来评估患者身体活动能力的下降程度，包括步速测试、台阶试验、平衡能力测试等。

（5）患者还可以通过自我评估和家庭监测等方式进行自我筛查。自我评估主要包括观察自己是否存在肌肉无力、身体活动能力下降等症状，以及测量自己的身高、体重、腰围、臀围等指标。家庭监测则是指患者在家庭环境中进行自我监测和记录，包括饮食、运动、血糖控制等方面的数据，以帮助患者更好地了解自己的病情。

下面介绍几个简单的自测方法也能初步判断是否有肌少症：

一看步速。按平时行走速度行走六米，测量所需的时间，如果步速小于1米/秒，就提示需要引起注意了。

二看握力。使用电子握力计，测量优势手的握力，测量三次取最高值，如果男性小于28 kg，女性小于18 kg，需要注意。

三看姿势。坐在约43厘米高、无扶手的椅子上，双脚着地，双手交叉于胸前，背部不贴靠椅背，能够完成五次起立和坐下动作，所需时间如果大于等于12秒，需要注意。

四看腿围。双手的食指和拇指环绕围住小腿最粗的部位，如果测的小腿刚好合适或者比手指转动的小，需要注意。

为了及早发现糖尿病肌少症，患者应该定期进行筛查，并积极配合医生的治疗和管理建议。同时，患者还应该注意改善生活习惯、合理饮食、定期锻炼、控制血糖等措施，以防止糖尿病肌少症的发生，保持身体健康。

71. 什么是糖尿病合并骨质疏松？

糖尿病合并骨质疏松症是指糖尿病合并骨质量下降，导致骨强度降低、骨脆性增加及骨折风险增高的一种代谢性骨病。随着病情的进展，可出现腰背部痛、全身骨痛、身高变矮、驼背等症状，且跌倒、骨折和再骨折风险明显增加。严重者在稍遇外力时（如咳嗽、打喷嚏、弯腰、负重、下楼梯、跌倒等）即可发生骨折，而且骨折后愈合很慢。糖尿病合并骨质疏松的患者发生骨折的部位以腰椎、髋部及腕部等处最为多见。

72. 糖尿病合并骨质疏松的原因有哪些？

近年来，我国社会老龄化问题日益凸显，糖尿病合并骨质疏松等慢性病人群也在不断攀升。导致其发病的原因常见于以下几方面：

（1）胰岛素分泌不足：胰岛素信号在骨重塑的调节中起重要作用，促进骨形成，而2型糖尿病患者的胰岛素抵抗则会影响成骨细胞的生长分化。

（2）高血糖：高血糖易出现渗透性利尿，钙、磷通过尿液排出量增加。低钙可刺激甲状旁腺素分泌，致骨代谢异常。同时高血糖可促进破骨细胞功能，抑制成骨细胞功能，从而加速骨流失。

（3）糖尿病血管并发症：血管是骨质营养代谢的重要组成，而糖尿病患者常伴有血管病变，血管结构的改变也会对骨结构产生影响。

（4）糖尿病肾病：肾脏是维生素 D 活化的场所，肾功能的损害可导致其活化受影响，进而影响钙的吸收，导致骨代谢异常。

73. 什么是糖尿病皮肤病变？

糖尿病皮肤病变是糖尿病最常见的并发症之一，是指糖尿病患者血糖水平长期升高，导致皮肤屏障作用及整体免疫功能低下，从而导致皮肤感染或出现糖尿病性大疱、糖尿病性黄瘤等不良症状。其特点为病变范围广，种类多，损害全身任何部位的皮肤，发生于糖尿病的各个时期。皮损通常呈红色面孔、皮肤疱疹、颈部毛囊炎、难忍的瘙痒、感觉异常、出汗反常、足部坏疽、黄色瘤等。具体表现如下：

（1）皮肤干燥症：表现出皮屑多、瘙痒，经常抓瘙痒的部位，影响晚上的睡眠，从而影响次日血糖水平。

（2）皮肤的脓疱疮：局部的疮结可以出现红、肿、热、痛情况，这种炎症的情况也会升高血糖。

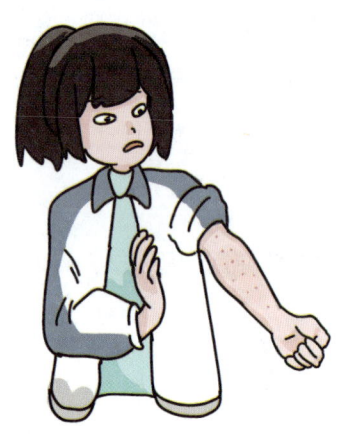

（3）色素沉着：若患者的病程较长，个别人可发现大腿、胫前等区域有棕色、边界清楚的浅表萎缩性凹陷样皮损，并伴随色素沉着，患者一般无自觉症状。

（4）糖尿病皮肤的水疱病：这是种糖尿病皮肤神经的病变，皮肤的张力增加、皮下的渗出增加而出现水疱，也可以因为水疱的破裂增加局部感染，诱发糖尿病足的风险。

（5）坏疽：若病情进一步加重，因为糖蛋白长期在血管壁沉积，可阻塞血管，进而导致局部组织缺血与坏死，进而引起坏疽。

此外还有糖尿病的皮疹、糖尿病皮肤的湿疹、脂溢性皮炎等。

74. 什么是糖尿病认知功能障碍？

糖尿病认知功能障碍是指糖尿病患者伴有认知功能的损伤，和同龄人相比，提早出现认知功能的下降。

糖尿病认知功能障碍的具体病因尚未明确，但可能和胰岛素抵抗、高血糖、微血管病变、脑部大血管病变等因素有关。这种疾病往往十分隐匿，在糖尿病认知功能障碍的早期，可能仅仅有学习、记忆、语言、执行功能、感知运动功能、复杂注意力和社会认知等能力中一种或几种能力的下降，并不会严重影响生活及工作，所以往往不会引起人们的重视。

75. 糖尿病认知功能障碍有哪些危害？

糖尿病认知功能障碍是一种容易被忽视的糖尿病并发症。其影响个体日常生活或社会交往能力，具体危害常见于以下方面：

（1）影响日常生活：导致患者日常生活能力、学习能力、工作能力和社会交往能力明显减退。

（2）增加发生老年痴呆的风险：糖尿病除了可以导致心脑血管、肾功能损伤等诸多并发症，还会影响大脑的正常功能，造成记忆力的下降、注意力不集中，甚至出现性格改变。

（3）形成互相影响的恶性循环：严重的认知功能下降的患者不能根据医嘱服用药物，不能定期监测血糖，导致糖尿病控制不良，认知功能愈发恶化。

糖尿病和认知功能障碍存在很多共同的危险因素及病理生理机制。糖尿病本身以及糖尿病伴发因素都参与了患者认知功能减退的发生发展。

二

豁然开朗，糖尿病患者疑问详细讲

1. 糖尿病患者可以怀孕吗？

糖尿病患者是可以怀孕的，但应做到有计划妊娠，在怀孕期间严格控制血糖，使血糖处于比较稳定的状态。

确诊为 1 型糖尿病、2 型糖尿病、糖尿病前期或有妊娠期糖尿病病史的妇女计划妊娠，需行孕前咨询和病情评估。孕前血糖控制在接近正常范围内，可降低母婴并发症风险。尽可能将孕前糖化血红蛋白水平控制在 6.5% 以下再妊娠。由于妊娠会加重糖尿病的病情，而糖尿病又可能增加孕妇和胎儿出现并发症的可能性，因此患有糖尿病的女性在考虑怀孕前要进行产前评估，以降低先天畸形、子痫前期、巨大儿、早产和其他并发症的风险。

2. 糖尿病患者怀孕前需要检查什么？

糖尿病患者怀孕前需要进行全面而详尽的身体检查，以确保孕妇在妊娠期间血糖水平能得到有效控制，降低母婴并发症的风险，并保证胎儿健康发育。这些检查不仅局限于对血糖水平的监测和分析，还包括对全身健康状况的评估以及针对妊娠特殊需求的筛查。具体检查项目可能因个体情况有所差异，但通常应包括以下几个方面：

（1）血糖控制情况：包括糖化血红蛋白，如果条件允许，也可以早期佩戴瞬感动态血糖监测仪，观察近期的血糖波动情况。

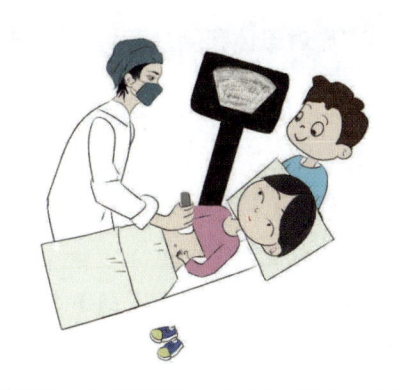

（2）糖尿病并发症情况：包括肾脏、血管、眼部、神经等方面的并发症，需要做尿常规、肾功能、血管彩超、眼部检查、神经电图等检查。

（3）糖尿病合并症情况：需要完善血脂、肝功能、甲状腺功能的检查。

此外，糖尿病患者怀孕前还需要确定自身没有严重并发症，如眼部病变、心肺功能异常、肝肾功能不全等。

3. 糖尿病患者怀孕期间需要监测哪些指标？

糖尿病患者在怀孕期间，由于妊娠期生理内分泌的变化以及糖尿病本身的代谢紊乱，孕妇更易出现多种并发症，因此必须严密监测多个关键指标，以确保母婴健康。这些指标包括但不限于以下指标：

（1）糖化血红蛋白：在怀孕早、中、晚期至少监测1次。

（2）糖尿病伴有微血管病变合并妊娠者，应在早、中、晚3个阶段进行肾功能、眼底检查和血脂测定：严重糖尿病患者，尤其并发有微血管病变者，需每周监测尿蛋白，并定期进行肾功能、血脂、心电图及眼底等检查。

（3）空腹及餐后血糖：如血糖控制良好，可以适当调整监测频率；A1型（即饮食、运动控制就能将血糖控制在合理范围者）至少每周监测一天空腹和三餐后血糖，A2型（即通过降糖药辅助控制血糖者）至少每2～3天监测三餐前后血糖。

（4）超声检查：在妊娠20到24周时，进行常规超声检查，以监测胎儿发育、羊水量，并筛查胎儿是否有畸形。在妊娠28周后，每4到6周复查一次。在妊娠26到28周时，进行胎儿超声心动检查，以排除胎儿先天性心脏病或肥厚性心肌病。

4. 妊娠期血糖控制不佳对母体和胎儿有什么影响？

在妊娠期间，因孕妇体内激素水平的变化以及胎儿生长发育的需求，需要严格控制母体的血糖水平。若血糖控制不佳，不仅会影响孕妇的健康，还可能对胎儿的生长发育造成不良影响，具体如下：

（1）妊娠期血糖控制不佳的短期危害

①对母亲的危害：妊娠期高血压（血压升高＞140/90 mmHg、蛋白尿、恶心、上腹部不适）早产、难产、产后大出血等。

②对胎儿的危害：易发生畸形、死胎、巨大儿、早产儿、增加先天性疾病的风险等。

③对新生儿的危害：新生儿呼吸困难、胆红素升高、产出产道时发生骨折等。

（2）妊娠期血糖控制不佳的长期危害

①对母亲的危害：产后患2型糖尿病、心血管疾病的风险增加。

②对子代的危害：患肥胖、2型糖尿病、代谢综合征（血糖、血压、血脂紊乱）、发育不良的风险增加。

5. 妊娠糖尿病患者出现恶心、呕吐应注意什么？

妊娠糖尿病患者出现恶心、呕吐可能不仅仅单纯的孕吐，应排除以下疾病：

（1）急性肠胃炎：其主要症状是腹痛腹泻、恶心和呕吐。胃肠型感冒，糖尿病患者易出现胃肠型感冒，其主要症状是呕吐、腹泻腹痛，排便次数增多，全身有无力感，严重时会出现电解质紊乱，导致身体脱水，破坏免疫系统。

（2）胃轻瘫：其主要症状是腹胀，恶心呕吐、厌食、嗳气以及体重减轻，饭后症状会更为严重。胃轻瘫引起的呕吐难以控制，往往需住院治疗。

（3）重度感染：糖尿病患者血糖没有得到有效控制，会降低抵抗力，易引起多种感染，如肺炎或尿路感染，从而导致恶心呕吐、咳嗽和发烧，甚至出现昏迷和休克。

（4）甲状腺疾病：糖尿病患者合并甲状腺功能亢进时，会减退胃肠道平滑肌张力，易引起低钾血症，其典型症状是恶心呕吐，食欲不振及便秘等。

（5）胰腺炎：胰腺的主要功能是分泌胰液，参与食物消化，当糖尿病患者伴有胰腺炎时，易引起全身无力和呕吐。

当排除以上疾病后，妊娠期高血糖孕妇出现不明原因的恶心、呕吐、乏力等症状并伴高血糖时要高度警惕糖尿病酮症酸中毒的发生，需及时监测血、尿酮体水平。

6. 为什么有的人刚发现糖尿病，就出现并发症了？

糖尿病是一种慢性代谢性疾病，其主要特征是血糖水平持续升高。长期的高血糖状态可以对身体的多个系统造成损害，导致各种并发症的发生。然而，有些人在刚发现糖尿病时就已经出现了并发症，这可能是以下几个方面的原因：

（1）糖尿病的病程通常分为前期、临床期和并发症期：在前期，即糖尿病前期或隐性糖尿病阶段，患者可能已经出现了胰岛素抵抗或胰岛素分泌不足的情况，但血糖水平尚未明显升高，因此没有明显的症状。这个阶段可能持续数年甚至数十年之久，期间患者可能并未意识到自己的身体状况正在发生变化。因此，当患者出现明显的症状并被诊断为糖尿病时，可能已经错过了早期干预和治疗的最佳时机，导致并发症的发生。

（2）隐匿性病程：有些人的糖尿病病程较为隐匿，即没有明显的症状表现。然而，即便没有明显的症状，高血糖仍在悄然损害着身体的各个系统。因此，当并发症出现时，可能会给人一种"突然"的感觉。

（3）隐匿性高血糖：有些患者在被诊断为糖尿病之前，可能已经存在了一段时间的高血糖状态，但由于症状不明显或未进行血糖检测，因此未被及时发现。这种隐匿性高血糖状态可能导致身体各系统已经受到了损害，从而增加了并发症的风险。

（4）遗传易感因素：糖尿病具有一定的遗传倾向。如果一个人的家族中有糖尿病病史，那么患糖尿病的风险就会增加。遗传因素不仅影响糖尿病的发病风险，还可能影响并发症的发生和发展。因此，即使有些人刚刚被诊断为糖尿病，由于遗传易感基因的影响，他们可能已经存在了一定的并发症风险。

（5）急性应激事件：某些急性应激事件，如感染、手术、创伤等，可能导致身体的应激反应增强，使得血糖水平急剧升高。这种急性高血糖状态可能加重身体各系统的负担，导致并发症的提前出现。

（6）生活方式因素：不健康的饮食、缺乏运动、吸烟、饮酒等不良生活习惯，都可能加速糖尿病及其并发症的发展。以上多种因素都能导致患者在刚发现糖尿病时就已经出现了并发症。

7. 糖尿病患者烦渴、多尿、乏力等症状突然加重需要警惕什么？

当糖尿病患者出现烦渴、多尿、乏力症状加重时，可能是血糖过高导致血浆渗透压升高，出现渗透压利尿而脱水，身体能量不足而表现为乏力。还有可能是胰岛素分泌不足，导致血糖无法被充分利用，血糖升高加重尿液中葡萄糖的排泄，进而引起多尿。

当出现以上症状加重时，还要考虑是否发生糖尿病酮症酸中毒，在发生糖尿病酮症酸中毒的前几天，糖尿病患者可以出现多尿、烦渴多饮和乏力等症状的加重，这时候就要警惕是不是酮症酸中毒了。随后会出现食欲减退、恶心、呕吐、腹痛等症状，还会伴有头痛、烦躁、嗜睡、呼吸深快、呼气中有烂苹果味。病情进一步发展将会危及生命！当有上述症状时，应立即就医，查血常规、血糖、血尿素氮、血肌酐、血酮体、血电解质、血渗透压、血气分析、尿常规、尿酮体等。若怀疑合并感染还应进行血、尿和咽部的细菌培养，同时还应进行心电图检查。

此外，还要考虑其他疾病因素：

（1）高血糖高渗状态：一种糖尿病的急性并发症，主要表现为血糖显著升高，同时伴随高渗状态，但不同于糖尿病酮症酸中毒的是，高血糖高渗状态患者的血 pH 和碳酸氢根通常保持正常，酮体检测为阴性。

（2）乙醇性酸中毒：有酗酒习惯，多在大量饮酒后发病，血酮可出现阳性，但在有酸中毒，和阴离子间隙增加的同时，其渗透压亦升高。

（3）急性胰腺炎：半数以上糖尿病酮症酸中毒患者会出现血、尿淀粉酶非特异性升高，有时其升高幅度较大。

（4）饥饿性酮症：因进食不足造成病人脂肪分解，血酮呈阳性，但尿糖阴性，血糖多不高。

（5）低血糖昏迷：病人曾有进食过少的情况，起病急，呈昏睡、昏迷，但尿糖尿酮阴性，血糖低，多有过量注射胰岛素或过量服用降血糖药史。

（6）乳酸性酸中毒：此类病人起病急，有感染、休克、缺氧史、有酸中毒、呼吸深快和脱水表现，虽可有血糖正常或升高，但其血乳酸显著升高。

8. 糖尿病患者出现手脚麻木、发凉是怎么回事？

糖尿病患者出现手脚麻木刺痛、发凉，最可能是长期高血糖导致的周围神经损伤，但首先排除其他原因导致的以上症状：

（1）颈椎病：颈椎病可能会压迫神经根，导致手脚麻木和发凉，这通常与颈椎间盘退行性病理改变、颈椎发育性椎管狭窄、慢性劳损等因素有关。其他伴随症状可能包括颈肩痛、头痛、眩晕等。

（2）脑血管疾病：脑血管疾病如脑梗死、脑出血等，可能会影响到大脑的神经传导，导致手脚麻木和发凉。其他症状可能包括言语不清、口角歪斜、视力模糊等。

（3）周围血管疾病：如动脉硬化、血栓等，这些疾病可能影响到四肢的血液循环，导致手脚麻木和发凉。

（4）末梢神经炎：其是指末梢神经受到损害，导致感觉异常和麻木。这可能是由于营养不良、感染、中毒等原因引起的。除了麻木外，患者可能还会有疼痛、感觉过敏等症状。

（5）雷诺氏病：雷诺氏病是一种影响末梢血管的疾病，导致血管收缩和痉挛，从而引起手脚麻木和发凉。其他症状可能包括手指或脚趾变白、变紫等。

排除以上因素后，就要考虑是否患上了糖尿病周围神经病变，糖尿病周围神经病变一般表现为对称性、多发性感觉神经病变，最开始影响下肢远端，随着疾病的进展，逐渐向上发展，糖尿病患者往往感到手脚麻木、刺痛或烧灼感，有时候像是戴了一双厚厚的手套或袜子，即出现典型的"袜套样"和"手套样"感觉。由于神经受损，肌肉可能无法正常工作，导致肌肉力量减弱，甚至可能出现肌肉萎缩。糖尿病周围神经病变可能会影响平衡感，容易引起摔倒。

糖尿病患者可以根据上述要点简要判断一下自己的症状是否有相似的表现，及时到医院就诊，采取相应的治疗措施。

9. 糖尿病患者夜间手脚疼痛难忍是怎么回事？

部分糖尿病患者会出现夜间手脚疼痛难忍的情况，尤其夜间明显，这可能是糖尿病神经病变的一种，叫痛性远端对称性多发性神经病变，其可有多种疼痛的表现：

（1）自发性疼痛：机体无任何外界刺激而出现的疼痛症状，可在神经损伤后数天或数周内发生。

（2）感觉异常：自发的或诱发的一种不愉快的异常感觉。如蚁行感、虫爬感、痒感、麻木感、射击样感觉，局部组织深在的异样搏动感或紧缩感等。

（3）痛觉过敏：物理检查显示对刺激反应的增强，如冷热刺激、针刺可导致明显的剧烈疼痛。

（4）痛觉超敏：轻微的接触或抚摸皮肤均可诱发疼痛，例如床单和衣物轻触、风吹、震动等，因此疼痛局部不能触碰。

由于痛性周围神经病的病因多种多样，分为先天遗传性和后天获得性两大类。先天遗传性痛性周围神经病主要包括遗传性感觉和自主神经病、家族性淀粉样变性多发性神经病、Fabry病、卟啉性神经病、Tangier病等。后天获得性痛性周围神经病根据发病原因主要包括以下方面：

（1）代谢性和营养障碍性：最常见的为糖代谢异常，如糖尿病、糖耐量异常引起的相关周围神经病、尿毒症性多发性周围神经病、甲状腺疾病相关性周围神经病、维生素缺乏或过量等引起的周围神经病。

（2）外伤和压迫性：嵌压性周围神经病、急慢性外伤周围神经病。

（3）免疫介导性：吉兰-巴雷综合征、淀粉样变性多发性神经病、血管炎性周围神病、副蛋白血症性周围神经病、结节病性周围神经病等。

（4）感染性：人类免疫缺陷病毒相关性周围神经病、Lyme病周围神经病、麻风病周围神经病等。

（5）药物或其他理化因素中毒性：呋喃唑酮、拉米夫定等药物或酒精、砷、铊等。

（6）肿瘤相关周围神经病：直接浸润或远隔效应。

（7）隐源性：也称特发性痛性感觉性神经病。

10. 糖尿病患者上半身出汗多，下半身出汗少甚至无汗是怎么回事？

糖尿病患者出现出汗不均匀现象，应该最先考虑是否为糖尿病泌汗功能异常，它是糖尿病自主神经病变的一种表现。汗腺功能失常而出现的汗液排泄异常，多表现为下肢皮肤干、凉、出汗减少甚至无汗，而上半身尤其是面部及胸部大量汗出，其原因可能与支配汗腺的催汗纤维的传出途径障碍有关。此外，还有一些疾病也会导致糖尿病患者出现汗出异常的表现，需要与本病相互鉴别：

（1）甲状腺功能亢进症：甲亢的患者怕热多汗，皮肤湿润，皮肤温度高于正常，穿衣少。伴高代谢、突眼、甲状腺肿大、胫前黏液性水肿等症状。但是通常不会出现汗出不均匀的现象，可以与泌汗功能异常鉴别。

（2）嗜铬细胞瘤：淋漓出汗是本病最常见的症状之一，阵发性和持续性存在，阵发性面部潮红或变白。

（3）低血糖反应：糖尿病患者在低血糖时，可能会出现交感神经兴奋的症状，包括心慌、饥饿感和出汗等。这种出汗与糖尿病泌汗功能障碍不同，它通常是由于血糖水平过低引起的。

（4）更年期：处于更年期的女性糖尿病患者，也可能会出现多汗的现象，常伴有面部潮红、易激动、烦躁、头晕、耳鸣、目眩，甚至出现月经周期紊乱等症状，这种出汗与糖尿病泌汗功能障碍的区别在于，更年期出汗可能与激素水平变化有关。

此外，环境因素、运动因素、饮食因素、药物因素、其他疾病也可能导致出汗异常，需要与糖尿病泌汗功能障碍进行鉴别，糖尿病患者们应及时就医确诊。

11. 糖尿病患者出现排尿无力、尿不尽是怎么回事？

糖尿病患者出现排尿无力、尿不尽等症状，与多种因素相关。首先，要考虑是否为神经源性膀胱。神经源性膀胱表现为尿失禁、夜尿多、尿频、尿急、排尿无力等，长期可导致尿潴留，易合并细菌、真菌感染，严重的逆行性感染会危及肾脏，引起肾脏功能衰竭而出现尿毒症。其次，要考虑非神经源性神经性膀胱，该疾病是指由不良的排尿习惯、心理或精神等非神经病变因素引起的排尿功能障碍，多伴有尿潴留、排尿困难等临床表现。除了以上两种情况，还有可能是其他疾病导致：

（1）前列腺增生症：前列腺增生症通常表现为排尿困难、尿频、尿急等症状。然而，前列腺增生症通常不会引起逼尿肌无反射症状，且患者多为老年人。

（2）膀胱结石：膀胱结石通常表现为排尿突然中断，疼痛放射至远端尿道及阴茎头部，伴排尿困难和终末血尿等症状。

（3）膀胱癌：膀胱癌通常表现为间歇性肉眼血尿、排尿困难等症状。病人一般有间歇性无痛性血尿，尿脱落细胞检查可发现癌细胞。

（4）原发性遗尿：尤其是伴有日间常有尿频、尿急症状的或年龄较大的原发性遗尿，需要排除有无隐匿性脊柱裂或其他神经系统器质性病变。

12. 为什么得了糖尿病的男性更容易"阳痿"？

糖尿病男性患者常常伴有"阳痿"困扰，常见的原因主要有以下方面：

（1）血糖过高：糖尿病会导致患者的植物神经出现损伤，从而造成体内胰岛素不足，引起体内血糖增高、血脂异常、蛋白质代谢异常等多种异常状态，使得多元醇沉积在神经纤维上，导致神经纤维变性而失去勃起功能。

（2）周围神经病变：糖尿病会引发患者的周围神经病变以及植物神经病变，如果阴茎海绵体周围的自主神经发生损伤，就会导致勃起组织中血管调节失控，从而使得海绵体无法完全充血，导致勃起障碍。

（3）糖尿病患者泌尿生殖道自主神经病变：表现为性功能障碍，可导致勃起功能障碍和（或）逆向射精。

如糖尿病患者无明显诱因出现勃起功能障碍，需要排除心理性、性腺功能性、血管性因素，有无特殊用药史等。建议糖尿病患者及时就医明确诊断。

13. 糖尿病患者出现恶心、呕吐、腹胀是怎么回事？

糖尿病患者出现恶心、呕吐和腹胀，可能由多种因素导致，包括但不限于以下内容：

（1）糖尿病酮症或糖尿病酮症酸中毒：当血糖升高明显时，糖尿病患者机体可能会分解脂肪以供应能量，导致酮体堆积。酮体刺激胃肠道，可能引发恶心、呕吐和腹胀等症状，这属于糖尿病的急诊状态，需紧急就医治疗。

（2）胃轻瘫：这是糖尿病自主神经病变的一种表现，可能导致胃动力障碍，使食物在胃内排空延迟，进而引发腹胀和呕吐。

（3）口服降糖药物的副作用：部分口服降糖药物可能对胃肠道产生刺激，导致恶心、呕吐和腹胀。

（4）糖尿病合并消化系统疾病：糖尿病患者可能同时患有消化系统疾病，如急性胰腺炎、急性胃肠炎、胆系感染等，这些疾病都可能导致恶心、呕吐和腹胀。

以上只是一些可能的原因。糖尿病患者出现这些症状时，应尽快就医，以便医生根据具体情况进行诊断和治疗。同时，糖尿病患者在日常生活中也应注意控制血糖，保持健康的生活方式，以预防相关并发症的发生。

14. 为什么大多数糖尿病患者更容易出现腹泻、便秘或便秘腹泻交替症状？

大多数糖尿病患者在日常生活中常常会出现腹泻、便秘，甚至是便秘、腹泻交替等症状，常见于以下原因：

（1）肠道菌群失调：肠道菌群失调会导致肠道内的食物残渣不能被充分地吸收和排出，从而导致患者出现腹泻、便秘等症状。

（2）自主神经病变：自主神经病变会导致胃肠道的蠕动能力下降，使食物不能被充分的消化吸收，从而导致患者出现腹泻、便秘等症状。

（3）药物副作用：若糖尿病患者正在服用降糖药物，可能会出现低血糖的症状，从而导致胃肠道不适，出现腹泻、便秘等症状。

此外，糖尿病患者腹泻、便秘交替的原因还包括胃肠功能紊乱、胃肠道供血不足等。

15. 为什么糖尿病患者更容易出现腿抽筋？

腿抽筋，这种感觉就像是小腿肌肉突然收紧而导致疼痛难忍。对于大多数糖尿病患者来说，腿抽筋可能是一个常见的困扰，而出现腿抽筋的原因可能是以下因素：

（1）血糖不稳定：当血糖水平过高或过低时都可能引发腿抽筋。高血糖会损害神经，导致肌肉收缩不正常；而低血糖则可能导致肌肉痉挛。

（2）神经受损：长期的糖尿病可能损害神经系统，尤其是末梢神经。这些神经受损后，无法正常传达信息给肌肉，导致肌肉收缩失控，发生抽筋。

（3）血液循环问题：糖尿病患者的血液循环可能受到影响，尤其是下肢的血液循环。当肌肉长时间缺氧，就更容易发生抽筋。

（4）药物反应：有些治疗糖尿病的药物可能会导致体内电解质平衡失调，进而引发腿抽筋。

16. 为什么糖尿病患者更容易发生骨折？

与正常人相比，糖尿病患者更容易发生骨折，主要有以下原因：

（1）糖尿病患者因为疾病或用药不良反应容易导致骨质量受损，如骨量的丢失或者骨强度的下降等。

（2）糖尿病患者更容易跌倒，低血糖、夜尿增多、视网膜病变导致视力下降、神经病变或足部溃疡导致平衡功能减退、直立性低血压、反应减退，加之糖尿病患者容易伴发骨质疏松，这些因素叠加起来，都会让患者更容易跌倒，从而发生骨折。

（3）糖尿病患者的胰岛素分泌不足，影响骨蛋白的合成，导致骨形成减少。

（4）糖尿病患者长期处于高血糖状态，大量钙、磷、镁从尿中排出，导致骨量减少。糖尿病患者的高渗高血糖状态会导致骨钙的流失，骨矿化下降。

17. 为什么糖尿病患者更容易得脑梗死？

高血糖与脑梗死之间具有密切的关系，因此，糖尿病被认为是脑梗死的独立高风险因素，主要见于以下几种原因：

（1）糖尿病患者同时合并血脂升高、高血压，三者对脑血管损伤较大，容易引起脑梗死。

（2）糖尿病患者容易并发周围大血管病变，引起脑血管的狭窄和闭塞，从而引发脑梗死。

（3）糖尿病患者血糖控制不好时，容易加速脑血管的动脉粥样硬化，导致血管管壁弹性减退、斑块形成，从而导致脑血管狭窄，当血液处于高脂、高黏状态，血液中的脂质、血栓、血小板容易在狭窄部位聚集而形成血栓，导致患者发生脑梗死。

18. 为什么糖尿病患者更容易出现皮肤瘙痒？

当糖尿病患者血糖控制不佳时，持续的高血糖状态会对皮肤产生多种影响，皮肤瘙痒是其中的典型表现。首先，高血糖可以导致皮肤脱水。因为多余的糖分从尿液中排出时，也带走了大量的水分。皮肤干燥时，就容易引发瘙痒。其次，长期的高血糖还可能影响皮肤的神经末梢，使得皮肤对刺激更为敏感，从而产生瘙痒感。

除了上述原因外，还有一些其他原因也可能导致糖尿病患者感到身体瘙痒。例如，糖尿病患者由于免疫力低下，还可能会引发一些皮肤感染，如真菌感染、细菌感染等，尤其是四肢和足部，这些感染也会导致皮肤瘙痒。同时糖尿病患者容易合并湿疹等疾病，这些都是导致皮肤瘙痒的原因。此外，糖尿病还可能导致局部皮肤微循环障碍，导致局部皮肤缺氧，进一步引发瘙痒。

19. 为什么有的糖尿病患者皮肤创伤不容易愈合？

有些糖尿病患者在皮肤破溃后常常不易愈合，迁延难愈，这可能和以下几点原因相关：

（1）组织修复能力减退：糖尿病导致的血管病变使营养物质供应出现障碍，降低局部组织的修复能力。此外，因血糖升高造成蛋白质合成减少、分解增多和细胞代谢异常，造成伤口处纤维细胞功能减退，上皮增生时胶原沉积减少，伤口的抗张强度不足。当伤口愈合时，缺少一种来自血小板的生长因子，因而导致伤口愈合延期。

（2）致病微生物滋生：高血糖使得白细胞的杀菌力减弱，且高血糖环境有利于细菌生长繁殖，导致体内的抗菌物质减少。较高的血糖是致病微生物良好的培养基，容易引起伤口感染，使伤口不易愈合。

（3）免疫力低下：糖尿病为慢性消耗性疾病，大多数的患者会出现全身营养差的状况，加上糖尿病患者免疫力下降，机体抵抗力弱，因此影响伤口愈合。免疫系统是人体的防御系统，它可以帮助我们抵抗外界的细菌、病毒等入侵者，但是如果患有糖尿病，那么免疫系统就会变得脆弱。这样，一来是容易感染，二来是免疫系统难以清除那些入侵的病菌，如果伤口感染了细菌或其他微生物，伤口就会发红、肿胀、流脓、发臭等，并且可能扩散到其他部位或者引起全身性感染，这样就会进一步延缓或阻碍伤口愈合。

（4）糖尿病患者的微循环较差：微循环是指毛细血管网络及其内容物（细胞、基质）与沉滞在其间的空间流体所构成的整体。正常情况下，微循环保持稳定活跃的状态，为组织提供养分和氧气。然而，在糖尿病患者中，微循环功能会出现异常。这种异常包括毛细血管堵塞、血管内皮细胞功能受损、局部组织缺氧等。在微循环较差时，伤口就会缺乏足够的氧气和营养物质，因而伤口就无法进行正常的修复和再生。

20. 为什么糖尿病患者容易出现尿路感染？

糖尿病患者容易出现尿路感染，与多种原因相关，其中根本的原因是血糖控制不佳，直接原因是高血糖引发的一系列问题，具体如下：

（1）尿糖增加：糖尿病患者在血糖控制不佳时，尿糖排出增加，尿糖升高容易滋生有害细菌，导致尿路菌群失调，出现尿路感染症状。某些降糖药物（如钠-葡萄糖协同转运蛋白2抑制剂，SGLT-2i）通过促进尿糖排出来降低血糖，这就导致尿液中葡萄糖浓度升高，使泌尿道容易滋生细菌，发生尿路感染。

（2）对感染的抵抗能力下降：糖尿病患者泌尿系感染的发生率明显增加，是一般人群的2至3倍。糖尿病患者的免疫防御能力受损给了病原微生物可乘之机，表现为白细胞的趋化、黏附、吞噬、杀菌能力下降；淋巴细胞作为人体特异性免疫应答的主体，在持续的高血糖状态下，增殖不活跃，导致淋巴细胞数量降低，分泌免疫球蛋白的能力下降。

（3）对机体的感知减退：由于部分糖尿病患者存在感觉神经病变，这使得其对自身机体的感知减退，导致患者在出现尿路感染时常常症状表现不明显，而仅表现为无症状性菌尿。而且部分糖尿病患者合并自主神经病变，会因为神经病变进一步出现神经源性膀胱，导致尿液潴留，因排尿不及时而滋生细菌。

一些其他原因也会增加尿路感染的发生概率，例如男性前列腺增生导致排尿不畅、淋漓不尽，也可导致细菌滋生。

21. 为什么有的糖尿病患者会出现"泡沫尿"？

首先要知道什么是泡沫尿，一般来说，如果尿中泡沫较大或大小不一，并且持续时间较短,这是由于尿液中含有的一些有机物质(葡萄糖)和无机物质(矿物盐)使尿液张力较强,属于正常冲起的泡沫。如果尿液表面漂浮着一层细小的泡沫,且不易散去,则很可能是蛋白尿。自己鉴别的最好方法:取一支试管装20毫升尿液,用手来回振荡,如尿液表面出现细小而久不消散的泡沫,为可疑蛋白尿,应及时去医院进一步检查确诊。

糖尿病患者如果小便里泡沫较多,此时应当引起注意。尿里面的泡沫代表的是尿蛋白,如果糖尿病患者病情控制欠佳,很容易产生像糖尿病肾病这样的慢性并发症,泡沫尿就是非常重要的症状。糖尿病肾病是糖尿病的一种微血管并发症,一般是指糖尿病性的肾小球硬化症,有其特异的临床演变过程,早期为肾小球高滤过状态,然后出现微量白蛋白尿,尿中白蛋白逐渐增高进入临床蛋白尿期,最后发展为肾功能衰竭,此时患者的生活质量就会受到很大的影响。蛋白尿是糖尿病肾病分期的重要指标之一,关系到糖尿病肾病进展和预后,早期蛋白尿通过严格控制血糖、血压、血脂,可有效阻止病情进展,一旦进入临床蛋白尿期,则预示着疾病发展的速度加快,直至发展为终末期肾衰。所以控制和尽可能减少蛋白尿,成为延缓糖尿病肾病进展的重中之重。

22. 为什么有的糖尿病患者会出现双下肢浮肿?

部分糖尿病患者常常会受到双下肢浮肿的困扰,究其原因可能涉及以下方面:

(1)糖尿病肾病是糖尿病的常见并发症之一,它可能导致肾脏损伤。肾脏受损后,可能出现蛋白尿、高血压和水肿等症状,其中水肿常表现为双下肢浮肿。

(2)下肢静脉回流障碍引起的下肢水肿。

(3)心功能不全引起的下肢水肿。

(4)服用一些药物,如利尿剂,有些糖尿病患者服用控制高血压和水肿等药物,长期使用也可能导致双下肢浮肿。

(5)其他疾病有关,如慢性肝病、甲状腺功能减退等。

以上只是可能导致糖尿病患者们双下肢浮肿的一些原因。对于具体的个体,应咨询专业医生进行诊断和治疗。同时,适当抬高下肢,促进局部血液循环,可能有助于消除水肿。

23. 为什么有的糖尿病患者会出现视物模糊？

俗话说：眼睛是"心灵的窗户"，可是部分糖尿病患者会出现视物模糊的症状。一旦出现视物模糊，首要考虑的是视网膜病变。随着糖尿病的进展，有一部分糖尿病患者会出现视物模糊、视物变形、眼前有黑影或漂浮物移动，有以上情况就要警惕可能是出现糖尿病视网膜病变了。当然其他眼部疾患也会出现视物模糊，常见的包括：

（1）白内障：糖尿病患者也可发生白内障，导致患者出现视力的下降，可以通过眼科的检查进行鉴别。

（2）玻璃体浑浊：玻璃体浑浊的患者可出现视力的缺损，可以通过眼科检查和眼底荧光造影进行鉴别。

（3）高血压性眼底病变：高血压可以导致患者的眼底动脉出现硬化，可以通过眼底镜检查和眼底造影以及患者的病史进行鉴别。

（4）低灌注视网膜病变：视网膜有点状或片状出血，静脉迂曲、扩张及视网膜动脉变细，通过荧光素眼底血管造影及眼部其他缺血性改变能明确鉴别。

所以广大糖尿病患者需要定期检查眼底，及时治疗眼部疾患。

24. 为什么有的糖尿病患者会出现视物重影？

糖尿病患者看东西重影可能与多种眼部疾病或神经系统疾病相关，可能与如下疾病相关：

（1）眼肌无力症：眼肌无力症是眼外肌的无力或麻痹，它可能导致眼球运动受限或异常，从而产生视物重影，这种病症通常与神经肌肉传递障碍有关，如重症肌无力。

（2）屈光不正：包括近视、远视和散光，这些状况是由于眼球的形状或长度异常导致光线不能正确聚焦在视网膜上。虽然它们可能导致视觉模糊，但通常不会引发视物重影。

（3）眼底病变：如黄斑病变、视网膜病变等，可能导致视力下降或视物变形，但通常不会导致视物重影。

（4）视网膜脱离：是视网膜的神经上皮层与色素上皮层的分离。这种情况会导致视野中出现固定的黑影或视物变形，但不常引起视物重影。

（5）视神经病变：视神经病变可能导致视力丧失、视野缺损或颜色视觉异常。尽管它们可能影响视觉质量，但通常不是视物重影的主要原因。

（6）中枢神经病变：如中风、脑肿瘤或脑炎，可能影响视觉处理中心，导致视物重影。这类疾病通常伴有其他神经系统症状，如头痛、恶心、呕吐或肢体无力等。

（7）多发性硬化：多发性硬化是一种影响中枢神经系统的自身免疫性疾病，可能导致视神经发炎，从而引起视物重影。

（8）糖尿病视网膜病变：长期糖尿病可能导致视网膜病变，这称为糖尿病性视网膜病变。尽管它可能导致视力下降和视野缺损，但通常不会导致视物重影。

鉴别视物重影的原因对于正确诊断和治疗至关重要。当出现视物重影症状时，应及时就医，由专业医生进行详细检查，以确定病因并制定相应的治疗方案。

25. 为什么有的人得了糖尿病后容易打鼾？

糖尿病患者出现日间嗜睡、疲劳、失眠、鼾声响亮、呼吸暂停、苏醒时喘憋感、睡眠后无法恢复活力等症状，很有可能是患上了阻塞性睡眠呼吸暂停低通气综合征，这是 2 型糖尿病常见的并发症之一。

一方面，阻塞性睡眠呼吸暂停低通气综合征可导致间歇性缺氧和睡眠碎片化，进而增加交感神经兴奋性、诱发氧化应激、激活炎症通路、造成下丘脑-垂体-肾上腺轴改变，是胰岛 β 细胞功能受损、胰岛素抵抗、糖耐量异常和 2 型糖尿病的独立危险因素。另一方面，高血糖可抑制颈动脉感受器敏感性，糖尿病控制不佳、糖尿病自主神经病变、糖尿病足是糖尿病人群发生阻塞性睡眠呼吸暂停低通气综合征的危险因素。糖尿病与阻塞性睡眠呼吸暂停低通气综合征互相影响，两者严重程度呈正相关。

2 型糖尿病患者合并阻塞性睡眠呼吸暂停低通气综合征发生率高、患者知晓率低，推荐对有以下症状的糖尿病人群进行阻塞性睡眠呼吸暂停低通气综合征筛查，包括打鼾、白日嗜睡、肥胖、腹型肥胖、严重胰岛素抵抗、血糖变异度大、多囊卵巢综合征、顽固难治性高血压（以晨起高血压为突出表现）、夜间心绞痛、难以纠正的心律失常、顽固性充血性心力衰竭、反复发生脑血管疾病、癫痫、痴呆、夜尿增多、性功能障碍、性格改变、胃食管反流、不明原因的慢性咳嗽、红细胞增多症和有阻塞性睡眠呼吸暂停低通气综合征家族史等。

26. 糖尿病患者容易并发的口腔问题有哪些？

糖尿病患者的唾液量减少、葡萄糖浓度升高、酸碱度下降，导致口腔的自洁能力下降及微生态发生改变，易引起病菌的滋生和繁殖，出现多种口腔疾病。同时糖尿病患者口腔的微血管病变，也容易受到病菌的侵入。糖尿病导致的口腔疾病主要有：

（1）牙周病、牙齿脱落：糖尿病患者牙周组织易发生感染，表现为牙龈红肿、出血、疼痛、萎缩，严重的导致牙周脓肿、牙周炎，并出现流脓。随之牙齿周围牙槽骨吸收，引起牙齿松动、脱落。

（2）牙体和牙髓病变：糖尿病患者口腔自洁能力下降及微生态改变，有利于牙菌斑形成和停留在牙齿表面，导致龋牙。同时糖尿病患者因牙髓和根尖周围组织血管病变，使得牙髓炎症发展迅速，可扩散到根尖周围组织而形成急性根尖周炎。

（3）口腔黏膜病变：糖尿病患者常伴有口干症，部分患者出现口腔灼痛、溃疡、味觉异常等，此时需要了解血糖的波动情况，必要时需排查其他疾病，进一步寻找病因，制定合适的治疗方案。

（4）口腔及颌面部感染：糖尿病患者口腔黏膜易受到细菌及真菌感染，临床多见感染性口炎、口腔白念珠菌病、口腔扁平苔藓、口腔白斑病。口腔颌面部有互相连通的组织间隙，发生炎症时可以迅速扩散，出现局部皮肤红肿、疼痛、张口受限、发热等。

（5）口腔异味：多数糖尿病患者表现为口臭，常常与饮食或口腔卫生不佳有关。如果出现呼吸增快同时伴有烂苹果味道，需警惕糖尿病酮症酸中毒，建议立即测血糖及就诊。

27. 糖尿病患者如何预防口腔疾病？

糖尿病患者预防、避免口腔疾病的方法主要有：

（1）监测及控制好血糖：自我血糖监测，控制不佳时应及时到内分泌科调整降糖方案。糖尿病患者控制好血糖是减少口腔疾病侵扰的首要条件，也有助于口腔疾病恢复。

（2）养成良好的口腔卫生习惯：早晚刷牙，饭后及时漱口，可使用牙线彻底清洁牙缝中的食物残渣，时刻保持口腔清洁。每年定期洗牙，以清除牙结石、牙菌斑。

（3）戒烟：吸烟可导致糖尿病患者牙周病发病率升高，也与心血管疾病、肿瘤性病变相关，建议糖尿病患者尽早戒烟。

（4）定期进行口腔检查：发现口腔疾病如感染、龋齿、牙周病、不良修复体等应尽早治疗。

28. 糖尿病患者做胃、肠镜检查需要注意什么？

糖尿病患者进行胃镜、肠镜等检查时，为确保检查的安全性和有效性，餐前血糖为 5～7.2 mmol/L，餐后血糖不高于 10 mmol/L；糖化血红蛋白不超过 7%。每个患者具体的控制指标要根据个体情况进行评估，听取专业医生的指导，在病情控制平稳的基础上进行检查。

若糖尿病患者存在急性感染或严重的代谢紊乱，在短期内则不宜进行胃镜、肠镜的检查，避免出现应激反应而加重病情。

因检查前需要禁食，可以根据具体禁食时间调整降糖药物的方案。如果注射胰岛素的患者一定要在专科医生指导下适当调整胰岛素剂量，以防范低血糖的情况发生。检查后结合患者后续饮食情况，仍需在专科医生指导下使用降糖药。

服用阿司匹林、硫酸氢氯吡格雷等抗凝药物的糖尿病患者，需停药 1 周才能手术以及内镜下治疗或取病理，患者要如实告知医生使用药物，避免出现不良后果。

29. 为什么应用造影剂前要停用盐酸二甲双胍？

碘造影剂是大分子物质，使用后部分患者可能会发生肾损害，称之为造影剂相关性肾损害。

正常情况下，二甲双胍是通过肾脏排泄，当肾功能损害时，可能会造成二甲双胍在体内蓄积，蓄积的二甲双胍一方面会增加血乳酸生成，另外一方面会阻滞血乳酸代谢,造成的结果就是血乳酸增高,称为二甲双胍相关性乳酸酸中毒,死亡率高达30%～50%。欧洲泌尿放射学会1999年曾在指南中推荐:造影前应该停用二甲双胍48小时。

《二甲双胍临床应用专家共识2016》中建议:肾功能正常的糖尿病患者,造影前不必停用二甲双胍,但使用造影剂后应在医生的指导下停用二甲双胍48～72小时,复查肾功能正常后可继续用药。

《二甲双胍临床应用专家共识2018》中建议,对于肾功能异常的患者:若eGFR＞60 mL/(min·1.73m^2),在检查前或检查时必须停止服用二甲双胍,在检查完成至少48小时后且仅在再次检查肾功能无恶化的情况下才可以恢复服用。eGFR为45～59 mL/(min·1.73m^2),在注射碘化造影剂前48小时必须停止服用二甲双胍,在检查完成至少48小时后且仅在再次检查肾功能无恶化的情况下才可以恢复服用。

30. 不良情绪对血糖有什么影响?

不良情绪和精神刺激也是糖尿病的一个重要致病因素。这些不良情绪和精神刺激可以通过大脑边缘系统和植物神经影响胰岛素的分泌。

一般情况下,短暂的情绪通常对血糖影响很小,而长时间的情绪可能会对血糖影响较大,造成血糖异常升高。具体原因如下:长时间的不良情绪和精神刺激,例如抑郁、暴怒、紧张、焦虑、恐惧等不良情绪,持续时间较长,容易导致体内交感神经兴奋性增强,作用于胰岛细胞β受体,抑制胰岛素的分泌。同时交感神经还使肾上腺素的分泌增加,糖皮质激素分泌增加,而这两种激素都是升糖激素。

以上的情形可造成胰岛素分泌减少或者敏感性下降,从而导致血糖水平出现波动,这种波动多呈现为血糖的异常升高。在尚未患糖尿病的人群中,因为胰岛细胞功能完好,可以抵御这种对血糖的影响,但长此以往则可能引起胰岛β细胞的功能障碍,进而增加患糖尿病的风险。在糖尿病患者中,如果这种不良刺激长时期存在,则可能造成血糖控制不佳。

情绪对血糖的影响与中医学中的"情志致病"不谋而合,中医认为"喜、怒、忧、思、悲、恐、惊"皆可令人致病,任何时候都不能忘记"调畅情志"。因此,建议患者平时要学会控制情绪，避免大喜大悲。调节情志，对预防糖尿病是值得重视的，在糖尿病的治疗中同样需要强调。

31. 饮酒对血糖有什么影响？

酒精会影响血糖水平，同时也影响维持健康血糖水平所需的激素。

经常酗酒者可在几个小时内消耗掉能量储存，随着时间推移，过量饮酒可降低胰岛素总体有效性，导致血糖水平升高。许多酒精性肝病患者同时也存在葡萄糖耐受不良或糖尿病。

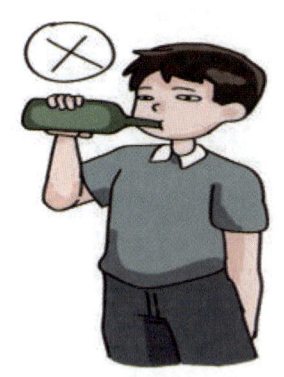

过量摄入酒精会影响自身糖代谢，可能会引起暂时性低血糖和随后血糖大幅升高反弹。酒精会影响肝脏对葡萄糖的代谢能力，使其肝脏的功能大打折扣。短时间内，酒精对肝糖原释放有抑制作用，与胰岛素或其他降糖药的作用叠加，可能会导致糖尿病患者短时间内血糖大幅降低，出现低血糖反应，严重者可致昏迷。机体因此产生应激反应，一段时间后血糖又会大幅反弹升高，血糖剧烈波动对许多脏器都会造成损伤。

32. 睡眠对血糖有什么影响？

睡眠质量及睡眠时间与血糖密切相关。对于正常人而言，因为胰岛素分泌正常，血糖与睡眠相互影响的程度相对较小。但对于糖尿病患者来说，睡眠与血糖二者却是密切相关的，睡眠质量可以成为控制血糖至关重要的因素。

睡眠质量越高则胰岛素敏感度越高。因为睡眠质量的高低与夜间褪黑素分泌减少有关，而褪黑素可通过中枢神经和外周受体发挥作用，直接和间接调节葡萄糖摄取、胰腺胰岛素分泌和 β 细胞存活，所以褪黑素的分泌减少可增加糖尿病的风险。

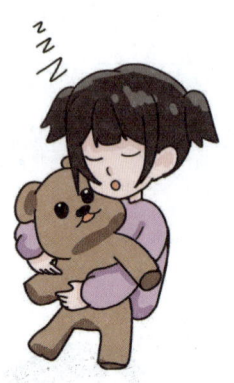

同时，睡眠不足或过多也会影响血糖。睡眠不足导致高血糖：

（1）睡眠不足影响胰岛素：当人体生物钟处于夜间时，体内促进睡眠的褪黑激素处于较高的水平。但此时如果失眠或熬夜，身体为了保证血糖正常，便会释放更多胰岛素，长此以往会导致胰岛素敏感性降低。从而引发人体内葡萄糖、蛋白质、脂肪、电解质等一系列代谢紊乱，最终导致高血糖。

（2）睡眠不足影响交感神经：交感神经的活动会影响到肾上腺素分泌。当人体睡眠不足时，交感神经会处于异常兴奋的状态。此时肾上腺素受交感神经的影响会增加分泌，而肾上腺素又会抑制身体胰岛素的分泌，促使肝脏中储存的糖原分解为葡萄糖，从而使血糖浓度升高。

（3）睡眠不足影响皮质醇：糖尿病患者如果存在失眠或者熬夜情况，往往会影响空腹血糖的控制，这是由于皮质醇的因素造成的影响。夜间皮质醇的分泌到达最低值，如果这个时候不睡觉，身体便会增加皮质醇的分泌来保持清醒，皮质醇是胰岛素的拮抗激素，由此会出现血糖升高的情况。

睡眠过多增加糖尿病的发病率：长时间睡眠会导致人体活动量下降，容易因缺少锻炼而导致肥胖，并由肥胖而加重胰岛素抵抗，从而加重糖尿病的发病率。

睡眠时需注意夜间低血糖：夜间入眠后是低血糖的高发时段，通常是夜间12点到凌晨2点。有的患者在注射胰岛素入睡后，会出现出汗、心慌心悸、手足颤抖等夜间低血糖的症状。首先是因为人体内分泌机制导致升糖的激素在夜间处于分泌的低谷；其次也有可能因为进食太少、运动太多或药物剂量偏多等因素。如果糖尿病患者们害怕或怀疑夜间低血糖的发生，必要时可以进行动态血糖监测加以明确，但不必整夜监测，以免影响睡眠。

33. 运动可以降糖，为什么有的糖尿病患者运动后的血糖"不降反升"？

我们都知道多数糖尿病患者在运动后血糖是下降的，可是有一部分糖尿病患者在监测血糖时却发现，运动后血糖不但没降下来，反而升高了，这是怎么回事呢？

当人的运动强度超过某一界限后，血糖水平就会升高，这个界限一般为最大心率的 80%～90%（最大心率一般为 220- 年龄）。当运动强度超过这一界限后呼吸会变得困难，不得不大口喘气来满足机体对氧气的需求，这时身体就会释放大量升血糖的激素，当升血糖的效应大于运动消耗的效应，血糖自然就升高了。同时，运动强度过大还可能诱发心血管意外（如心绞痛、血压高）等不良后果。因此在运动时应该避免过于剧烈的活动。

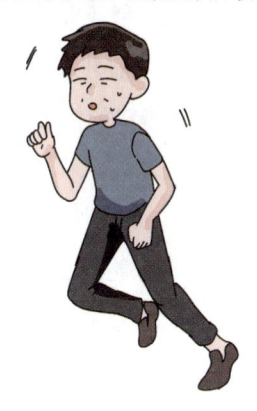

糖尿病患者的运动强度因人而异，以在运动中能与别人交谈不感到气喘吁吁，休息后不感觉过于疲劳和肌肉酸痛为宜。选择合适的时间监测血糖，糖尿病患者运动前后应当注意观察自己的血糖变化。有条件者最好能自测血糖并记录进餐时间、进食种类、数量、运动时间、方式，与血糖变化作对照；到医院复诊时将这些信息提供给医生，在医生的指导下，找出自己的血糖波动规律。根据自己的病情，合理安排糖尿病患者应根据病情，结合年龄、性别等个人特点，合理计划运动项目、强度、时间、频度等，以达到控制体重和血糖的目的。

走出误区，别让常识误导你

1. 糖尿病是不是吃甜食导致的？

糖尿病是综合因素作用的结果，虽然吃甜食对糖尿病的发病有影响，但二者并非因果关系。

首先，要明确一个观点，糖尿病一般不是由吃糖过多直接引起的。虽然多吃糖确实会增加患糖尿病的风险，但目前并没有确凿的证据证明吃糖过多会直接诱发糖尿病。正常情况下，当摄入过多的糖分时，体内身体的胰岛 β 细胞会相应分泌更多的胰岛素来帮助调节血糖，从而维持血糖在正常范围。但是，如果长期服用过量的糖类，胰岛 β 细胞分泌胰岛素的能力会逐渐减弱，导致血糖控制能力下降。长期血糖升高，最终可能演变为糖尿病。所以，糖吃多了是否会引发糖尿病，要根据机体是否可以正常分泌胰岛素来进行判断。而且，糖尿病的发生与遗传、环境、肥胖、高脂血症等多种因素都有关系。

虽然吃糖不是直接引发糖尿病的原因，但总吃甜食仍然不是一个好习惯。过多摄入糖分同样会增加患糖尿病的风险。因此应该学会控制摄糖量，保持健康的生活方式，预防糖尿病要从生活中的点滴做起，合理饮食、适量运动、保持健康体重，这样才能更好地远离糖尿病的困扰。

2. 糖尿病患者是否可以少吃或不吃主食？

不少糖尿病患者以为饮食控制就是饥饿疗法，每顿饭主食吃得很少甚至不吃，但控制饮食绝不意味着少吃或不吃主食。

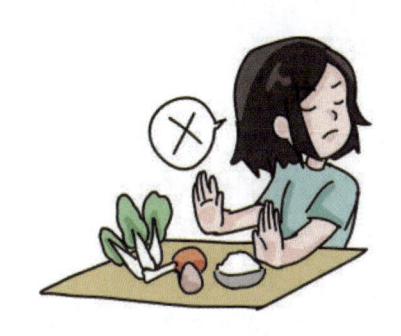

主食的成分主要是碳水化合物，是人体最重要的能量来源，人体每天所需的热量 60% 是由碳水化合物提供的。碳水化合物经过肠道的消化吸收最终转化为葡萄糖，再通过血液运送到全身各个脏器，为人体新陈代谢活动提供能量。部分患者由于认知错误，会过度控制主食，即碳水化合物摄入量，但因为主食吃得很少，于是靠吃肉、蛋、坚果等副食来弥补，导致高脂肪、高热量食物摄入过多，最终不但使总热量摄入明显超标，还会引起高血脂及动脉硬化，增加心脑血管疾病的发生风险。

靠不吃主食来控糖是不科学的，为了满足正常的生命活动，日常饮食，要注意合理搭配，糖尿病患者每餐要注意，既要有碳水化合物，又要有维生素及蛋白质，才能保证身体有充足的能量。

3. 糖尿病患者是否可以通过减少用餐次数来降低血糖？

有些糖尿病患者认为减少进餐次数，每天只吃 1 餐或 2 餐，吃得少就可以控制好血糖。殊不知，糖尿病饮食治疗中很重要的一点是少吃多餐，在总热量不增加的前提下，鼓励糖尿病患者在两餐之间加餐。尤其是接受胰岛素治疗的糖尿病患者，或经常发生低血糖反应的患者，少吃多餐对于预防低血糖发生和维持血糖平稳十分重要。

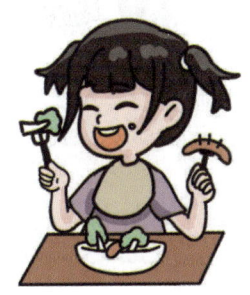

糖尿病患者若减少用餐次数，血糖的来源就会减少。如果血糖的含量减少，人的血液就不能为机体的正常代谢提供必要的能量，机体就会分解自身的脂肪并在肝脏内把脂肪转化为血糖。若脂肪在人体内分解过多，就会生成酮体，出现酮尿，引起头痛、无力等症。严重者可能引起酮症酸中毒。

糖尿病患者若长期减少用餐次数，其体内的蛋白质就会被分解，转化成血糖。体内大量的蛋白质被分解，就会使机体的抗病能力下降，从而诱发感染等并发症。例如，不吃早餐的病人，在午餐前易发生低血糖。低血糖可激发机体分泌升糖激素，从而使血糖升高。糖尿病患者在发生这种高血糖反应后，易被患者误认为是降糖药的剂量不够所致，如果因此而增加降糖药的用量，则会使病人出现低血糖，甚至使血糖反复升降，失去控制。若长期不规律地减少用餐次数，则容易引起血糖的波动性大大增加，不利于调整降糖方案。所以，减少用餐次数的办法降低血糖是不可取的。

4. 糖尿病患者如何选择粗粮和细粮？

糖尿病患者的饮食最好是粗粮、细粮相搭配。

很多糖尿病患者认为糖尿病最好全吃粗粮，不能吃米饭、馒头等精细食物，这种观点其实是不对的。粗粮富含膳食纤维，确实有助于控制血糖和血脂，但这并不意味着只吃粗粮不吃细粮更好。

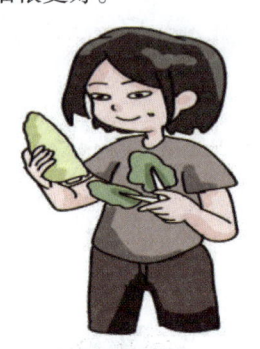

首先，粗粮口感相对较差且容易增加胃肠道的负担，对于一些消化、吸收功能较差的老年糖尿病患者可能无法耐受。其次，长期只吃粗粮，可能影响蛋白质和某些微量元素的吸收。所以，粗细搭配才是糖尿病患者最好的选择，一般粗粮占 1/3 ~ 1/2 比较合适，粗细粮的比例可以根据个人情况调整，可以在精米白面中加入杂粮、豆类做成杂面馒头、荞麦饭、豆饭等。

粗粮含有很多的植物纤维，而这些植物纤维在肠道内可以吸收，并且保留水分，还容易形成网络状，使食物和消化液不能充分地接触，可以使葡萄糖的吸收减慢，从而降低餐后血糖，改善葡萄糖的耐量和降低或者减少降糖药物的用量。但如果仅仅吃粗粮，容易使糖尿病患者营养失衡，食欲降低，对生活失去信心，降低生活质量，反而会影响血糖的控制。所以提倡采取平衡膳食、食物种类多样化的进食原则。因此，粗粮并非吃得越多越好，而应该与细粮合理搭配，这样既能发挥粗粮的功效，又能避免粗粮进食过多产生的不良反应。

适合糖尿病患者的五谷杂粮有很多，如玉米、荞麦、燕麦，甚至小米、黑米、紫米、薏苡仁，也包括各种豆类，如红豆、绿豆、黄豆、芸豆、黑豆，也可以选择五谷杂粮里的根茎类食物，如红薯、紫薯、山药、土豆等。糖尿病患者可以根据自己的喜好，进行粗、细搭配，但要注意避免饮食过量。

5. 糖尿病患者是否可以放心吃"无糖食品"？

糖尿病患者要警惕"无糖食品"，因为"无糖食品"未必真无糖。

现代社会，物质条件极大丰富，新产品层出不穷，不少糖尿病患者以及减肥人群出于对控糖、低糖、无糖的需求而选择无糖食品。那么糖尿病患者可以随意吃无糖食品吗？

无糖食品是指不加入蔗糖和来自淀粉水解物的糖，如葡萄糖、果糖、麦芽糖、果葡糖浆等的甜味食品，但是含有糖的替代物，如糖醇或低聚糖等甜味剂品种，包括木糖醇、山梨醇、麦芽糖醇、甘露醇等。无糖食品中所使用的糖醇或低聚糖不易被人体吸收，可以代替蔗糖、葡萄糖、果糖、麦芽糖等，它们有糖的甜味，却没有糖的能量，因其不升高血糖而被广泛应用于糖尿病患者专用食品和防蛀牙、防肥胖等食品中。但是，这并不代表糖尿病患者就可以随意吃无糖食品了，原因有以下方面：

（1）无糖食品也会影响血糖，我国大部分无糖产品都使用的是高效甜味剂，这些东西的甜度是蔗糖的几百倍。那么在原来的配方中，100 g 产品要加 40 g 蔗糖，现在只需加零点几克甜味剂就够了，剩余用什么来凑体积呢？一般来说，用来做填充的大都是淀粉、淀粉水解物或糊精之类，它们在体内经过分解产生葡萄糖，对血糖的影响也不小。

（2）市面上有各式各样"假"的无糖食品，有的无糖食品只是不添加蔗糖，但是却添加了白砂糖或麦芽糖，白砂糖和蔗糖属于同一种糖，只是说法不同而已，有的甚至用食用糖、糖精代替蔗糖，以此蒙蔽消费者，这样的无糖食品都不是真正的"无糖"，只是无良商家在玩"文字游戏"，导致患者被它的标签欺骗。

（3）无糖食品不能多吃，部分无糖食品加工常用的甜味剂有合成甜味剂、糖醇甜味剂、非糖天然甜味剂及氨基酸衍生物甜味剂等。过量食用含甜味剂的食品，有可能引起腹泻、呕吐等不良反应。

6. 糖尿病患者是否可以通过少吃多餐控制血糖？

少吃多餐是糖尿病饮食控制的重要原则之一，这一原则对血糖控制十分有利。少吃的意思是每餐少吃点儿，这样就不至于使餐后胰腺的负担过重，血糖也不至于升得太高，从而避免了餐后高血糖。多餐则是在两餐之间加一次缓冲餐，这样既可以避免药物作用达到高峰时出现低血糖，也可避免一天饮食总量过少，影响人的体力和体质。

对于糖尿病患者来说，少吃多餐一般是指在正常的三餐之间再加入1～2餐，当然这两餐并不是正餐，也不需要太多的主食、副食的配合，一些简单的水果、奶类和蛋类就可以了。但加餐的前提是保持每日摄入的总热量不变，即将正餐，如午餐或晚餐的一部分，移至午餐和晚餐中间食用，可理解为"下午茶"。它们除了可以提供正餐之外的营养，也可以增加饱腹感，不会在下一次正餐之前感到非常饥饿而胃口大开。

每餐主食最好不超过 100 g，如果每天主食进食量为 300 g 以上，则最好采用每日 4～6 次就餐的方法，即"一天不少于三餐，一餐不多于 100 g"。同时应该注意合理分配的问题，每一餐要均衡，比如一天吃主食 300 g，每餐 100 g 的方法，要比早餐不吃、中午和晚上各吃 150 g 更有利于血糖控制。

7. 糖尿病患者饥饿难忍该怎么办？

糖尿病患者出现饥饿难忍的原因常见于：

（1）血糖过高的时候，这种情况下血液中的葡萄糖不能被机体利用，随尿液排出，组织细胞缺乏能量就会消耗自身的蛋白、脂肪供应能量，导致患者感到饥饿。患者会有多尿、烦渴、多饮的症状，总是感到饿，吃得很多，体重却逐渐减轻。

（2）患者使用的降糖药里包含能引起低血糖的药物，如果药物剂量过大、进食过少或者运动增加，都有可能引起低血糖，患者容易在餐前出现低血糖，低血糖时就会感到特别饿，需要赶紧吃东西才能缓解饥饿感。如果糖尿病患者合并甲状腺功能亢进症，也会出现多食、容易饥饿等症状。

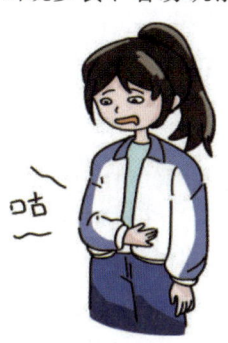

如果不确定"饥饿"是低血糖还是高血糖导致的，可以先测测血糖再"对症下药"。只有真正低血糖时，吃东西才有作用；如果血糖高却时常有饥饿感，首先要控制血糖，当血糖稳定后，症状也会随之减轻。

过度饥饿容易发生低血糖，而且患者在过度饥饿状态下会进食更多，使血糖波动，不利于血糖控制。下面介绍几种应对饥饿的技巧：

（1）饮食控制需要一个逐步适应的过程，不要急于求成，刚开始制定的饮食计划不要过于严格，适应一段时间后，再做调整。这样，逐步过渡，才有希望达到合理的饮食控制目标。

（2）准备足够的低糖类、纤维素丰富的食物，如西红柿、黄瓜等，每当饥饿时，进食可以减轻饥饿感，而且不升高血糖。也可以准备一些麦麸饼干、苦瓜、南瓜、山药等，以备饥饿难忍时少量进食，防止低血糖的发生。

（3）多吃粗粮、杂粮、蔬菜等，少量吃一些含膳食纤维丰富的食物，可以延缓食物的吸收，增加饱腹感。也可选择蛋白质类食物进行加餐，如牛奶或鸡蛋。

（4）少食多餐，既可以预防低血糖，又可以防止餐后血糖升高。可在两餐间，也可在睡前加餐，但加餐食物的热量要从每日的总热量当中扣除。加餐也要定时定量，一般上午10时左右或下午3~4时加餐，不要等有明显饥饿感时再加餐。

（5）可将每餐中的主食省出1/5，作为饥饿时的加餐。

8. 饭吃多了会导致血糖高，多加点降糖药就可以吗？

糖尿病患者在日常生活中，由于某些特殊原因偶尔吃多了一点，根据食物情况可以调整胰岛素追加剂量,特别是在餐后,及时追加快速作用的胰岛素或其类似物,或调整某些降低餐后血糖药物的剂量,可控制血糖过高。但这只是权宜之计,绝不意味药物可以"抵消"食物,吃得再多也没有关系。吃多了就加药来抵消食物所致的高血糖,不符合饮食治疗的原则和要求。

有些糖尿病患者会根据进食量和自我感觉来增减药物,比如今天吃得多,自己就加大药量,吃得少又减少甚至停服药物,貌似合理,其实不然。这种不按自己需要量有规律地进餐,不做必要的餐前、餐后血糖监测,凭自己感觉随意增减药物,会造成血糖高低异常波动和变化,不利于控制血糖及降糖方案的制定,容易导致频繁的高血糖、低血糖以及引发并发症,特别是低血糖及心脑血管疾病。

糖尿病患者要多学习有关糖尿病的知识,在专科医师的指导下,积极参与制定个人饮食、运动、药物治疗方案,并定期监测随访,调整用药量和治疗方案,切不可自行用药。

9. 是不是吃面食比米饭血糖升得更高?

米饭、馒头和面条是日常生活中常见的主食,它们都属于碳水化合物,升糖指数均较高,但升糖指数不仅与食物的种类有关系,与食物的烹饪方式也有重要关系。

因此,不能笼统地说,面食会比米饭升糖更快,要根据其烹饪方法进行区分。在进行烹饪时,越软烂、好吸收的食物,升高血糖越快,越容易引起血糖的波动。一般来讲,馒头、花卷等会比包子、饺子等有馅料的食物有利于控制血糖,而面条、粥类相较于米、面,则更容易引起血糖波动。

事实上,米饭和面食之间的升血糖能力差异较小。因此,只要选用合理的烹饪方式并控制摄入量,对于大多数患者来说,并不会很大程地影响血糖。米、面都是重要的主食,它们提供了人体所需的能量和营养素。在选择主食时,要注重合理搭配和适量摄入,主食与蔬菜、肉类合理搭配,以保持身体健康。

10. 糖尿病患者可以吃什么样的水果?

但许多糖尿病患者认为,水果中含有大量的糖分,吃了水果,会使血糖升高,病情加重,所以不敢吃任何水果。其实,这种看法过于片面。

对于那些血糖控制较为平稳的糖尿病患者来说,是可以适当地吃些低糖分的水果。而且不推荐正餐前后服用，具体也要根据血糖情况掌握吃水果的量和时间。以下是部分含糖量较低的水果，适合糖尿病患者食用：

（1）桃子：桃子是一种低糖水果，富含维生素C和纤维。

（2）蓝莓：蓝莓富含抗氧化剂和纤维，它们具有较低的升糖指数。

（3）草莓：草莓富含维生素C和纤维，同时具有较低的升糖指数。

（4）葡萄柚：柚子中含有有机酸、蛋白质，多种维生素，钙，磷，钾，镁等微量元素。

（5）樱桃：樱桃含糖量低，而且营养丰富，含有丰富的铁，维生素，花色素苷等。

（6）梨：含有丰富膳食纤维，有助于促进肠道运动，促进排便，但肠胃不好的人，要少吃。

（7）苹果：苹果富含维生素C和纤维，建议食用时保留果皮，因为果皮富含大部分的纤维。

11. 肥胖的人是否更容易患糖尿病？

相较于体重指数正常的人群，肥胖人群患糖尿病风险更高，尤其是腹型肥胖者，但这不意味着只有肥胖者会患糖尿病。部分糖尿病患者，包括大部分1型糖尿病及少数2型糖尿病身体偏瘦者，通常被称之为"糖瘦人"。

（1）若瘦人在饮食、生活上不加节制，存在如暴饮暴食、久坐不动、吸烟饮酒、压力过大等不良习惯，则容易增大患糖尿病的风险。

（2）有巨大儿生产史的女性，很多女性患者在孕期由于过度进补等原因，容易引起胎儿过大，不仅增加了生产的难度，也会增加患糖尿病的风险。

（3）存在糖尿病家族史的瘦人，也属于糖尿病的高危人群。

（4）隐形肥胖的患者，部分患者体重指数正常，但进行人体脂肪分析时，可发现其内脏脂肪面积过高，此类患者容易出现胰岛素抵抗，进而引发糖尿病。

糖尿病一般是由多种因素共同作用导致发病，肥胖只是其中一个诱因，肥胖或超重人群进行减肥，可有效降低患病风险，但减肥不能治愈糖尿病，瘦人也不能完全避免患病，还应该进行多因素控制。

12. 糖尿病患者是不是运动量越大越好？

适度运动可以通过消耗热量、激活胰岛素细胞、减轻胰岛素抵抗等方式降低血糖，但若运动量过大或剧烈运动，则可能引发一系列副作用，甚至可能还会引起血糖升高。糖尿病患者的运动量应根据其性别、年龄、体力、劳动情况等因素具体分析。过度运动可能出现以下危害：

（1）低血糖：过度运动后，体内血糖水平迅速下降，可导致低血糖，出现头晕、头痛、视物模糊，甚至昏迷等症状。

（2）心血管并发症：过度运动，或剧烈运动可能导致体内肾上腺激素和肾上腺皮质激素升高，引发心血管并发症。

（3）高血糖：过度运动可能导致体内激素含量上升，刺激升糖激素分泌量增加，由于体内多种激素都具有升高血糖的作用，而降血糖的激素只有一种，即胰岛素。因此，当胰岛素不能与其他激素进行抵抗时，即可能引起血糖升高。但运动后的血糖升高只是暂时性升高，一般停止运动后休息片刻，进行血糖监测，即可平稳。

糖尿病患者每日进行适度运动，并且长期坚持，可有效降低血糖，并且有助于减重，从长远眼光来看，有助于降糖。但不能进行过度运动，即要劳逸结合，根据自身情况，合理制定运动方案。

13. 糖尿病患者多干家务活是否可以替代运动？

一般来讲，家务劳动的活动量有限，其消耗的能量不能与运动消耗的能量相抵消，因此，家务劳动不能完全代替体育锻炼，在进行家务劳动以外，最好再进行适当的运动。

家务劳动动作单一且琐碎，如洗衣服，动作主要局限在肩、手、臂等上肢，下肢需长时间保持同一姿势，身体的其他部位不能得到足够的锻炼，不能很好地达到运动的目的，还可能产生肌肉酸痛的不适症状。而运动通常是身体多个部位协同作用，身体的各个系统都能够得到锻炼，补齐了家务劳动的短板。

不仅如此，运动还能够释放不良情绪，缓解压力，有助于振奋人体阳气，加快新陈代谢，提高葡萄糖的利用率。在进行家务劳动时，通常有完成任务的心理，不仅没有上述作用，而且会让人在精神和体力方面都觉得疲乏。

运动对于糖尿病患者而言，是一件需要长期坚持的事情，选择糖尿病患者感兴趣的运动方式，才能更好地坚持下去，慢跑、游泳、跳舞或其他负重锻炼均是不错的选择。

14. 糖尿病患者空腹运动是否更有利于血糖的控制？

空腹运动可以降低血糖，但不建议糖尿病患者在未进食的情况下进行运动，空腹运动不仅有可能会导致低血糖，引起血糖波动，还可能进而触发体内的"保护机制"，加速体内含糖物质的分解，减少机体对胰岛素的需求，在低血糖之后，出现反应性的高血糖。

对于糖尿病患者而言，应在餐后进行适度运动，通常可以在餐后半小时至一小时内进行运动，并且在运动时应随身携带含糖点心、巧克力、糖果等，以避免出现头晕、视物模糊等不适症状。

15. 儿童糖尿病是否都是 1 型糖尿病？

儿童糖尿病主要为 1 型糖尿病，其中 1 型糖尿病所占比例高于 90%。

过去儿童糖尿病绝大多数都是 1 型糖尿病，但随着生活水平的提高和生活方式的转变，糖尿病的发病日趋低龄化，儿童 2 型糖尿病的发病率也在不断上升，这些儿童多具有糖尿病家族史、体型较肥胖、黑棘皮病、血脂异常、脂肪肝等致病因素，其中肥胖是引起糖尿病发病的重要因素。由此可见，儿童同样需要进行日常生活习惯的严格控制，避免疾病的发生发展。

在儿童出现血糖升高时，家长要及时陪同就医，必要时进行胰岛功能检查及糖尿病相关抗体的检查，以明确糖尿病分型，制定合适的降糖方案。

16. 糖尿病患者中瘦人是否都是 1 型糖尿病？

瘦人患糖尿病一方面是遗传因素影响；另一方面，若生活方式有误，或存在家族遗传病史，抑或二者兼而有之的瘦人，也容易引起自身胰岛功能的下降，引发 2 型糖尿病。因此，瘦人不都是 1 型糖尿病。

事实上，虽然 1 型糖尿病被认为是瘦人的疾病，但超重和肥胖的患者在 1 型糖尿病中越来越常见。相较于 2 型糖尿病，1 型糖尿病起病急骤，且更容易出现酮症酸中毒，两种类型在治疗方案的制定上存在较大差异，具体分型要结合检查结果综合评定，不能单纯依据体型来进行糖尿病的分型。

17. 消瘦的糖尿病患者是不是因为吃得太少？

糖尿病是一种慢性疾病，耗伤人体正气，消瘦是其典型症状的一种，但并非所有的患者均是瘦人，肥胖或超重患者亦可能出现体重减轻。

偏瘦的糖尿病患者与饮食量有一定的关系，但部分患者即使进食量很大，却常常饥饿，也会出现体重下降的情况。偏瘦的患者出现体重下降的原因主要有以下几方面：

（1）糖利用不良，糖尿病患者由于胰岛素绝对或相对不足，导致自身糖分不能被充分利用，体内细胞处于"饥饿状态"，身体无法获得足够的能量，从而出现消瘦。

（2）肌肉、脂肪的消耗，由于身体无法充分利用糖分，不能提供正常活动所需的能量，因此需要肌肉、脂肪等组织进行分解提供能量，进而维持正常生命活动。

（3）矿物质丢失，糖尿病患者多伴有多尿症状，随着尿液排出，体内许多矿物质也会随之排出，尤其是钾的丢失，容易引起疲劳无力，甚至是肌无力等症状，进而影响体重。

（4）自主神经病变，糖尿病患者随病情进展，容易出现自主神经病变，引起相应神经支配的肌肉出现功能障碍，从而影响肌肉的正常功能和体重。

18. 长期高血糖状态，患者血糖是否下降得越快越好？

很多患者以能不能快速地控制高血糖作为糖尿病治疗好坏的标准，认为能快速控制血糖的治疗方案就是好的，而血糖降低的速度慢就是治疗效果不好，这种观点是不科学的。

部分糖尿病患者在长期血糖控制不佳的情况下，身体已经逐渐适应了高血糖状态，对各种不适症状逐渐耐受。此时若血糖下降速度过快，患者容易出现各种不适症状。具体的危害主要有以下几个方面：

（1）造成视物模糊：血糖快速下降使血液渗透压下降，血液中的水分向周围组织转移，当眼球内组织水分增加，眼球屈光度发生改变，就会出现视物模糊。

（2）低血糖反应：可能出现心慌、手抖、汗出、头晕等不适症状，类似于低血糖症状，但实际上，其血糖数值远高于低血糖的诊断标准。

（3）血糖忽高忽低：降糖速度过快引起低血糖，可导致胰岛素的拮抗激素，如肾上腺素、生长激素、胰高血糖素等激素的分泌增加，导致反跳性高血糖，使血糖忽高忽低，对糖尿病控制不利。

（4）损伤脑细胞：脑组织主要依靠血液中的葡萄糖供给能量，多次反复发作的低血糖可损伤脑细胞，引起记忆力减退、反应迟钝，甚至痴呆。

（5）导致心肌梗死：低血糖使糖尿病患者，尤其是老年糖尿病患者的心脏出现供能、供氧障碍，导致心动过速及心律失常，甚至心肌梗死。

影响血糖升降的因素有很多，涉及饮食、运动、心理、药物使用、自我监测等各个方面。同样是血糖升高与降低，原因却各不相同，既可能是单一因素，也可能是多重因素，具体到每位患者身上又不尽相同。血糖控制是一项系统工程，无论在哪个环节出了问题，都会影响对血糖的控制，因此要根据每位患者的具体情况而进行具体分析。

对于糖尿病患者的治疗而言，其降糖方案要以安全为第一，在安全的基础上尽可能快速地降低血糖。患者应在医生的指导下，合理应用胰岛素及降糖药物，避免出现严重低血糖等危险情况。

19. 饥饿时间长对空腹血糖有什么影响？

空腹血糖是指在隔夜空腹（至少8～10小时未进任何食物，饮水除外）所检测的血糖值，为糖尿病最常用的检测指标。

一般来讲，测空腹血糖前，保证从前一日晚餐后至次日清晨做检查时空腹8～12小时即可，超过12小时的"超空腹"状态会影响检查结果。

空腹血糖不等于"饥饿血糖"，糖尿病患者空腹时间太长，血糖化验结果会出现两种情况：

一是低于实际指标，容易被误认为血糖控制得很好。

二是有些糖尿病患者自身血糖调节极其敏感，饥饿时间一长，会立即调动体内糖原以供急需，导致血糖水平反而比平时高出许多。

这两种假象都会影响医生做出正确的诊断。更需要注意的是，饿得时间太长，有的患者会出现低血糖、昏厥等严重后果。所以空腹血糖的监测一定要准确，避免空腹时间过长对血糖造成影响。

20. 血糖稳定了，是否就不需要勤监测了？

控制血糖是治疗糖尿病的基础，得了糖尿病，不管有没有不适症状、血糖是否平稳，糖尿病患者均需要严格控糖，定期监测血糖。

日常血糖的监测，有助于观察血糖的高低及波动情况，医生能够制定更符合患者病情的治疗方案，还可以帮助患者逐步摸索出适合自己的饮食和运动方案，进一步掌握自己的血糖规律。

有些患者经常凭自我感觉良好就不去定期检查、复诊。自我感觉良好有两种可能：一是有可能血糖的确控制良好，另一种可能是，身体逐渐耐受了高血糖状态，逐步适应了各种不适症状，而实际上，血糖可能很高，这种"自我感觉"仅是一种假象，如果在没有监测血糖时，出现了严重低血糖，则情况更加危险，容易出现脑损伤、昏迷甚至导致死亡。

随着患病时间的延长、胰岛功能的变化、患者病情的延展以及其他情况的变化，血糖会有一定的变化，因此需要患者进行日常血糖的监测。但由于糖尿病患者通常需长期进行指尖血糖的测定，容易产生一定的心理负担，因此对于血糖控制较为平稳的患者，可适当减少每日血糖监测的次数。

21. 三餐前的血糖等同于空腹血糖吗？

空腹血糖是指在隔夜空腹（至少 8～10 小时未进任何食物，饮水除外）后，早餐前采的血浆检测出的血糖值，能反映胰岛 β 细胞功能，一般表示基础胰岛素的分泌功能，是糖尿病最常用的检测指标。而午餐前和晚餐前，由于禁食的时间并没有 8 小时，因此二者不能等同。

空腹血糖作为诊断糖尿病的一个重要指标，代表在人们基础状态（非进餐状态）下的血糖水平，也反映了前一天的药物能否有效控制整个夜间直至次日早晨的血糖；同时体现了患者在无糖负荷刺激状态下的基础胰岛素分泌水平及肝脏葡萄糖输出情况。

餐前血糖需要关注以下注意事项：

（1）针对低血糖风险高的糖尿病患者，可临时指导调整本次食物摄入量和餐前胰岛素的剂量，并同时指导调整前一餐的降糖方案，评估是否需要在两个正餐（尤其在午餐晚餐）之间加餐，从而预防低血糖的发生。

（2）餐前血糖与该次餐后血糖的差值，能反映血糖的波动情况，是评估血糖控制好坏的重要指标之一。其与糖尿病慢性并发症密切相关，若三餐里的三个差值平均数 > 2.2 mmol/L，则说明血糖波动幅度过大了，可能需要在医生的指导下适当调整降糖方案。

22. 空腹血糖控制良好是否就意味着整体血糖达标了？

仅通过空腹血糖来判断血糖是否得到了有效控制是不准确的。

空腹血糖正常只能反映餐前血糖水平，但并不能全面评估长期血糖控制的情况。糖尿病患者可以通过进行糖化血红蛋白测试或其他指标来评估血糖的长期控制情况。糖化血红蛋白是血红蛋白糖化的产物，能反映过去 2～3 个月内的平均血糖水平。尽管空腹血糖正常，但糖化血红蛋白水平可能仍然偏高，这表示血糖在过去某个时间段仍然处于较高水平，可能对身体造成损害。

有的糖尿病患者存在空腹血糖正常，而餐后血糖却过高的情况，这提示广大糖尿病患者要根据血糖的多个指标综合评价自身的血糖情况，不能片面地分析某一指标。

23. 有低血糖症状了，是否可以不用监测血糖直接吃东西？

有低血糖症状不一定就是低血糖，有可能是低血糖反应。

低血糖反应是指可有低血糖症状，如心慌、手抖、大汗、饥饿感等，但监测血糖数值高于低血糖数值（3.9 mmol/L）。血糖从较高水平快速地下降（此时实际血糖仍然正常或偏高），机体因为难以适应这种血糖浓度的改变，出现类似于低血糖的症状。多见于血糖控制不佳的糖尿病人群，在调整降糖方案过程中，血糖降低过于迅速，导致出现一系列交感神经兴奋的症状。

一旦出现低血糖反应，原则上应按低血糖对待。特别是老年人更要注意，因为老年人常合并心脑血管疾病，所以一旦出现明显的心慌、出汗、手抖等低血糖症状，务必及时检测血糖，并补充碳水化合物，如饼干、面包、馒头、含糖果汁等，以便迅速缓解低血糖症状，防止诱发心脑血管意外，并且在进食含糖食物后，也应该再次监测血糖。对于低血糖昏迷的患者或者低血糖症状持续不改善的患者要立即送往医院就诊。

24. 自我感觉好，是否就可以不用监测血糖了？

自我感觉好时，并不一定代表血糖控制真的就好，特别是在糖尿病合并神经病变时，糖尿病患者的感觉减退，有时甚至是错误的直觉，这时很容易延误病情。也许感觉好时血糖正好控制在正常水平，这样当然好，但有时这也可能是一种假象：血糖水平高于正常，却没有任何症状。所以不能因为自我感觉良好，就认为一切正常，不监测血糖了，不就医；其实很可能在没有感觉的情况下，血糖波动已经使体内的细胞和血管受到损伤。日常血糖监测是糖尿病生活中必不可少的一环，任何时候，都不应该不监测血糖。

25. 糖尿病患者都要终生用药吗？

对于糖尿病患者是否需要终生用药治疗，什么时候用药，需要根据患者的血糖和胰岛功能情况进行个体化评估。

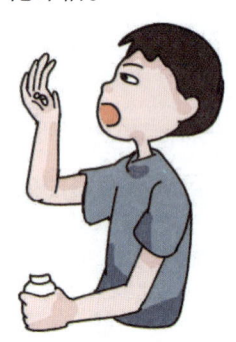

部分处于糖尿病前期或血糖控制较好的患者可以通过饮食、运动等方式控制血糖而不用吃药，但应密切关注血糖，以免延误病情，是否需要用药，也应该在专业医生的指导下进行。

是否终生用药则要看疾病类型及病情。1型糖尿病，因为胰岛素分泌的绝对不足，通常需要终身给予胰岛素治疗。而2型糖尿病，治疗的原则就是减少胰岛素抵抗和修复已经受损的胰岛细胞，如果病情比较轻，通过合理饮食以及运动就能够控制，并不需要终生用药。如果是重型患者，血糖无法很好地控制，或者说已经出现了并发症，那就要及时应用药物或胰岛素，在医生的指导下逐步降糖，部分患者有可能停药。

有不少患者在血糖水平得到控制之后，没有经过医生的同意就自己停药，这个时候因为疾病没有得到根治，擅自停药会导致血糖水平再次升高，甚至引发并发症。因此患者一定要遵医嘱服药，不可随意停药。并且糖尿病患者在医生指导下停药之后还应该要对血糖进行严格的监测，并且要进行综合性的治疗，包括饮食治疗和运动治疗，一旦出现血糖升高的情况，应及时就医，必要时继续用药。

26. 血糖降至正常值是否就可以停药了？

糖尿病是一种慢性疾病，大部分患者需终生维持药物治疗。这是由于患者自身胰岛功能存在问题，药物虽可以把血糖稳定在正常范围内，但很难使自身胰岛功能恢复正常。所谓的血糖"正常"，其实是药物维持下的结果。这个时候，有些患者便以为血糖正常就是痊愈了，便想着停口服药物，这样做是不正确的。对于停药需要谨慎对待，原因如下：

（1）有的糖尿病患者在经过治疗使胰岛功能恢复后，在停用药物后血糖也会维持在正常水平，这称之为"蜜月期"，在此期间如果忽略了血糖测量，容易产生一种"糖尿病已治愈"的错觉，等到"蜜月期"一过，血糖又会在不知不觉之中维持在异常高线，进而引起不可逆的糖尿病并发症。

（2）降糖药并不能根治糖尿病，多数糖尿病患者想把血糖控制在良好状态，最好的办法就是饮食治疗、运动治疗和药物治疗联合应用，口服降糖药是一个非常重要的环节，一旦停用了降糖药，高血糖很快就会卷土重来。降糖药只是帮助患者降血糖，并不能根治糖尿病，就像退烧药吃了以后能退烧，但是不会保证这辈子都不发高烧了。部分糖尿病患者，胰岛功能差的问题是一直存在的，所以停药之后高血糖很容易再次"卷土而来"。

（3）糖尿病患者在血糖偏低的时候需要在医生指导下谨慎停药。一方面是为了避免低血糖，另一方面则可以测试自己的血糖脱离了降糖药是否还良好。一旦血糖迅速升高，就完全可以在血糖升高的时候重新服药，这样就大大减少了危险。如果血糖虽已控制平稳，但还是在正常血糖范围以外，最好不要急着停药，建议咨询医生后调整治疗方案。

（4）有些糖尿病患者之所以想停止药物治疗，是担心药物的副作用。有很多患者都觉得"西药毒副作用大"，或者怕影响肝肾功能，回到家里就擅自停药，又或者吃保健品和中药，导致血糖忽高忽低。

糖尿病患者无论是吃药还是打针，都只是控制血糖的手段，治疗糖尿病的目的是控制血糖，减少并发症，如果血糖已经平稳，是可以在医生指导下去选择是否可以减少药量甚至适当停药的，但如果条件不合适，千万不能自行停药。

27. 吃上降糖药是否就可以不用监测血糖了？

糖尿病是一种常见的慢性疾病，主要表现为血糖升高。为了控制血糖水平，很多患者需要使用降糖药物。然而，有一个普遍的误解是，只要服用了降糖药，就可以不再监测血糖。事实上，这种观念是错误的。这里将详细讨论为何吃降糖药仍需监测血糖，以及在使用降糖药时需要注意的事项。

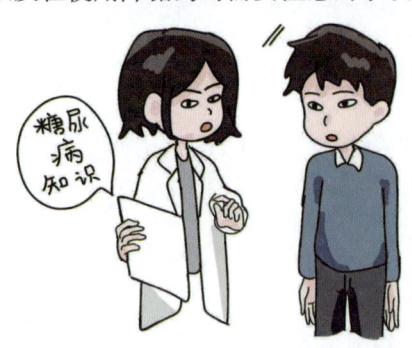

降糖药主要用于帮助患者降低血糖水平，减少糖尿病相关并发症的风险。然而，药物的效果因人而异，且受到多种因素的影响，如饮食、运动、其他药物等。因此，即使服用了降糖药，也需要定期监测血糖：

（1）了解血糖控制情况：通过监测血糖，患者可以了解自己的血糖控制情况，判断药物是否有效，以及是否需要调整药物剂量。

（2）预防低血糖和高血糖：低血糖和高血糖都可能对患者的健康产生不利影响。通过监测血糖，患者可以及时发现血糖波动，采取相应措施，避免低血糖和高血糖的发生。

（3）指导生活方式的调整：监测血糖可以帮助患者了解饮食、运动等因素对血糖的影响，选择合适自己的低升糖食谱、容易坚持的运动项目。

糖尿病患者不仅有发生低血糖的风险，血糖居高不下也很常见。高血糖还易导致糖尿病相关并发症的发生。当血糖升高时，患者应首先检查自己的饮食和运动情况，看是否存在不当之处。若调整后血糖仍无法控制，应及时就医，调整药物剂量或更换药物。

故此，血糖监测在糖尿病患者的生活中是至关重要的。对于血糖控制不稳定的患者，可能需要更频繁的监测。吃降糖药并不意味着可以不再监测血糖。相反，定期监测血糖对于了解血糖控制情况、预防低血糖和高血糖以及指导生活方式的调整都至关重要。因此，患者在使用降糖药时，应严格按照医生的建议进行监测和用药，以确保自己的健康和安全。

28. 糖尿病患者注射胰岛素是否有依赖性？

有很多患者担心使用外源性胰岛素后会产生依赖性，因此很惧怕使用胰岛素。其实广大糖尿病患者可以放心，使用胰岛素皮下注射治疗不存在依赖性。

依赖性是一种产生生理性或精神性的依赖和需求的现象。药物依赖性一般是指在长期应用某种药物后，机体对这种药物产生了生理性或精神性的依赖和需求，分生理依赖和精神依赖两种。而注射胰岛素不存在这种情况。

胰岛素是人体正常运行所需要的一种生理激素，是人身体里的正常成分。有些患者需要长期注射胰岛素，并不是说该患者对这种药物产生了依赖的表现，而是因为病情需要，身体里缺乏足够的胰岛素，或者是对胰岛素的反应不敏感而需要更多的胰岛素所决定的。此时虽然人体需要依赖于外源性胰岛素来调节血糖，但是这种依赖是患者本身身体的需要，而并不是长期应用药物所带来的，因此并不能称之为具有依赖性。

29. 注射胰岛素治疗是否就可以不用控制饮食了？

有些糖尿病患者以为用上了胰岛素，就可以放纵饮食，这其实是错误的观念。使用胰岛素治疗糖尿病，并不意味着可以放纵饮食而不加以控制。

饮食控制是治疗糖尿病的基本措施之一，它与药物治疗相辅相成。而药物治疗并不能替代饮食控制。只依赖药物治疗而忽视饮食控制可能导致代谢失衡，加重胰岛素抵抗，并可能导致各种并发症，使病情加重，最终导致治疗失败。

30. 糖尿病患者注射胰岛素是否就意味病情严重了？

糖尿病患者注射胰岛素并非意味着疾病有多么严重，而是病情需要。胰岛素并不"可怕"，它只是一种能够降低血糖的有力"武器"。

尤其是对于1型糖尿病的患者，由于胰岛β细胞分泌功能完全丧失，因此必须使用胰岛素"替代治疗"，并不是说明病情非常严重。给予胰岛素"替代治疗"

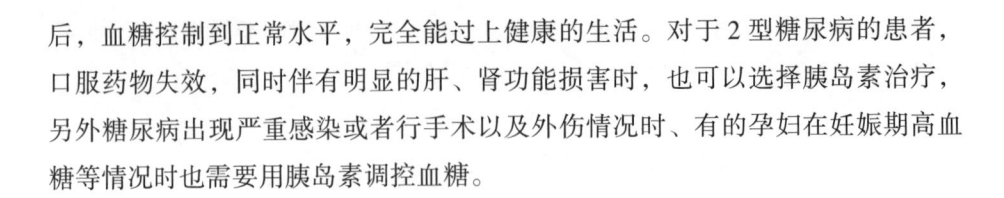

后，血糖控制到正常水平，完全能过上健康的生活。对于 2 型糖尿病的患者，口服药物失效，同时伴有明显的肝、肾功能损害时，也可以选择胰岛素治疗，另外糖尿病出现严重感染或者行手术以及外伤情况时、有的孕妇在妊娠期高血糖等情况时也需要用胰岛素调控血糖。

31. 偏方、秘方是否可以治疗糖尿病？

有一些糖尿病患者相信道听途说的偏方、祖传的秘方能根治糖尿病，从而轻信偏方、秘方。

糖尿病属于慢性疾病，由先天遗传因素、后天环境因素、不良生活习惯导致，目前仍是无法根治的。部分糖尿病患者在一段时间内处于糖尿病"缓解"状态，仅用饮食和运动控制可以保持血糖平稳，但并不是"治愈"了。如果不注意控制饮食和合理运动，很快就又会出现血糖飙升，需要用药治疗了。大部分糖尿病患者还是需要长期用药来控制血糖的。糖尿病患者切不可听信所谓能"根治"糖尿病的偏方、秘方，不仅白花钱还耽误病情就得不偿失了。

32. 降糖药是否可以随意更换？

经常会有糖尿病患者因为血糖不达标而随意更换降糖药。其实，降糖药是不能擅自随意更换的！

在糖尿病治疗的过程中，偶然的血糖水平波动是很常见的现象，其诱因也很多，比如饮食控制不理想、饮食不规律、焦虑或愤怒等情绪、睡眠不好，甚至漏服降糖药等，因此，不能简单地归咎于降糖药失效。如果在排除其他诱因之后，观察一段时间，血糖仍然存在较大波动，难以控制达标，则需要在专业内分泌医生的指导下进行药物的更换或者剂量调整。

此外，降糖药物的种类繁多，因不同药物的作用机制和靶点不同，糖尿病患者不能完全理解药物的机理，使用不恰当反而对机体造成伤害；即便是同一药物成分，在治疗方案和血糖稳定以后，也最好不要随便换成不同厂家的产品。因为虽然药物成分相同，但是由于不同厂家的生产工艺不同，药物的吸收、分布等药代动力学特征都会有一定的差异，因此，擅自换药可能会对已经控制稳定的血糖造成一定的影响。

33. 其他糖尿病患者使用效果较好的降糖药是否也适合自己？

别人使用的效果理想的降糖药，要在医师指导下辨别是否适合自己，如果适合自身病情可以酌情选用，不适合自身病情则不能使用。糖尿病患者切勿道听途说，认为别人使用效果好的药物，自己也能用，这种观点是不正确的。

许多糖尿病患者宁愿相信别人介绍，也不愿意听医生建议。他们认为，糖尿病患者介绍好的降糖药，是经过糖尿病患者自己亲身使用过的，那效果肯定是真的好。然而不同糖尿病患者病情不同，适用的降糖方案也不一样。有的糖尿病患者用着好的降糖药，并不一定适合另外的糖尿病患者。

只有最适合的降糖药，没有最好的降糖药。最好的降糖方案是听取专科医生的建议来选择，而且需要根据病情不断动态调整。这一段时间适合，过段时间出现病情变化，或者有新的治疗手段出现，又需要重新进行调整。

34. 糖尿病患者是否可以吃降糖类的保健品？

关于降糖保健品需要谨慎对待。保健品不是药品，不能替代药物治疗，有些患者盲目地认为降糖保健品可以有效控糖，因而放弃糖尿病药物规范化治疗，这种行为是不可取的。

药品和保健品是有区别的。药品是指用于预防、治疗、诊断人的疾病，有目的地调节人的生理机能并规定有适应证或者功能主治、用法和用量的物质。保健食品是食品的一个种类，具有一般食品的共性，能调节人体的机能，适用于特定人群食用，但不以治疗疾病为目的。

糖尿病属于慢性疾病。患者要正确对待疾病，注意密切监测自身指标，在医生的指导下，选择合适的药物。不要盲目地相信保健食品可以替代药物使用，以免引发多种严重的急慢性并发症。

35. 二甲双胍是否真的伤肝肾？

二甲双胍不会伤肝肾。

二甲双胍通过胃肠道吸收进入血液循环，几乎不与血浆白蛋白结合，不经过肝脏代谢，在体内也不降解。而是直接作用于肝脏和肌肉，通过减少肝糖异生和增加肌肉葡萄糖的酵解而降低血糖，因此，二甲双胍没有肝毒性。肝功能正常者在推荐剂量范围内用药，不会造成肝损伤。但是肝功能受损者使用二甲双胍的时候应该谨慎。

二甲双胍主要以原形经肾小管从尿中排出，清除迅速，因此，二甲双胍本身对肾脏没有损害。有的研究显示，二甲双胍可能具有肾脏保护作用。但是在肾功能不全患者当中，二甲双胍的肾脏清除率下降，清除半衰期延长，导致血浆二甲双胍浓度升高，乳酸性酸中毒的风险可能会增加。因此，肾功能不全患者在使用二甲双胍的时候，需要根据肾功能的情况调整使用剂量或停用。

36. 降糖药是否越贵效果越好？

之所以市面上的降糖药物有这么多种，是因为他们有着不同的降糖机制，在某方面有着一定的优势，或者在某一方面有着缺点，普遍降糖药并不能去片面地判断其作用的好坏，对糖尿病患者的病情来说，只有哪个更合适，并不是哪个降糖药越贵就越适合自己。

在医生的眼中，判断降糖药物好不好，主要是看这个降糖药能不能更好地控制血糖，适不适合患者的病情，副作用大不大。

现今降糖药物种类越来越多，除了之前比较经典的几大类，市面上又陆续出现了几种新型的降糖药，价格相对来说都比较高。但是它的价格主要是由它的研发成本决定的，这些药当然也有自己的优势，但是也是有相应的适应证和禁忌证。对于一些特殊人群需要医生经过评估后是可以适当应用的。对于大多数糖尿病患者而言，如果服药过程中血糖平稳，也就没有必要选用那些昂贵的药。

所以说，糖尿病患者在选择降糖药的时候，要选择真正对自己病情有利的、适合自己的降糖药，这才是明智之举。

37. 吃上降糖药是否就不需要定期检查了？

糖尿病患者吃上降糖药，仍需定期做相关检查。糖尿病是一种慢性疾病，大部分患者应用药物治疗后血糖控制较为理想，就忽视了定期检查的重要性。

糖尿病绝不仅仅是一个单纯高血糖的问题，如果病情控制不好，可以损伤心、脑、肾、眼、足、神经、皮肤等全身多个靶器官，导致各种各样的急、慢性并发症，而这些并发症在早期阶段患者往往感觉不到，只有通过全面检查才能及时被发现。

因此，全面检查、定期复诊，对于早期发现并发症、正确评估病情、及时全面了解病情变化、科学指导临床治疗具有非常重要的意义。没有监测的治疗是盲目地治疗，其疗效和安全均无法得到保证。

中篇 科学预防糖尿病

未雨绸缪，防患于未然

1. 为什么要科学预防糖尿病？

糖尿病作为一种慢性疾病，在早期不会对我们的生活有很大影响，但是随着病史时间的增长，糖尿病的危害会越来越严重，导致很多患者因为糖尿病失去劳动能力，甚至出现家庭危机。所以科学预防糖尿病是非常有必要的。

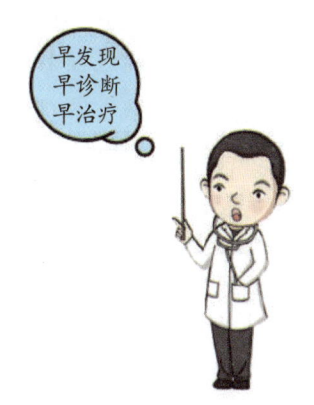

第一，科学预防糖尿病，可以有效降低糖尿病的发生概率，积极地控制糖尿病相关风险因素，提高人们对糖尿病的防控意识，可以很大程度上避免糖尿病的发病，从而远离疾病带来的困扰。对于儿童，可以保证正常的生长发育，对于成人，可以提高体力、保证日常工作学习效率，对于老年人，可以提高生活质量，安享晚年生活。

第二，有利于疾病的早发现、早治疗。越早地发现疾病，通过科学方法干预糖尿病，患者可能在无降糖药治疗的情况下，仅通过饮食运动控制，就将血糖控制在理想范围。让糖尿病得到缓解，避免复杂病情的出现。

第三，对于新诊断的糖尿病患者，越早地接受科学预防措施，越能够很大程度上降低患者并发症的发生发展，提高患者的生存周期和生活质量。从而避免并发症带来的不适和生活上的不便。

第四，对于糖尿病病史时间较长的患者，可以有效地降低患者的致死率和致残率。据统计，糖尿病的致残率和死亡率仅次于心血管疾病。尽早地接受科学预防，可以降低患者死亡风险，延长患者的生命周期。

综上所述，运用科学的方法预防糖尿病，可以减少患病概率、提高生活质量、减少经济负担、延长生存周期。

2. 为什么糖尿病患者越来越多？

糖尿病患病率呈逐年上涨，其原因是多方面的，包括遗传因素、环境因素、老龄化趋势、社会压力、诊疗技术进步、防治意识提高等。

（1）现今人们的生活方式发生了巨大的变化。与过去经济时代相比较，在近年来的工业化、城镇化、市场化、国际化进程中，工作、学习、就业、晋升等竞争激烈，人们普遍压力增大，精神紧张；另外，由于科技进步和机械化、自动化的实现，各行各业从业人员的体力劳动大大减轻，且像体育锻炼类的活动也明显不足，再加上各种电子产品的普及，越来越多的人运动量下降，摄入体内的葡萄糖不能被及时消耗掉，就会被储存起来。如果长期积累过多，导致胰岛素负担加重，就容易引起胰岛素抵抗，不仅会出现超重或肥胖，也会导致血糖升高。

（2）人们日常饮食越来越精细，高热量、高蛋白、高脂肪的食物过多，蔬菜、水果和高纤维类食物偏少，食物过于精细，在进入身体内就会被快速地消化分解代谢，容易出现血糖急速上升的现象。此外，暴饮暴食、饮酒、吃油炸食品等不良生活习惯也会导致糖尿病的发生。

（3）随着医学技术的不断更新，糖尿病的诊疗手段逐渐完善，漏诊、误诊情况的发生很少出现，人们也更加注重身体健康，对于疾病的预防意识逐步提升，对疾病的治疗方案能够更好地配合，这极大程度促进了糖尿病的早期发现和早期治疗。

（4）环境因素、遗传因素、心理因素、社会因素等多方面共同作用，形成了如今糖尿病患者越来越多的现象。

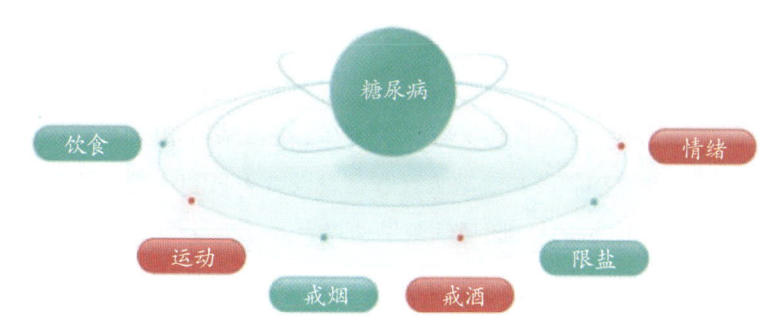

3. 糖尿病真的能预防吗？

糖尿病是可防、可控、可治的。糖尿病的病因有很多，包括遗传因素和环境因素两大方面。像基因问题和遗传问题这种先天因素，是我们所不能改变的。但现代生活方式、营养过剩、体力活动不足、不良情绪心理等方面，是我们在日常生活中能够左右的。提高人们对糖尿病认识，建立合理膳食、控制体重、适量运动、限盐、戒烟、限酒、心理平衡等健康生活方式，这样就可以有效控制糖尿病的发病率。

4. 糖尿病前期是否可以逆转？

糖尿病前期人群，尤其是超重或肥胖人群，通过早期饮食和（或）运动干预，控制每天摄入的能量，加强运动，或者早期药物干预，是可以将血糖控制到正常范围之内的，在医学上被称为"糖尿病缓解"。但是，尽管严格地控制饮食和运动，部分人群最后仍然会发展成糖尿病。因为糖前人群的胰岛功能跟正常人相比，肯定还是胰岛素分泌相对不足的。所以，在早期干预疾病，可以有效地延缓疾病的发生发展，无论是对患者的经济层面，还是健康层面，都是有很大的收益。

5. 糖尿病的危险因素有哪些？

糖尿病的危险因素是指可能会增加糖尿病疾病发病率的因素，糖尿病的发生发展和这些因素存在一定的因果关系，虽然目前仍无法明确解释这些因素和疾病的联系，但当我们如果能够控制、消除这些影响因素，就可以有效地降低糖尿病发生的概率。

1型糖尿病的危险因素主要包括遗传基因、种族、年龄、性别、季节、地区、病毒感染、饮食、药物等。目前发病原因认为主要是胰岛β细胞破坏和自身免疫系统缺陷继而导致的胰岛功能缺失。在自身发育不良和遗传因素的共同作用下，免疫系统对产生胰岛素的胰岛细胞发动攻击，即自身免疫，导致胰岛β细胞损伤和消失，并最终导致胰岛素分泌减少或缺乏。在环境因素方面，病毒感染被认为是导致1型糖尿病的重要原因之一，包括风疹病毒、腮腺炎病毒、柯萨奇病毒等，这些病毒可直接损伤胰岛β细胞，并可启动自身免疫反应，进一步损伤胰岛β细胞。一些化学毒物，如灭鼠剂等，也可导致胰岛β细胞的破坏，从而诱发1型糖尿病。近几年来，随着肿瘤药物领域治疗的广泛使用，药物导致的1型糖尿病患者的数量也有明显增多。

2型糖尿病的危险因素，主要包括超重、肥胖、血清生化指标的异常（例如丙氨酸转肽酶、谷氨酰转移酶、尿酸、C反应蛋白等）、不健康的饮食方式、教育程度低、体力活动缺乏、久坐、吸烟、饮酒、空气污染和部分相关疾病（高血压、血脂异常、痛风、冠心病、脑梗、代谢综合征等）相关。对于2型糖尿病来说，环境因素在发生中显得尤为重要，具体包括年龄增长、不健康的生活方式、营养过剩、体力活动不足等。超重和肥胖是2型糖尿病（T2DM）发病的重要危险因素。2型糖尿病患者常伴有超重和肥胖，肥胖还会增加患者的心血管疾病发生风险。体重管理不仅是T2DM治疗的重要环节，还有助于延缓糖尿病前期向T2DM的进展。

6. 糖尿病会遗传吗？

糖尿病具有明显基因遗传倾向（尤其是临床上最常见的2型糖尿病）。在我国，超过90%的糖尿病患者是2型糖尿病。科学家已经发现超过100个遗传变异点与2型糖尿病或高血糖发生的风险相关。当父母或同胞兄弟有一位是2型糖尿病患者时，其患病风险是一般人群的3倍。当父母均为2型糖尿病患者时，其患病风险是一般人群的6倍。但是并不意味着，有糖尿病易感基因的人就一定会得糖尿病。2型糖尿病是在遗传因素和环境因素共同作用下发生的。也就是说，如果一个人具有易感基因，再加上能够促进发病的客观条件，比如肥胖、高脂高糖饮食、缺乏运动等，就很容易患2型糖尿病。携带糖尿病易感基因的人，理论上患2型糖尿病的可能性比未携带易感基因的普通人机会大，但如果始终坚持健康的生活方式，也是有很大可能不会患病的。

7. 体检没发现什么异常，是否代表没有糖尿病危险？

对于普通大众来说，糖尿病早期是很难被察觉的。1型糖尿病发病前一般没有明显异常，所以发病前体检很难发现。发病后疾病演变迅速，易合并严重并发症。2型糖尿病早期或前期是基本没有明显症状的，患者早期多以餐时胰岛素减退为主，主要表现为餐后血糖升高。一般体检时仅检测患者空腹血糖水平，没有糖化血红蛋白、糖化血清蛋白、C肽、血清胰岛素、餐后2小时血糖等内分泌专科检查，所以容易被人们所忽视。部分患者可能在体检时发现了部分化验项目轻度异常（例如肝功、血脂、C反应蛋白），但因为自己糖尿病相关知识不足，忽视了糖尿病发生的风险。

8. 哪些人群属于糖尿病高危人群？

成年高危人群包括：

（1）有糖尿病前期史。

（2）年龄 ≥ 40 岁。

（3）体重指数（BMI）≥ 24 kg/m² 和（或）中心性肥胖（男性腰围 ≥ 90 cm，女性腰围 ≥ 85 cm）。

（4）一级亲属有糖尿病史。

（5）缺乏体力活动者。

（6）有巨大儿分娩史或有妊娠期糖尿病病史的女性。

（7）有多囊卵巢综合征病史的女性。

（8）有黑棘皮病的患者。

（9）有高血压病史，或正在接受降压治疗的患者。

（10）高密度脂蛋白胆固醇 <0.90 mmol/L 和（或）甘油三酯 >2.22 mmol/L，

或正在接受调脂药治疗者。

（11）有动脉粥样硬化性心血管疾病史。

（12）有类固醇类药物使用史。

（13）长期接受抗精神病药物或抗抑郁症药物治疗。

（14）中国糖尿病风险评分总分≥25分。

中国糖尿病风险评分表

评分指标		分值	评分指标		分值
年龄（岁）	20~24	0	体重指数（kg/m²）	<22.0	0
	25~34	4		22.0~23.9	1
	35~39	8		24.0~29.9	3
	40~44	11		≥30.0	5
	50~54	13	腰围（cm）	男<75.0,女<70.0	0
	55~59	15		男75.0~79.9,女70.0~74.9	3
	60~64	16		男80.0~84.9,女75.0~79.9	5
	65~74	18		男85.0~89.9,女80.0~84.9	7
收缩压（mmHg）	<110	0		男≥95.0,女≥90.0	10
	120~129	3	糖尿病家族史（父母、同胞、子女）	无	0
	130~139	6		有	6
	140~149	7	性别	女	0
	150~159	8			
	≥160	10		男	2

注：1 mmHg =0.133 kPa

儿童和青少年高危人群包括：BMI≥相应年龄、性别的第85百分位数，且合并以下3项危险因素中至少1项。

（1）母亲妊娠时有糖尿病（包括妊娠期糖尿病）。

（2）一级亲属或二级亲属有糖尿病史。

（3）存在与胰岛素抵抗相关的临床状态（如黑棘皮病、多囊卵巢综合征、高血压、血脂异常）。

9. 什么是糖尿病的三级预防策略？

糖尿病的三级预防策略是指人们通过知识学习、检测筛查、早期干预的方式降低糖尿病的发病率或延缓并发症的发生发展。这种以"未病先治、既病防变"为主要思想的策略被称为三级预防策略。糖尿病作为一种慢性疾病，三级预防策略可以有效地节省人力、物力、财力成本，可以从最大程度上帮助患者提高健康程度、延长预期寿命以及维持生活质量。

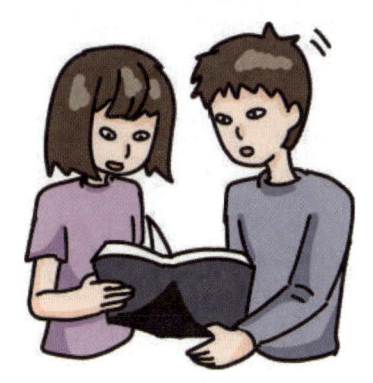

一级预防是针对一般人群，加强糖尿病知识了解，提高自己对糖尿病知识的知晓度和参与度，通过合理膳食、控制体重、适量运动、戒烟、限酒，调整健康心理，最大程度上预防糖尿病的发生。

二级预防是针对糖尿病高危人群和已经确诊糖尿病的患者，积极于糖尿病专科就诊，及时发现糖尿病，尽早进行健康干预。已确诊的糖尿病患者要积极控制好血糖，定期进行糖尿病并发症的相关筛查，及时了解并发症发展情况。

三级预防是针对糖尿病并伴有并发症的患者。要积极控制血糖，及时干预并发症治疗，从而控制并发症情况，改善生活质量，降低致残率和致死率。

10. 已经确诊糖尿病的患者，如何避免并发症发生？

首先，应该进一步加强自身的糖尿病管理。首先应加强自己对糖尿病并发症的了解，让患者进一步掌握糖尿病并发症的相关知识，积极开展和推广血糖自我监测，让患者学会并掌握如何监测血糖以及监测的频率。糖尿病患者还应该明确了解自己的血糖控制目标，对于 2 型糖尿病患者来说，一定要尽早地应用药物干预控制血糖。如果是年纪比较小、病情比较轻的患者，应该尽量将血糖控制趋近于正常范围，从而延长生命周期，延缓并发症的发生发展。若是年龄比较大并发症比较多的患者，则应该适量放宽血糖控制的标准，以防止血糖波动过大引起的心脑血管意外。

其次，对使用胰岛素治疗的病人，应让患者掌握合理调整胰岛素用量的方法，并且强调非基础治疗的重要性，即饮食治疗和运动治疗。过度使用胰岛素会造成患者"胰岛素依赖"的心理，从而忽视了饮食运动控制的重要性，从而增加了患者低血糖的风险。

最后，糖尿病患者们一定要定期进行糖尿病并发症的相关筛查，了解病人有无糖尿病并发症以及因糖尿病引发的疾病或代谢紊乱，如神经病变、视网膜病变、肾脏病变、高血压、血脂异常或心脑血管疾病等，以及时采取相应的治疗措施，趁并发症早期积极控制、积极治疗，防止并发症加重。

11. 已经有糖尿病并发症的患者，应该注意些什么？

对于急性并发症的患者，比如低血糖、酮症酸中毒或血糖高渗状态，一定要及时去医院就诊，及时纠正急性并发症，以防危及生命。

对于慢性并发症的患者，要更加密切关注并发症发展情况，以防止严重并发症出现。比如说神经血管病变可能会进一步发展成破溃感染或坏疽；视网膜病变可能会进一步发展成双目失明；早期肾病可能会发展成尿毒症。甚至包括心梗、脑梗、肺炎，很多危重的疾病都有可能与糖尿病有关。所以糖尿病患者一定要定期去医院就诊，通过有效的治疗，让慢性并发症的发展在早期尽可能终止或逆转。发展到中晚期的，尽量控制并发症发展速度，降低患者的致残率和致死率。

二

量体裁衣，各类人群应该如何预防

1. 有糖尿病家族史的人群应该如何科学饮食呢？

糖尿病的发生与遗传因素有较大的关系，简而言之，即当家族中有直系亲属患有糖尿病，自身患病的概率也会升高。当家族中有糖尿病患者时，为了预防该病的发生，自身该如何科学饮食呢？

（1）合理碳水摄入量。总热量要控制在合理水平，以维持健康体重。经常进食高热量、高脂肪食物的人是 2 型糖尿病的青睐对象。为了预防糖尿病，饮食必须控制，要选择低热量、高纤维素的食物，要常吃蔬菜水果和粗粮。考虑到我国糖尿病患者的膳食习惯，建议大多数糖尿病患者膳食中碳水化合物所提供的能量占总能量的 50%～65%。可适当降低碳水化合物的供能比，但不建议长期采用极低碳水化合物膳食。

（2）在控制碳水化合物总量的同时应选择低血糖生成指数碳水化合物，可适当增加非淀粉类蔬菜、水果、全谷类食物，减少精加工谷类的摄入。增加膳食纤维的摄入量。成人每天膳食纤维摄入量应 >14 g/1 000 kcal，全谷类应占总谷类的一半以上。

（3）进餐应定时定量。避免暴饮暴食，餐餐都应有蔬菜，每天应达 500 g，多食深色蔬菜，天天有奶类和大豆，常吃鱼肉、禽肉，适量蛋和畜肉，这些是蛋白质的良好来源；减少肥肉的摄入，少吃烟熏、烘烤、腌制等加工肉类制品，控制盐、油的摄入量。

（4）应避免空腹饮酒并严格监测血糖。酒只能提供热量，几乎不含其他营养素；通常因饮酒而影响正常进食，不利于饮食控制；长期大量饮酒可以引起酒精性脂肪肝，还可诱发急性胃黏膜病变、急性胰腺炎等消化道疾病；酒精有抑制肝脏糖异生的作用，如果空腹大量饮酒，极易发生低血糖。

（5）严格控制蔗糖、果糖制品（如玉米糖浆）的摄入，喜好甜食的人可适当摄入糖醇和非营养性甜味剂。

总之，饮食需要注意控制总热量、均衡饮食、控制甜味食品、多吃蔬菜和粗粮、控制盐分摄入、适量饮酒、规律饮食等各个方面。通过合理的饮食管理，保持健康状态。

2. 有糖尿病家族史的人群应该如何科学运动呢？

科学合理的运动有助于控制血糖和体重，提高心肺功能，改善胰岛素敏感性，预防糖尿病的发生与发展。当家族中有糖尿病患者时，为了预防该病的发生，自身该如何科学运动呢？

首先，运动疗法首选"有氧运动"，每周3～5次。只有长期地、有效地坚持运动，才能更好地预防糖尿病。而运动强度可以通过以下两种方法判断：一是心率法，运动时心率达到最大心率的60%～70%的强度即为中等运动强度（最大心率＝220－年龄）；二是自觉疲劳程度法，进行中等强度运动时，呼吸和心跳稍有加快，呼吸不急促，微微出汗，可以正常说话但不能唱歌，感觉稍累，运动后次日不觉疲劳。

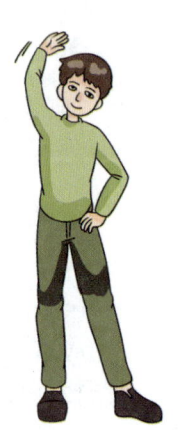

其次，是抗阻运动。抗阻运动最好在监督下进行，推荐每周至少2次（运动间隔时间不宜超过3天），涉及上肢、下肢和躯干的主要肌肉群，每组进行

8 至 10 次锻炼。运动强度宜选择中等强度或根据个体情况选择，每次抗阻运动总时长在 30 分钟左右为宜。

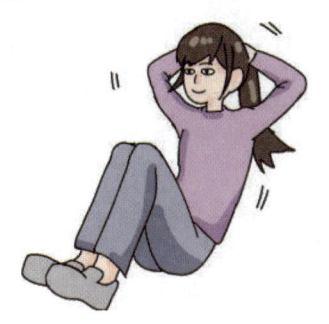

最后，是平衡训练和灵活性训练。平衡训练有助于减少摔倒风险，灵活性训练通过柔和的肌肉拉伸和慢动作练习可增加肌肉柔韧性及关节活动范围，减少运动相关损伤。建议每周至少进行 2～3 次平衡训练和灵活性训练，建议在肌肉和关节热身完成后进行。

运动预防糖尿病不仅适合于身体条件好的人群，同时也适用于体质较弱的人群。运动预防糖尿病可以选择慢跑、跳绳、上楼梯、爬山、骑自行车、游泳、跳韵律操、打太极拳等方式。运动预防因人而异，量力而为，循序渐进，持之以恒。

3. 肥胖人群应怎样合理膳食？

据 2020 年调查结果显示，我国超过一半成人超重/肥胖，6 岁以下、6～17 岁的儿童和青少年超重/肥胖的患病率分别为 10.4% 和 19%，肥胖率的大幅上涨危害着人们的健康。

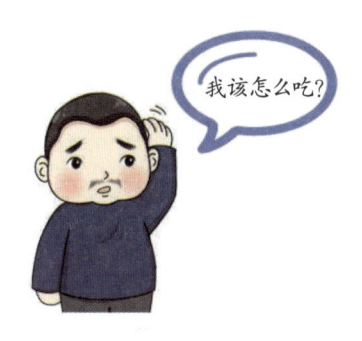

肥胖会大大增加患糖尿病、冠心病、高血压、多囊卵巢综合征、脂肪肝、

胆结石、软组织损伤、生殖功能下降以及肿瘤等多种疾病的风险，并增加总体死亡率。因此肥胖被称为多种疾病的"万恶之源"。

现依据我国最新的《中国超重/肥胖医学营养治疗指南》为您介绍多种医学减重干预方法，从整体生活方式入手，遵循循证医学指南，从中寻找适合自身的饮食模式，从而科学、健康地减肥减重，切勿盲目相信各类成分不明的减肥药。

（1）限能量膳食（CRD）

该模式是一种旨在减少能量摄入同时保证基本营养需求的膳食模式（男性为 1 200 ~ 1 400 kcal/d，女性为 1 000 ~ 1 200 kcal/d），其中碳水化合物占每日总能量的 40%~55%、蛋白质占 15%~20%、脂肪占 20%~30%。

好处：该模式安全性高，适应人群广泛，较容易坚持。

注：限能量饮食并不是无底线地降低热量，可同时补充复合维生素 D 与微量元素钙。

（2）高蛋白饮食（HPD）

该模式指每日蛋白质摄入量超过总能量的 20%，但不超过 30% 或按照每天每公斤体重摄入蛋白质 1.5 g，但不超过 2 g/（kg·d）的膳食模式。蛋白质主要包括：肉类和鱼类、豆类和豆制品、坚果、乳制品、蛋类等。

好处：饱腹感强，可抑制食欲，防治暴食；蛋白质类食物热效应高，增加能量消耗；减少糖尿病患者餐后血糖波动。

注：①相较于其他饮食模式，短期内减肥和改善身体组成具有明显优势。

②在肾功正常情况下，短期采用高蛋白饮食不会损害肾功能，安全且可行，但长期应用时建议定期监测肾功能。

③慢性肾病人群应咨询医生谨慎选择该模式。

（3）低碳水化合物饮食（LCDs）

该模式是一种以高脂肪、低碳水化合物为主，辅以适量蛋白质和其他营养素的饮食方式。它要求碳水化合物供能比≤40%，脂肪供能比≥30%，蛋白质摄入量也相对增加，限制或不限制总能量摄入的一类饮食。

近几年很火的——生酮饮食是该模式中的一种特殊类型，其碳水化合物摄入总量更低，仅为 10 ~ 15 g/d。其原理大致为：控制碳水（糖）的摄入，使机体改为不断消耗脂肪，其产生的酮体为身体提供能量从而达到减肥目的。

好处：减重效果显著。

注：①随着干预时间延长，患者依从性下降，对碳水的渴望可能引起报复性进食。

②因脂肪含量较高，其对血脂和心血管的影响仍然没有定论。

③生酮饮食可能存在困倦、嗜睡、呕吐、腹泻、低血糖、酮症性酸中毒等短期不良反应；可能存在高脂血症、高尿酸血症、低蛋白血症等长期不良反应。

④低碳水化合物饮食在生活中应用较为常见，而生酮饮食须在医生/专业营养师指导下进行，应用过程中还需要监测肝肾功能、血酮、血脂等指标，勿跟风随意应用。

（4）间歇性能量限制饮食（IER）

该饮食模式也被称为"轻断食"饮食法，是按照一定规律在规定时期内禁食，并与正常饮食交替进行的饮食模式。通过延长空腹时间，进而燃烧更多脂肪。目前常用的 IER 方式包括：

隔日禁食法：①每 24 小时轮流禁食，断食日仅摄入平日热量的 25%～30%，不限制饮水。

② 4：3 或 5：2 禁食法：一周 7 天，连续或间隔选择 3 天或 2 天禁食。

好处：可改善其胰岛素抵抗水平，提高胰岛素敏感性。

注：因长时间空腹所产生的强烈饥饿感可能会导致暴饮暴食，长此以往失去对减肥的信心，导致前功尽弃；怀孕或哺乳期妇女，12 周岁以下儿童，有饮食失调史者，BMI 低于 18.5 者，需要在有规律时间服用药物的人，不建议采取间歇性禁食。

（5）时间限制进食法（TRF）

该模式不减少食物摄入的前提下，限制每日进食时间，常见有 4 h、6 h、8 h 进食 3 种限制类型，其余时间禁食，不限制饮水。深受大众喜爱的"16+8 饮食法"就属于此类饮食模式。

好处：因其无须长时间禁食更容易被大众接受，依从性较好，应用广泛；禁食期间可以让身体充分休息，减轻肠胃负担，改善胰岛素抵抗的同时还有助于降低糖、脂代谢和血压等，在生活中应用广泛。

（6）低血糖指数饮食（Low-GI diets）

是指将日常饮食中的高 GI 食物换成选择相对低能量、高膳食纤维的低 GI 食物的饮食模式。低 GI 食材包括各类青菜、菌类、豆类食品及豆制品及鱼虾蛋奶等。

好处：低 GI 食物在胃肠道停留时间较长，增加饱腹感，有利于降低总热量摄入，且能量释放缓慢，避免血糖波动；该模式健康安全，长期应用对糖尿病患者的干预治疗具有重要意义。

（7）地中海饮食（MD）

该模式是基于大规模前瞻性研究，发现生活在地中海区域的人群患冠心病和其他疾病的死亡率较低，寿命相对较高，进而分析而成的饮食模式。2020 年美国权威机构将地中海饮食列为"最健康"的饮食方法。

其膳食结构特点：

①以植物性食物为主，每天食用丰富的谷类、水果和蔬菜，要求少加工、选择时令新鲜和本地种植的食品。

②每周吃 2 次以上的鱼类或海鲜，以清蒸、清炖为主。

③每日食用适量的酸奶或乳制品，推荐鸡蛋的摄入量每周不超过 4 个。

④食用油主要是橄榄油。

⑤适量饮用红葡萄酒，男性每日不多于 2 杯、女性不超过 1 杯。

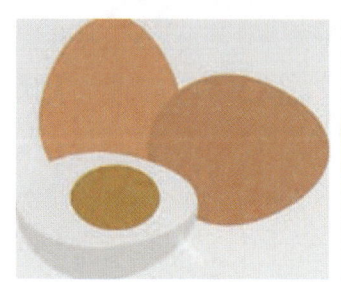

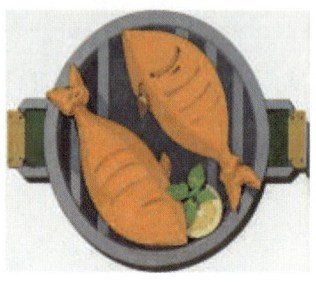

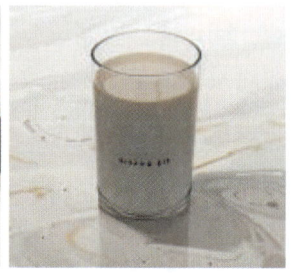

好处：有效减轻体重且营养丰富、搭配合理；操作简单、容易遵循、适合长期坚持。

注：地中海饮食虽好，但它毕竟基于欧洲人的饮食习惯，适当转化成"中式"的才能更好应用。因此可将每餐主食的 1/3 左右替换成粗杂粮；用大豆油、菜籽油等多种植物油代替橄榄油并定期更换种类。

(8)代餐饮食（MR）

代餐食品是为了满足成人控制体重期间一餐或两餐的营养需要，代替部分膳食，专门加工配制而成的一种控制能量食品。市面上常见的有代餐粉、代餐棒、代餐奶昔和代餐粥等。

好处：可以精准控制热量，以达到减重的效果；膳食纤维含量较高，能够提供一定的饱腹感；节省时间，适合工作忙或不会做饭的人士。

注：单纯地依靠代餐食品可能满足不了人体对必需营养素的需要，故代餐并不能完全取代传统饮食，而只是作为替代品来使用；代餐食品食用较快，心理上也容易存在没吃饭剥夺感，容易造成暴食；胃肠功能紊乱、消化功能不全者不宜使用。

共总结了八种常见饮食模式，总结其原理可归纳为三大类：

①调节三大营养素的含量的饮食模式。

②尽可能延长空腹时间的饮食模式。

③限制特定食物，改变饮食结构。

无论哪种方式其目的都是延长空腹时间或减少热量摄入。这八种方式在短期内都能通过减轻体重，从而对糖尿病、高血压、心脑血管疾病、多囊卵巢综合征等疾病的治疗及预后起到显著作用。没有一种最有效的饮食方式适合所有超重和肥胖人群，无论使用哪种饮食模式，都应配合有氧运动或力量训练，促进脂肪燃烧，提高肌肉含量，增加基础代谢，使减肥事半功倍。但永远要记住"七分靠吃，三分靠练"，饮食永远排在运动之前。

与此同时这八种模式都需要共同面临的一大难题——体重反弹。饥饿感所导致的焦虑易引起报复性过度进食，从而体重反弹，因此患者如何能长期坚持、遵循该饮食模式是医护人员和患者要思考的。

从长远来看，鼓励以营养均衡为前提的高质量饮食（如地中海饮食等），通过合理的膳食搭配、认知行为习惯调节和体育运动来形成能量负平衡，从而达到科学管理体重的目的。因此在这里给需要减重减肥的人群几点建议：

①无论是因为外表还是为了健康，首先就应明确减肥目的，并时刻提醒自己，使自己始终保持充足的减肥动力。

②结合上文选择适合自己的饮食模式，稳定食欲对于减肥、减重人群来说格外重要。

③无论选用何种饮食模式都尽可能减少脂肪的摄入，吃精瘦肉并养成吃肉不吃皮的习惯。

④限制饮料、水果的摄入。水果是糖，属于碳水，可用低糖水果（草莓、大柿子、猕猴桃等）替代高热量水果（榴梿、杧果、葡萄、冬枣等）。

⑤参考211法则，建议三餐大概吃一拳头大小的主食，一巴掌大小的蛋白质，一大捧的蔬菜。可尽可能拉高蛋白质的含量，来代替部分碳水化合物（主食），从而在增强饱腹感，稳定食欲的同时减少热量摄入。

⑥可用玉米、地瓜、山药、藜麦、全麦等粗粮替代部分白米、白面、淀粉等细粮，从而增强饱腹感、平稳血糖波动，但无需对米饭、白面感到恐慌，其热量相差不多。

⑦禁食糖油混合物（炒饭、炒面、炒米粉、蛋糕、面包、巧克力、冰淇淋、奶油、酥饼、油条、桃酥、麻花等）。

⑧放慢进食速度，增加咀嚼时间，从而及时察觉饱腹感。

⑨7点前禁食，睡前2小时轻微保持饥饿感，间接延长空腹时间。

⑩每周至少进行4天中等强度身体活动，累计150分钟以上；体重基数过大的患者，不要进行跑步、HIIT等过于激烈的运动方式，也不要每日走几万步，上述运动方式都可能因体重过大而磨损膝关节及韧带，造成伤病。建议起初以椭圆仪、游泳、瑜伽、太极拳、健身操等为主，并可适当配合力量训练，可应用哑铃进行深蹲、硬拉、箭步蹲、俯卧撑、卷腹等锻炼大肌群的动作。每公斤肌肉1小时可以消耗26卡，适当提高肌肉含量会提高人体的基础代谢。（注：请在网络或线下专业人士指导下进行标准动作！）

4. 妊娠人群应该如何科学预防妊娠糖尿病？

妊娠期糖尿病是指妊娠期间发生的糖代谢异常，全球20岁以上孕妇高血糖患病率15.8%，每年超过2 000万孕妇患此病。那么妊娠人群应该如何科学预防糖尿病呢？

（1）合理饮食：怀孕期间并不适合吃太多，一旦摄入过高的糖分就会导致血糖的上升，进而就会间接地影响孩子的健康。所以在饮食上一定要在控制总热量的原则下，营养全面均衡，规律进餐，少量多餐，保证母婴需要，体重适当增长。吃饭时碳水化合物要以粮食及豆类为主，多吃高膳食纤维的食物，包括全麦食品，如燕麦、荞麦，豆制品以及各种蔬菜，注意粗细粮搭配。水果应于餐后3小时左右食用，如草莓、猕猴桃等。保证蛋白质的摄取，控制脂类的摄入，控制饱和脂肪酸的摄入量。烹调用油以植物油为主，少吃油炸、油煎、油酥、肉皮及肥肉等食物。

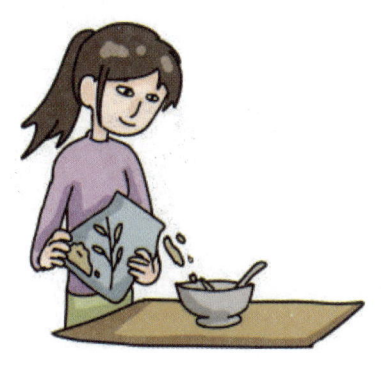

（2）适量运动：在怀孕阶段很多孕妇不想锻炼身体，担心运动会对胎儿造成不良的影响，其实这种观念并不正确。孕妇们应该根据自己的身体状况适当地进行锻炼，比如散散步、游游泳、练练瑜伽，既有助于控制体重，又有助于预防妊娠糖尿病的发生以及保证日后的顺利生产。

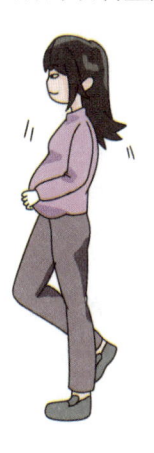

（3）控制体重：一定要关注自己妊娠期的体重增长。妊娠期体重长得太多或太少，都会增加妊娠糖尿病的风险。妊娠7个月以后，每周体重增长不超过0.5 kg，1个月内体重不超过2 kg，整个妊娠期体重增长在10～12 kg。如果在控制饮食和适当运动的基础上，体重每周增加超过0.5 kg，应及时咨询医生。

如果怀孕前孕妇较肥胖，建议减重后再怀孕。

（4）定期产检和注意筛查：孕妇年龄≥30岁，有糖尿病家族史、肥胖和巨大儿分娩史是妊娠糖尿病的高危因素。该类人群在备孕以及怀孕初期要监测血糖水平，防止妊娠糖尿病的出现，必要的情况下，可以自行购买血糖检测仪器，在家里进行检测。

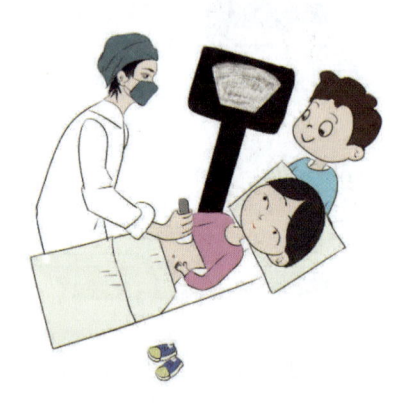

（5）要有足够的、规律的作息时间：一定要有足够的睡眠，早睡早起。良好的作息习惯，也会帮助我们降低压力，这是减少妊娠期糖尿病的一个良好的生活方式。

5. 妊娠糖尿病人群应该如何进行自我科学管理？

孕妇及其家人均应该多学习、了解妊娠期糖尿病的基本知识，防止危急重症的发生发展，遵循医嘱，进行正确的饮食控制和日常锻炼，在日常饮食运动控制不理想的情况下，及时就医，合理、科学地应用口服药物或胰岛素等，并注意保持心情舒畅，不必过度焦虑，定期到医院进行健康评估，以便医生及时调整、制订适宜的降糖及饮食运动方案。

（1）饮食管理：遵循均衡饮食的原则，合理调整膳食结构，控制碳水化合物的摄入比例，增加蔬菜、优质蛋白质和健康脂肪的摄入。必要时分餐进食，避免一次性大量进食和过度饥饿。提高自律性，自觉控制饮食，不可过度进补，既要满足妊娠期母体和胎儿发育所需要的营养物质，又要将血糖控制在合理水平。每日饮食中应包括全谷类肉类、海产品、豆制品等，也要摄入一定量的新鲜水果，可选择含糖量较低的水果，如柚子、苹果、樱桃、橙子等，但要控制量。

具体饮食方案，建议咨询专业医生或营养师，结合个人体质、健康状况，制定个性化的饮食计划及日常护理方案。

（2）运动适度：鼓励妊娠糖尿病患者进行适当运动，适度的运动有助于控制血糖水平，还能够降低血脂，有助于增强外周组织对胰岛素的敏感性，因此建议妊娠期糖尿病患者每天进行适量的体力活动，如散步、游泳、瑜伽等。在控制血糖的同时，还能够控制体重的增长，避免过度肥胖，但在进行运动前，应咨询医生以便获得合适的个体化运动方案以及适当的指导。

（3）血糖监测：定期测量血糖水平，根据医生的建议监测血糖变化，可以帮助了解饮食和生活方式对血糖的影响，更进一步地调整饮食，并及时调整管理计划。加强日常监测，不仅要关注血糖的数值，也要观察血糖的波动情况，如血糖的水平过高或波动过大，要遵医嘱积极用药进行控制；同时也要注意监测胎儿的状况，注意检测胎动，必要时到医院进行胎心监护。

（4）胰岛素治疗：在一些情况下，尽管进行了饮食和运动的管理，但血糖水平不达标，仍可能需要胰岛素治疗来控制血糖水平。在此情况下，要根据医生的建议正确使用胰岛素，并进行血糖监测，不可自行调整胰岛素用量或停用，以免产生低血糖等危急情况。

（5）定期随访：严格控制血糖水平，并与医生保持密切沟通，随访采取必要的补救措施。根据医生的建议，妊娠期糖尿病患者可能需要更频繁的产检和血糖监测。

（6）加强心理疏导：孕妇在妊娠期间由于激素水平的波动，常会出现较大的情绪变化，家属要注意及时疏导，妊娠期糖尿病患者在患病后心理方面就会更加容易处于焦虑、恐惧、担忧的状态之下，所以应该加强心理方面的疏导与治疗，必要时到专业的心理机构进行治疗，不能讳疾忌医，也不能一味忽略情绪方面的改变，做到正确地面对疾病，认识疾病、控制疾病、治疗疾病，这不仅有助于血糖的控制，也有助于胎儿的健康发育。

（7）生活方式：生活方式的改变是妊娠期糖尿病治疗的基础，每天总热量的摄入要根据孕妇的身高、体重、孕期的情况等进行综合的调理，避免血糖过高或因为饥饿所引发低血糖等。具体的生活方式调整要根据患者的个人具体情况而定，不能一概而论。

6. 儿童及青少年人群如何科学预防糖尿病？

中国儿童及青少年 1 型糖尿病数量及每年新发病例数量众多，全球位居第四，严重影响我国儿童的健康。预防儿童糖尿病有以下几点措施：

（1）平衡饮食，营养均衡：儿童在日常生活当中要养成科学合理的饮食习惯，日常饮食不要太随意，不要让孩子摄取过高的热量，不要让孩子吃含糖、脂肪高的食物。饮食结构要合理，做到荤素搭配，营养均衡，少吃含糖、脂肪、淀粉含量高的食物，而应该多吃新鲜的蔬菜和水果，多吃玉米、小麦、燕麦片等粗粮。

（2）适当运动：儿童在日常生活当中应该注意进行适当的运动，不要长时间坐着或躺着等，否则糖的利用不能增加，会导致血糖水平的上升，建议家长要督促儿童多到户外跑一跑、动一动，尤其是节假日的时候，更应该进行充分的运动，保证每天 30 分钟左右的运动，对于减少儿童糖尿病的出现有很大的帮助。因为运动不仅能消耗热量，还能促进血液循环。孩子多在家长的指导下进行日常锻炼，可以增强体质，提高自己的免疫力和抵抗力，预防各种疾病的发生。

（3）注意劳逸结合：情绪变动会导致血压上升和体内激素分泌异常，导致代谢障碍。父母不应该让他们的孩子长时间处于兴奋的状态，以确保足够的休息时间，让孩子积极乐观地面对一切。

（4）定期检查：儿童在成长的过程中要注意定期到医院做相关方面的检查，尤其是对于有高危风险因素的儿童，比如有糖尿病家族史、形体肥胖的儿童更要进行定期的筛查。主要是进行血糖方面的检测，空腹血糖、餐后两小时血糖都要进行检测。对于有代谢异常的，要及早进行干预，这有助于预防儿童糖尿病的形成。如果发现儿童出现不适，应及时就医治疗。

儿童糖尿病预防可以采取的措施并不算少，上面介绍的这几个方面，可以结合儿童的实际情况，有选择性地去应用。儿童糖尿病形成并非一两天的事情，所以家长要高度重视，平时加强对儿童的护理，如出现了多饮多尿等异常的状况，更要早到医院诊治。

7. 中老年人群如何科学预防糖尿病？

由于年龄的增长，中老年人因体力活动减少、饮食不平衡等原因，使胰岛

β细胞对血糖的敏感度下降,在肥胖等因素影响下,胰岛素抵抗增强,进而促使T2DM的发生和发展。所以我们一定要做好及时的预防,具体预防措施如下:

(1)饮食要规律,并且营养均衡:中老年人的脾胃功能不是特别好,所以不要暴饮暴食,饮食一定要规律,该吃饭的时候一定要吃饭,而且吃饭要细嚼慢咽。建议中老年人在日常生活中应保持膳食营养均衡,可以多吃一些富含膳食纤维的食物,比如麦麸、糙米、燕麦等,并且搭配新鲜蔬菜和含糖量较低的水果,比如苹果、芹菜等。少吃辛辣、油腻、过甜的食物,比如炸鸡、蛋糕等。主食建议以粗粮为主,比如大麦、荞麦、黑米等;同时应限制每日食物的总热量,合理控制摄入的总热量,少吃或不吃零食,以免引起血糖波动,不利于身体健康。

(2)适度运动:中老年人可以选择适合自己的运动,如太极拳、八段锦、慢跑等中等强度的有氧运动,有助于改善机体的基础代谢及机体对胰岛素的敏感度,达到预防糖尿病的目的。此外,也可以选择有氧运动,如游泳、散步、骑自行车等,此类运动更适合肥胖或超重人群。合理控制体重,有利于血糖的控制。并且适当运动可以消耗体内多余的热量,促进脂肪的消耗,增加肌肉组织的生成,有利于预防糖尿病。

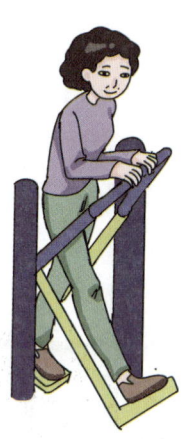

(3)保持良好的心态:中老年人也应保持良好的心态,正确面对疾病,不要过于担心,避免出现消极情绪,影响身心健康。建议多与亲朋好友沟通,或者可以听一些舒缓的音乐,有利于缓解心理压力。必要时可咨询心理医生,在医生的指导下进行心理疏导,有助于减轻压力,防止精神过度紧张,有利于预防糖尿病。

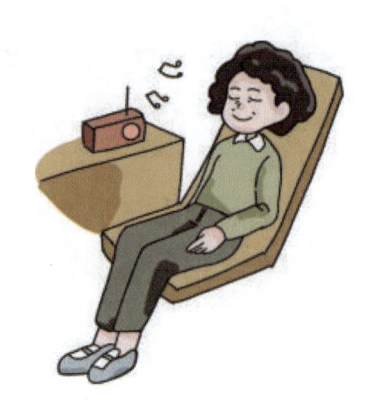

（4）定期检查：中老年人的身体素质随着年龄的增大有所下降，所以不管有没有糖尿病的典型症状，都需要定期健康查体，做到早发现、早干预，降低糖尿病发病率。初诊的老年糖尿病患者多以空腹血糖正常，餐后血糖升高为主，只检查空腹血糖，会出现很多的漏诊现象。所以除空腹血糖外，要增加餐后2小时血糖的筛查。有研究表明，在新诊断的老年糖尿病患者中，即使联合空腹血糖和糖化血红蛋白做筛查，仍会有20%餐后高血糖患者漏诊。所以，建议老年群体关注餐后2小时血糖。

8. 糖尿病高危人群如何预防发展为糖尿病？

（1）合理膳食：要注重均衡饮食，控制总热量摄入，同时也要保证营养丰富。多吃粗粮蔬菜等高纤维食物，少盐少糖，少吃高油脂的食物，采用植物油烹饪，增加不饱和脂肪酸摄入，控制不理想时可选择低升糖指数的食物。同时不建议吸烟与饮酒，酒的热量也应计算入总热量。

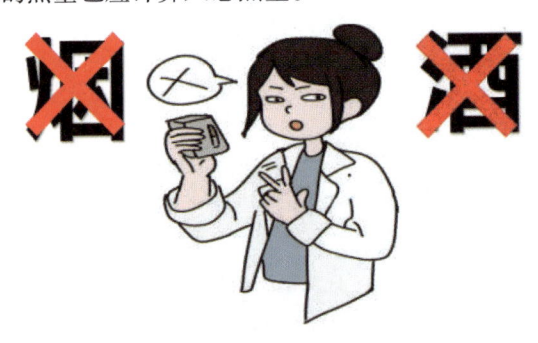

（2）适度运动：增加日常活动量，超重及肥胖患者一定要减轻体重，使

BMI 达到 24 kg/m² 或减重 5% ~ 10%。有条件的情况下可以选择跑步、游泳、自行车、健身操等有氧运动和抗阻运动，且保证每周至少 3 次，每次 >30 min 的中等强度运动。特别是长期在办公室的人群，要减少静坐时间，适当放松一下。

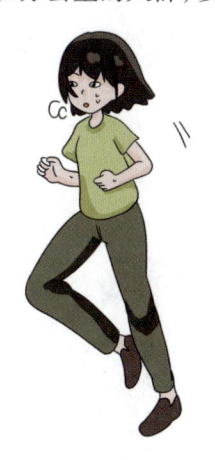

（3）定期监测：定期关注自己的血糖变化，如果通过 6 个月的生活方式干预后，血糖仍然没有变化，可能还需要药物的介入。在生活方式干预未能达到预期目标或无法严格遵守生活方式干预的人群，可以考虑药物干预；高风险者或具有健康需求，以及有经济和医疗条件者，可考虑在生活方式干预的同时启动药物干预，但具体的治疗方案应该咨询专业医生进行制定，降低进展为糖尿病的风险。

9. 糖尿病高危人群应该重点筛查哪些项目？

（1）监测长时间血糖控制水平的精确手段——糖化血红蛋白检测：葡萄糖与红细胞中的血红蛋白结合后形成的糖化血红蛋白，是监测糖尿病血糖的重要指标。由于红细胞的寿命约 120 天，故糖化血红蛋白可以反映患者抽血前 2 ~ 3 个月的血糖变化情况。且由于糖化血红蛋白的形成是不可逆的，故不受每天葡萄糖波动的影响，也不受运动或食物、药物的影响，可以准确评估血糖控制效果。故糖化血红蛋白亦是糖尿病疗效判定和调整治疗方案的金指标。糖化血红蛋白是反映过去 2 ~ 3 个月血糖控制的平均水平，它不受偶尔一次血糖升高或降低的影响，因此对糖化血红蛋白进行测定，可以比较全面地了解过去一段时间的血糖控制水平。

（2）监测短期血糖控制水平的最好方式——糖化血清蛋白检测：血液中的葡萄糖与白蛋白和其他蛋白分子 N 末端发生非酶促糖化反应，这些葡萄糖与血清蛋白结合后就会形成糖化血清蛋白。由于血清中白蛋白的半衰期大概是 21 天，所以糖化血清蛋白测定可反映患者过去 2～3 周的平均血糖水平，在体内有一定的稳定性，而且不受临时血糖浓度波动的影响，故为糖尿病患者血糖的诊断和一周时间内血糖控制水平的研究提供了一个很好的指标，故糖化血清蛋白可以很好地监测短期内血糖的控制情况。

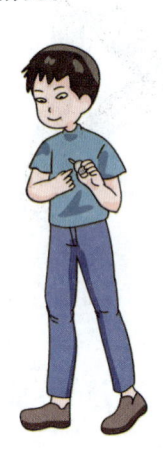

（3）血糖的检测：血糖升高是目前诊断糖尿病的主要依据，也是判断糖尿病病情和控制的主要指标。主要是空腹静脉血浆测定和餐后血糖的测定，空腹静脉血浆测定正常范围为 3.9～6.1 mmol/L。餐后血糖的正常值为小于等于 7.8 mmol/L。

（4）血脂的检查：主要是因为血脂与糖尿病心血管并发症相关，所以一般需要定期检测血脂。

（5）心电图检查：可以发现有无冠心病以及心功能不全。

（6）肝、肾功能检查：可以了解有无肝功能的异常以及糖尿病肾病，并且可以指导更好的临床用药。

（7）血压的检查：糖尿病高血压比单纯高血压预后要严重得多，因此对糖尿病患者的血压控制应该更加严格。

（8）尿常规的检查：尿常规检查包括尿糖、尿蛋白、尿酮体、白细胞等多项指标，这些指标可以间接反映患者的血糖情况，明确是否存在酮症酸中毒、是否有泌尿系统感染等。

监测在糖尿病综合防治中意义重大，定期到医院检查血、尿等各项指标以及心电图或眼底的检查，使医生了解患者的病情进展情况，有助于及时指导治疗。护理人员帮助患者树立正确的自我监测意识，是疾病监测的关键一步。护理人员和医生可以通过摆事实、讲道理，并且反复对患者进行糖尿病知识的培训，让患者明白疾病监测的意义，这样可以保证患者的血糖指标，使患者得到及时有效的治疗，提高治疗效果。如果在早期就监测到并发症，并经过有效的治疗和护理使患者痊愈。

10. 血糖轻度异常的人群要重点关注哪些内容？

当发现血糖有轻微异常时，及时科学地进行生活方式干预能够延缓或逆转糖尿病。生活方式干预包括身体信号管理、饮食、运动、情绪、睡眠等方面的管理。

（1）留意身体信号：比如偶尔感觉心慌、手抖、四肢发软或者体重超标，这些信号可能是身体在提醒你要小心了。

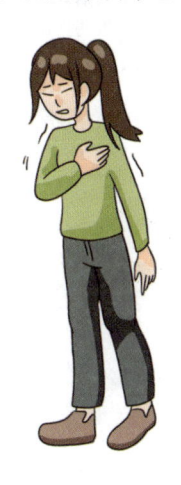

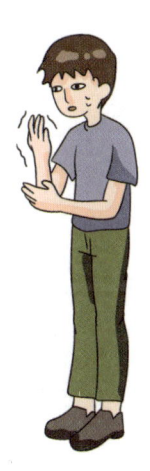

（2）控制饮食：控制饮食是管理血糖的重要一环。除了避免高糖高油食物外，还要注意饮食结构的合理搭配，比如增加蔬菜水果和全麦食品的摄入，减少高热量食物的摄入。

（3）多运动：运动对于血糖控制至关重要。每天至少进行 30 分钟的中等强度运动，比如散步、游泳等，有助于提高身体的代谢水平，促进血糖的消耗。

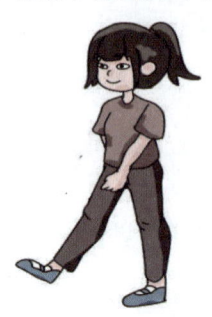

（4）保持好心情：心情愉快对于身体健康也是非常有益的。学会调节情绪，保持乐观心态，有助于减轻身体的压力，有利于血糖的稳定。

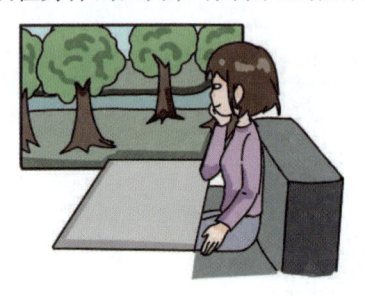

（5）规律作息：保持良好的作息习惯有助于维持身体的正常代谢状态。规律的作息时间有助于维持血糖的稳定水平，减少异常波动。

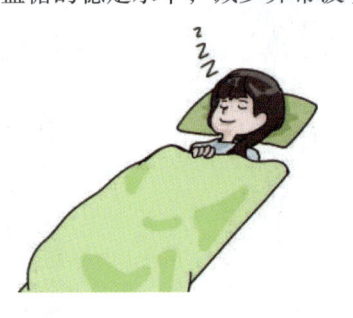

（6）关注血糖：定期监测血糖值是管理血糖的关键。通过血糖监测仪器，可以随时掌握自己的血糖情况，有助于调整饮食和运动计划，及时发现异常。

只要坚持健康的生活方式，就能有效预防和延缓糖尿病的发展。健康是自己的责任，通过合理的生活方式管理，才能保持健康。

亡羊补牢，已患糖尿病人群的注意事项

1. 为什么糖尿病患者要进行自我评估？

多年来，人们一直都有一个误区认为糖尿病起病都会出现多饮、多食、多尿、身体消瘦这样的"三多一少"典型症状，但是，许多糖尿病患者在得病之初并没有明显的症状和体征，抑或是其他特殊的感觉，那么应如何评估自己是否得了糖尿病？

对于糖尿病的发病初期，可能出现疲乏无力、短时间内体重增加明显等不典型的改变。此外，如果存在任意餐前有强烈的饥饿感，一顿饭吃完，坚持不到下顿饭，不吃点东西就饿得心慌的症状，也是糖尿病的先兆。这样不典型的情况时常发生，糖尿病患者需要平时多留意身体变化，一旦出现相似症状，应及时前往医院做进一步的检查，早发现早治疗。

2. 糖尿病患者通过什么方法来评估病情的走向？

糖尿病患者可通过居家的自我血糖监测，来判断病情是否进展或好转，血糖是评价糖尿病加重或好转的重要指标。养成血糖监测的良好习惯对于疾病的转归预后有着举足轻重的作用。此外，不单单是血糖方面，还需定期进行身体各项指标的检测（如肝功、肾功、血脂等）。此外，糖尿病患者还需要观察体重是否发生改变、皮肤是否伴有瘙痒、尿中是否有泡沫、四肢末端是否麻痛，这些都受高血糖影响，故糖尿病患者在自我评估时也需全面衡量。

原有的一些症状表现如果出现减轻或消失时,则有可能是病情缓解的征象,但也不可大意,此时需结合血糖水平,如糖化血红蛋白等指标来进一步判断,此时仍需继续保持原有良好的生活习惯，以保持血糖平稳，延缓糖尿病并发症的发生发展。

3. 导致空腹血糖偏高的原因有哪些？

（1）生理状态下，熬夜、劳累、夜间加餐等原因均会导致第二天空腹血糖升高。

（2）病理状态下，如患有肝病，肝糖原在体内储存时出现问题也会影响空腹血糖；其他疾病如甲亢、肾上腺皮质醇增多也会引起血糖异常。

（3）糖尿病患者在治疗情况下，如出现血糖控制良好，仅空腹血糖升高的现象，可能与以下两种原因有关：即"黎明现象"和"苏木杰反应"。

黎明现象：是指患者夜间未曾发生低血糖，其血糖在每天黎明以后，凌晨3点~8点逐渐升高的现象。黎明现象发生的原因可能与午夜过后体内胰岛素拮抗激素，如糖皮质激素、生长激素分泌的量逐渐上升有关。为了对抗血液中胰岛素拮抗激素的增多，需要机体分泌较多的胰岛素才能将血糖维持在正常范围，而糖尿病患者由于胰岛素缺乏，无法使血糖保持在正常水平，从而造成空腹血糖升高。

苏木杰现象：是由于晚餐前或睡前降糖药（促泌剂）或者胰岛素使用过量，导致夜间低血糖发生，机体为了调整血糖，促使体内胰高血糖素、生长激素、肾上腺皮质激素及肾上腺素等激素均显著分泌增加，使病人的血糖保护性地升高。简单来说苏木杰现象就是低血糖后的高血糖现象，即"低升高"。很多人认为早晨血糖高说明睡前胰岛素注射的剂量不足，于是增加睡前胰岛素的剂量，然而却发现睡前胰岛素增加后并不能缓解这种现象，此种做法易出现更为严重的低血糖反应。

4. 血糖升高还与哪些疾病有关？

很多人都认为，只有糖尿病才会引起血糖升高，其实还有很多可以引起血糖升高的疾病，若未发现这些疾病而单纯降糖，不仅治标不治本，且容易使疾病加重。

（1）胰腺外分泌疾病：当胰腺因为严重疾病导致细胞被大量破坏后，不仅胰腺分泌消化液（外分泌）功能会受到影响，分泌胰岛素（内分泌）的功能也不可避免地受到波及，最终导致血糖升高。如重症胰腺炎、胰腺大部切除术后、胰腺肿瘤、胰腺囊性纤维化、纤维钙化性胰腺病等。

（2）肝源性疾病：肝脏是作为葡萄糖存储和释放的重要脏器，如果出了严重疾病，也会导致血糖升高及波动幅度加大，如急慢性肝功能衰竭、肝硬化等，这时候恢复肝脏功能就十分重要了。

（3）其他内分泌疾病：人体内存在多种由内分泌腺体分泌的升高血糖的内分泌激素，所以这些相应的内分泌腺体的疾病会使这些激素分泌增加，最终引起血糖升高。常见的如库欣综合征、醛固酮增多症、嗜铬细胞瘤、肢端肥大症、甲状腺功能亢进症、胰升糖素瘤、生长抑素瘤等。

（4）其他少见病：如卟啉病、脂肪萎缩、胰岛素自身免疫综合征等。

5. 如何避免低血糖的发生？

当血液中的葡萄糖浓度低于正常水平，此时可能出现头晕、出汗、心慌、饥饿感、昏迷甚至永久性脑损伤和死亡等症状，这在糖尿病患者中较为常见。

在不出现并发症的情况下，人体普遍对高血糖不会感到太明显的症状，但是低血糖则会出现严重的症状甚至引起死亡。不仅限于糖尿病患者，正常人也会偶尔出现低血糖反应，其发生多是由长时间饥饿或大量运动所导致。鉴于低血糖的危险和对健康的影响，必须加以重视，应尽可能减少此类事件的发生，故要做到以下几点：

（1）养成良好的生活习惯：保持规律的生活作息时间，限制饮酒量，合理制定运动计划，规范应用降糖药，按时服药等。

（2）恰当的运动：空腹运动时燃脂效率会小幅度提高，但也有很大的低血糖风险，并且增加人体的疲劳感，直接影响训练效果，因此不推荐空腹运动；适当增加抗阻运动（也称力量训练），可增加肌肉含量，提升肌糖原的储备能力，对于避免低血糖的发生和稳定血糖波动幅度都有一定的帮助。

（3）制定合理的血糖控制目标：不同年龄段的血糖控制目标不尽相同，而过于严格的控制会增加低血糖的风险，因此对于频发低血糖或发生低血糖风险较高的糖尿病患者除了调整治疗方案外，还应适当放宽血糖控制目标。

（4）加强血糖监测。监测包括空腹、餐后2小时、入睡前等时段血糖值并记录，若睡前血糖≤5.6 mmol/L时建议进食，预防夜间低血糖。

（5）随身携带预防低血糖的食物及求助卡，一旦发生低血糖，可有备无患。

（6）低血糖反复频繁发作时应及时就医，查明原因。

6. 如何预防运动性低血糖？

运动性低血糖主要是因为在运动的过程中身体大量地消耗能量，活动之后机体能量不能及时得到补充，所以此时有可能会引起低血糖。那么这种情况要如何避免呢？

主要注意两个方面。一方面是改善运动前饮食结构，即摄取足够蛋白质类食物。这类食物不会迅速刺激胰岛素分泌，且消化并转换成葡萄糖的速度也比较慢，可以缓慢地为人体提供能量，有利于防范运动性低血糖的发生；另一方面是控制运动强度及时间，一般不宜做剧烈运动，运动时间也不宜过长，应以适当的有氧运动为主，比如散步、快走、太极拳等。还要尽可能避免空腹运动，尽量选择在餐后30分钟至2小时之间运动，餐后2个小时以后至下一餐前则尽量不要运动，这样既能控制餐后血糖，又能预防运动性低血糖。

除了上述两方面，运动时还要随身携带适量面包、糖果、饮料等能可以快速升高血糖的食物，如果出现头晕等不适，应该及时休息并马上食用携带的食物，可以及时地补充能量，快速缓解相关症状，防止低血糖进行性加重；不建议携带巧克力，事实上，巧克力的主要成分是脂肪，反而不利于短期内快速提升血糖水平；对于糖尿病患者避免在服药后、进餐前这段时间里运动，此时较容易诱发低血糖。

如果平日频繁发生低血糖或者无缘无故地出现低血糖，应及时到医院内分泌科就诊，查明原因。

7. 如何预防糖尿病酮症酸中毒？

酮症酸中毒是糖尿病患者最常见的急性并发症，一定要加以重视，表现为乏力、恶心、多尿、嗜睡、呼气有烂苹果味甚至出现心跳加快、血压下降、脱水、昏迷等症状，若未及时诊治，病情可迅速恶化，危及生命。

预防糖尿病酮症酸中毒的发生，要积极地控制患者的血糖，加强日常血糖监测。当随机血糖超过 19.05 mmol/L（血酮体 ≥ 3 mmol/L）时，可预警糖尿病酮症酸中毒的发生。

1型糖尿病患者因其胰岛素绝对缺乏，本身就有自发糖尿病酮症酸中毒的倾向，非常依赖外源性胰岛素的补充，一旦擅自停用或不正确地更改胰岛素剂量就很容易诱发糖尿病酮症酸中毒，因此在平日饮食管理和血糖管理都要更加严格。2型糖尿病患者也不要掉以轻心，虽发病较缓慢，相对来说发展成酸中毒的风险比较小，但在感染、应激、药物等诱因下或血糖长期控制不佳也可引发糖尿病酮症酸中毒，并且一旦发展成酸中毒，因其血糖控制欠佳时间较长，往往可能伴随有大血管病变，纠正难度较大，易在治疗的同时发生心脑血管意外。因此无论是1型还是2型糖尿病患者都要养成定期监测血糖的好习惯，了解相关知识能够识别早期症状，从而第一时间去医院就诊，为自己的身体负责。

糖尿病酮症酸中毒，预防重于治疗，只要我们平时预防得当，绝大部分都是可以杜绝糖尿病酮症酸中毒发生，应做到以下几点：

（1）不能暴饮暴食：饮食过量、过甜或不足，酗酒等都会加重糖类、脂肪、蛋白质三大营养物质代谢紊乱，血糖短时间内上升过快容易诱发 DKA。糖尿病患者要让三餐定时定量、保持一定规律。

（2）规律用药：要遵从医嘱，切忌自行中断胰岛素注射或降糖药口服，避免擅自减少或增加剂量。糖尿病需要长时间地服用降糖药物，不要停用或改量很容易让血糖反弹并且诱发酮症酸中毒。

（3）劳逸结合：适当的运动可以增强体质、避免感染，同时还能加强机体对葡萄糖的利用，也是稳定血糖的方法之一，可选择游泳、慢跑、散步、羽毛球、踢毽子、打太极等。切忌剧烈运动，切勿空腹运动；过度劳累或长期精神紧张，会使调节功能发生紊乱，引起血糖值的波动，故应注意休息，合理安排作息。

（4）预防感染：患者应注意预防各种感染（其中肺炎、泌尿系统感染、皮肤化脓性感染比较常见），注意冷热适宜，预防感冒。感染可造成机体高度胰岛素抵抗，胰岛素相对不足。糖尿病酮症酸中毒又可以合并感染，两者相互影响，恶性循环，使得治疗更加复杂。

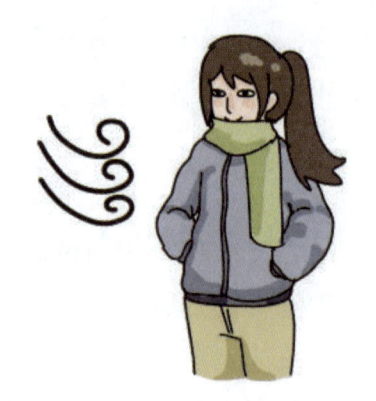

（5）定期监测血糖：只有严格监测才能让自己了解血糖情况，避免血糖过高过低而诱发酮症酸中毒。

总之，预防糖尿病酮症酸中毒的关键就是良好地控制血糖，对于有其他基础疾病的患者，尤其是可以诱发酮症酸中毒的疾病（如严重感染、严重的心脑血管疾病），要积极进行治疗，同时要注意个人卫生，在日常生活中要保持良好的心态，控制饮食，加强体育锻炼，在医生的指导下合理使用降糖药物，并做到定期到医院内分泌科就诊，就能更好地预防糖尿病酮症酸中毒的发生。

8. 如何预防糖尿病高血糖高渗状态？

高渗性非酮症性糖尿病昏迷简称糖尿病高渗状态，多见于老年人，是一种性命攸关的糖尿病急性并发症，其发病率比糖尿病酮症酸中毒低但死亡率显著高于糖尿病酮症酸中毒。

糖尿病高渗状态可出现烦渴、恶心、头晕、疲乏无力、体重明显下降、皮肤、黏膜、口唇干燥，随着脱水的加重，可出现反应迟钝、表情淡漠、嗜睡、血压下降、意识模糊甚至昏迷。为预防其发生要做到以下几点：

（1）糖尿病教育：高血糖高渗状态最重要的预防是教育，应让患者及其家人了解更多糖尿病相关知识，能够早期识别症状和体征，发现异常及时救治；随着自我血糖监测技术的应用，患者要养成定期监测血糖的好习惯，能够在发生严重的高血糖和渗透性利尿前，及时预警。

（2）控制血糖：糖尿病患者应遵循医生的治疗方案，合理使用药物进行血糖控制；定期监测血糖水平，确保血糖在目标范围内，如血糖持续不达标，应及时调整降糖方案；每日监测空腹血糖、餐后血糖，在医生建议下，合理使用降糖药物，且不可随意停用胰岛素；勿一次性大量进食含糖量高的食物或饮料，体内血糖的迅速升高也可能出现糖尿病高渗状态。

（3）避免脱水：糖尿病患者应保持足够的水分摄入，并且根据个人情况增加水分摄入量，尤其老年人渴感阈值升高，更要主动饮水，以免造成脱水和血液浓缩；避免暴饮暴食、剧烈运动和高温环境等因素，降低脱水风险。

（4）适当运动：控制体重，定期进行适当的有氧运动可以帮助消耗体内多余的热量，比如打太极、散步等。

（5）药物方面：许多药物也均可成为诱因，如大量使用糖皮质激素、噻嗪类或呋塞米等利尿药、普萘洛尔、苯妥英钠、氯丙嗪、西咪替丁、甘油、硫唑嘌呤及其他免疫抑制剂等，均可造成或加重机体的胰岛素抵抗而使血糖上升。应加强血糖监测，以便及时处理。

（6）控制感染：上呼吸道感染和泌尿道感染时，胰岛素拮抗激素增加，如糖皮质激素，能够抑制组织对葡萄糖的摄取，可能会引起糖尿病高渗状态，故在出现感染性疾病时应及时、积极地治疗。

9. 如何预防糖尿病肾病？

糖尿病肾病，中医称之为消渴病肾病，是糖尿病最常见的慢性微血管并发症之一，是导致慢性肾病以及终末期肾病的主要原因。慢性肾脏病，包括肾脏结构的改变以及功能方面的障碍，其发生的危险因素包括不良生活习惯、年龄、病程、血糖、血压、肥胖、血脂、尿酸等。

降糖和降压是糖尿病肾病的基础治疗方式，其预防内容同样包括定期接受检查、控制血糖和血压、防治泌尿系统感染、限制食盐摄入等。建议2型糖尿病患者在确诊时即进行肾脏病变的筛查，以后每年应至少筛查一次，具体项目包括尿常规、尿ACR和血肌酐。患者平时要多注意身体的变化，当出现不明原因的水肿、尿有泡沫、腰部酸痛、全身乏力等不适症状时，应及时前往医院检测肾功能等，由医生进行针对性的、系统性的治疗。

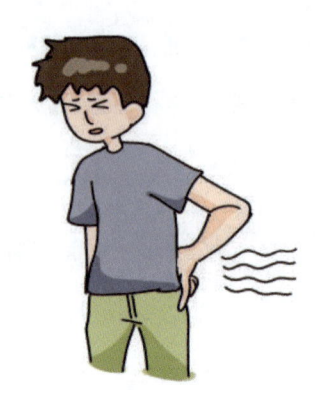

要预防糖尿病肾病，主要应该从以下几个方面入手：

（1）控制血糖水平：对于已经被诊断为糖尿病的患者来说，控制血糖是预防糖尿病肾病最关键的一步，高血糖通过多种途径导致肾小球硬化，长期严格地控制血糖，可以延缓糖尿病肾病的发生发展。应遵循医生的建议，坚持按时服用降糖药物或注射胰岛素，根据血糖情况，及时调整治疗方案。

（2）控制血压：高血压是导致糖尿病肾病发展的重要风险因素，严格控制高血压能明显减少糖尿病肾病患者尿蛋白水平，延缓肾功能损害的进展，所以高血压患者应定期测量血压，合理应用降压药物，保持良好的血压控制。推荐大于18岁的非妊娠期糖尿病患者应将血压控制在130/80 mmHg以下。

（3）定期检查肾功能：定期进行肾功能检查，包括测量尿液中的蛋白质水平（尿蛋白定量）和肾小球滤过率。这些检查可以帮助早期发现糖尿病肾病，并及时地采取治疗措施。

（4）保持良好的生活习惯：健康的生活方式，也是预防糖尿病肾病的重要措施。生活习惯要健康规律，如戒烟、限制饮酒、适度运动、控制体重、改变饮食结构以及减少热量摄入、限盐、减少含糖或高糖食物的摄入，保持良好稳定的情绪等。在日常生活中，糖尿病患者勿食用过多的植物蛋白（豆类及豆制品）以免加重肾脏负。

（5）注意药物选择：在可能的情况下，避免使用可能对肾脏有损害的药物，如某些非甾体类抗炎药物（NSAIDs）等；许多患者在与其他糖尿病患者交流病情时，很容易听从他人的意见，人云亦云，这是不对的。每位糖尿病患者胰岛功能、病史、症状不同，其对应的降糖方案也不同，因此在使用药物之前，一定要寻求医生的专业意见，做好健康评估后，贴切地制定个体化的降糖方案，切勿自行选用药物。

通过以上介绍大家对糖尿病肾病的预防已经有了一定了解，若发现尿中有泡沫时，一定要引起重视并及时去医院就诊。建议至医院内分泌科就诊。

10. 如何预防糖尿病周围神经病变？

糖尿病周围神经病变是糖尿病最常见的慢性并发症，是由于血糖水平控制不佳，损伤神经系统所引起，可表现为手足末端的麻木、发凉或踩棉感、蚁行感、刀割感、烧灼感等感觉异常等，常呈双侧对称性的改变。推荐所有的 2 型糖尿病患者和 1 型糖尿病患者诊断五年以上后，均应进行糖尿病神经病变筛查，以后的每年均应该筛查一次。

对于包括糖尿病周围神经病变在内的并发症始终坚持"防大于治"，应做到以下几点：

（1）良好的血糖控制：从病因方面进行预防，最根本和最重要的预防措施就是通过饮食、运动、药物治疗等措施积极控制血糖水平及其波动幅度，良好、稳定的血糖水平能够有效延缓糖尿病并发症的发生发展，有助于提高糖尿病患者的生存年限以及生活质量。

（2）控制血压，纠正血脂异常：高血压和异常血脂水平是诱发神经病变的重要危险因素。通过健康饮食、适当的运动和医生建议的药物管理来维护良好的血压和血脂。

（3）饮食调整：低盐低脂糖尿病饮食；要确保足够的维生素和矿物质摄入，维生素 B12、叶酸、维生素 E、钙等有助于保护神经细胞健康。

（4）改变生活习惯：应戒烟限酒。吸烟和酗酒会损伤血管及神经，加速糖尿病周围神经病、心脑血管疾病的发生发展。

（5）适当运动：适当的有氧运动（如散步、游泳、骑自行车等）可以提高血糖水平的稳定性并促进周围神经的血液循环，改善神经功能。

（6）定期检查：糖尿病患者应定期进行神经病变的筛查及评估，加强足部护理，在日常生活中可用温水泡脚，加强足部血液循环，但要注意水温避免烫伤引起糖尿病足。对于糖尿病病程较长，或合并有眼底病变、肾病等微血管并发症的患者，建议应该每隔3～6个月即进行复查。

怀疑有神经损害的患者应注意与腰椎间盘突出症、下肢动脉硬化性闭塞症等疾病相鉴别。许多有腰椎间盘突出症的患者在出现下肢感觉异常或行走不便时，常认为是基础疾病所带来的影响，一味地忍耐或者通过静养等方式来缓解疼痛，就会延误疾病的治疗，使疾病的预后变差，糖尿病生活质量下降。因此预防糖尿病周围神经病不仅要积极治疗基础疾病、控制血糖、及时复查，也要多掌握一些糖尿病相关的基础知识，早发现早治疗，切莫耽搁。

11. 如何预防糖尿病性骨质疏松？

骨质疏松症是指各种原因引起的一种全身性骨骼疾病，特点是使骨量减低和骨组织的微结构遭到破坏，从而使骨脆性增加，导致患者容易出现骨折的全身代谢性骨病，可表现为疼痛、活动受限、脊柱变形、骨折等。

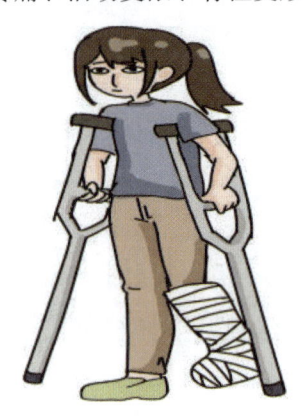

糖尿病引起的骨质疏松，属于继发性骨质疏松。体内的高糖环境，不仅容易造成血管的损伤，也容易造成对骨质的损害，有研究表明，糖尿病患者患骨质疏松的风险要远高于血糖正常者。那么糖尿病患者要如何预防骨质疏松呢？

（1）积极控糖：注意血糖监测，要在医生的指导下使用降糖药或胰岛素，避免长期高血糖对骨骼的不良影响，一般选择降糖药物时不选用噻唑烷二酮类药物以免影响骨代谢。

（2）饮食方面：合理饮食，在糖尿病饮食的基础上，增加钙、磷、维生素D的摄入；日常生活中，可以通过饮食来摄取（如饮用牛奶、豆浆等），既补充蛋白质，又能够补充钙质；注意骨头汤不能补钙，它的脂肪含量很高，经常喝骨头汤会让人长胖，还会影响到血脂；也可以选择碳酸钙、枸橼酸钙等含钙量较高的药物，但具体的药物应通过积极就医，在医生指导下用药。

（3）积极锻炼：坚持运动也是防止骨质疏松的有效途径，适当的运动可以促进人体的新陈代谢，有益于血糖、体重控制，保持健康的骨重建，保持平衡和肌肉协调性，避免跌倒；应多进行户外运动，多晒太阳，有助于维生素 D 的吸收，帮助身体满足对钙元素的需求。

（4）定期进行骨密度测定：对糖尿病患者来说，做好骨质的监测是非常重要的，因为大多数糖尿病患者会患有骨质疏松的风险。

（5）戒烟、限酒。

12. 如何预防糖尿病视网膜病变？

糖尿病视网膜病变是常见的糖尿病慢性并发症，属于微血管病变，也是成人失明的主要原因。糖尿病视网膜病变的危险因素除高血糖、高血脂、高血压等基础疾病外，还包括糖尿病合并妊娠、亚临床甲减、遗传等。糖尿病视网膜病变可能出现视力模糊、视野缺损、飞蚊症、眼底出血甚至失明，一旦发现类似症状应及时到医院就诊。

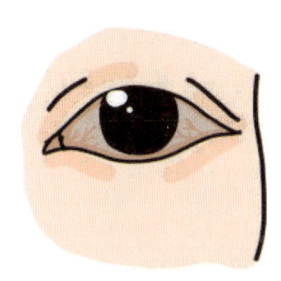

糖尿病患者血糖控制越不好、病程时间越长、血糖波动越大越容易出现糖尿病视网膜病变，以下是预防糖尿病视网膜病变的基本措施：

（1）控制血糖、血压、血脂：避免长期血糖控制不稳，将血压、血脂控制在目标范围内是防治糖尿病视网膜病变的基本措施。

（2）合理的饮食搭配：均衡摄入蛋白质、脂肪、碳水化合物、维生素等营养物质，平时可以多吃绿叶青菜，大量的叶黄素可以改善眼部微循环；合并糖尿病性肾病的患者要注意减少植物蛋白的摄入，要保证低盐、低脂、低优蛋白饮食。

（3）运动方面：适当多进行户外活动，提高眼睛的免疫能力，防止发生眼底病变，还能增强体力，改善机体对胰岛素的敏感性，有助于高效控制血糖，但应避免过于剧烈的运动。

（4）合理用眼：生活中应避免眼睛过度疲劳，尽量避免过度使用电子产品，使用电脑或者手机一段时间后，做眨眼运动，可以改善睫状肌的调节作用，或者做眼保健操，眼睛周围有很多穴位，许多经脉由此而过，通过按摩刺激这些穴位可以明显改善视疲劳状态；减少在低光、昏暗的环境下进行阅读等活动。

（5）定期检查：定期进行常规眼科检查，这样可早发现早治疗，使视力得以保存。1型糖尿病患者发生糖尿病视网膜病变往往较早且较为严重，在诊断的五年内应该进行综合性的、全面性的眼病检查，未出现糖尿病视网膜病变者应至少每1~2年复查1次，合并糖尿病视网膜病变者则应增加检查频率；2型糖尿病患者则稍晚一些，常与糖尿病性肾病一同发生，应在诊断时即进行首次眼病筛查。

自觉出现视力减退、复视等症状的患者不可自行应用药物，要及时就医，检查有无眼底出血等情况发生，遵循医嘱，进行积极的治疗。糖尿病的并发症一般都是不可逆的，因此要密切关注病情变化，尽量延缓疾病发展，若出现严重的糖尿病性视网膜病变可在专业医生的建议下考虑进行手术等治疗。特别需要注意的是：对于患有糖尿病视网膜病变的妊娠期女性来说，孕期病变进展快，怀孕3个月内需要做眼科检查，以后至少每3个月复查一次直至分娩。

13. 如何预防糖尿病胃肠道疾病？

糖尿病胃肠病是糖尿病常见并发症之一，其病变可以发生在从食管至直肠的消化道的各个部位。胃部无法正常消化、排空食物，常会出现胃胀、腹痛、恶心、呕吐等症状。其中1型糖尿病患者早期就有合并胃肠道功能紊乱趋势，而2型糖尿病患者随着病程的发生发展，会出现以糖尿病性便秘、糖尿病性腹泻两种形式的胃肠道反应。一旦病发，可对患者食物消化、吸收造成影响，导致血糖控制紊乱，最终形成恶性循环。

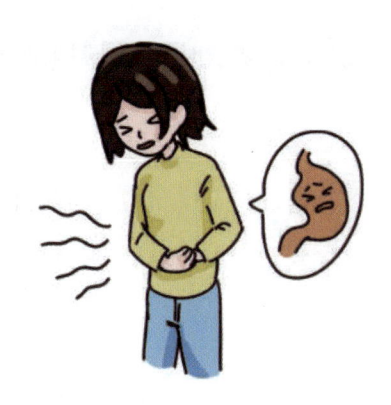

对于糖尿病胃肠道疾病，严格控制血糖是基础，针对有明显症状者应进行适当的对症治疗，腹泻的病人不要忍耐和克制便意，便秘的病人可以适度运动以促进肠道蠕动，保持心情舒畅。那么糖尿病患者到底该如何做，才能预防消化问题出现呢？

（1）控制血糖：对糖尿病患者来说，所有的并发症其实都是因为血糖控制不佳、血糖持续升高。因此，维持血糖稳定，是避免胃肠道受损的有效措施。血糖得到有效控制，糖尿病所带来的影响自然会减轻，要把糖化血红蛋白维持在正常范围之内。有研究表明，食管功能以及胃功能受损程度与糖化血红蛋白升高呈现正比。患者应积极配合医生使用药物，且有极好的用药依从性，同时还要从日常生活中入手，进行综合性调整。

（2）规范饮食：应保持规律的进食习惯，尽量采用少量多餐的饮食模式且每餐的进食量应适度，勿暴饮暴食。过饥或过饱，都会使胃的运转传导功能失常而致消化不良；合理膳食，营养均衡，不能进食太多的辛辣、冰凉、油炸、熏制、腌制等刺激性食物，养成细嚼慢咽的好习惯，同时也要注意饮食卫生。

（3）远离不良生活习惯：烟酒、熬夜、浓茶、过度情绪刺激、过度劳累等都会刺激胃肠道，增加糖尿病患者患胃肠道疾病的风险。

（4）不能忽视胃肠道症状。许多患者并不了解糖尿病的相关知识，并不清楚糖尿病会出现哪些系统或器官的病理改变，故在出现胃肠道反应时，认为与糖尿病并不相关，这一认知是错误的。糖尿病是一种慢性全身性疾病，可累及包括消化系统在内的多个系统，这些不适症状的产生，都有血糖控制不佳的因素存在，因此糖尿病患者出现胃肠道不适症状，如恶心呕吐、饭后腹胀、食欲不振、消化不良、便秘、反流时，要及时就医以明确诊断，从而制定下一步治疗方案。

14. 如何预防糖尿病足？

糖尿病足是糖尿病严重和治疗费用高、治疗疗程长的慢性并发症之一，严重者可能会导致截肢甚至死亡，主要是由于神经病变、血管病变、感染和外伤引起。糖尿病患者长期处于高血糖会造成末梢神经及血管的损伤，对外界感觉不敏感，再加上伤口不易愈合，滋生细菌进而导致足部感觉障碍、溃疡、感染、坏死等问题。

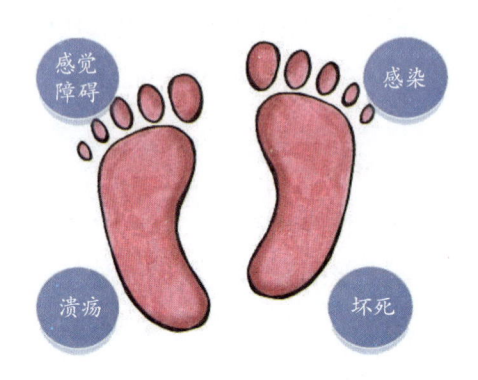

糖尿病足强调"预防重于治疗"，糖尿病足治疗困难，但预防措施常比较有效，这就要求糖尿病患者及其家属要增强意识，加以重视。合并大血管及微血管病变的糖尿病患者要尤为注意，应每年进行全面的足部检查，学习、了解糖尿病及糖尿病足相关知识，对于预防疾病的发生发展有至关重要的意义，可以有效减少糖尿病足高危患者病变的发生，不仅节约金钱，还能有效提高患者的生存质量，延长患者的生存时间。故预防的关键点：定期检查患者是否存在糖尿病足的危险因素；教育患者及其家属日常进行足部护理；去除和纠正容易引起溃疡的因素。

糖尿病足患者及其家属的教育内容包括：每天进行双足的检查，尤其是足趾间，包括足底、趾甲、脚趾等，查看有无疼痛、麻木、刺痛、水泡、溃疡、感染等症状；定期洗脚，用干布擦干，洗脚时水温要合适，低于37℃，患者对温度的感觉减退，可由亲人代替试温，防止烫伤；不宜用热水袋等物品直接保暖足部；尽量避免足部外伤；勤换袜子；选择透气、宽松的鞋子，尽量避免穿高跟鞋或锐头鞋；避免赤足行走；出现不适时及时就医，及早发现异常，才能采取有效措施，避免糖尿病足的进一步发展。

控制血糖水平也是预防糖尿病足的关键措施。平时需要严格遵循医生的建议，控制饮食，按时注射胰岛素或服用降糖药物，以维持正常血糖水平。

戒烟也是预防、控制糖尿病足的有效途径，吸烟可以导致血管收缩、痉挛，不利于血液流通。

总之，糖尿病足要从日常生活、饮食营养和运动等方面综合考虑，同时要加强自我检查，及早发现足部病变，避免糖尿病足的发生及发展。

15. 糖尿病足如何早期发现足部病变？

糖尿病足的临床表现主要可分为两个部分：神经病变表现和下肢缺血表现。神经病变表现可出现患肢皮肤干，汗液分泌异常，足部麻木刺痛、烧灼痛、感觉减退或缺失，可出现袜套样改变、蚁行感、踩棉感等；下肢缺血表现可出现皮肤营养不良的情况，如容易出现色素沉着、容易留有瘢痕、皮肤干燥弹性差，还可能出现肌肉萎缩，皮温下降，足背动脉搏动减弱或消失，部分患者可能出现间歇性跛行，若病情未得到及时、有效的控制，可能会出现静息痛，足趾端容易出现坏疽，关节等容易受压部位出现溃疡等情况，严重者可能出现全身性的感染。

为减缓并发症的发生发展，糖尿病患者应进行全面的足部检查，评估当前阶段神经病变的症状（有无疼痛、烧灼、麻木感、感觉异常等）和下肢血管疾病（有无下肢疲劳、跛行、下蹲起立困难等），检查应包括皮肤视诊（检查有无畸形、溃疡、皮肤颜色变化等）、神经评估（10 g尼龙丝试验和针刺或振动觉试验或踝反射）、血管评估（下肢和足部血管搏动）等。

若足背动脉搏动正常，尼龙丝触觉试验正常，没有足畸形以及明显的糖尿病慢性并发症，则属于无足病危险因素的患者，可进行一般的糖尿病足预防教育。若出现下述症状者应及时就医接受专业的治疗：自觉腿、脚发凉或感觉不出发凉，但皮肤温度降低；皮肤色泽异常，足抬高时苍白，下垂时紫红；皮肤干燥、角化、变脆、常易裂口、变薄且发亮、弹性差等皮肤营养不良的表现；麻木、刺痛等肢体感觉异常表现；局部体毛、趾甲、肌肉的异常变化，如患处体毛减少或脱落、趾甲变厚或脆薄变形、足部肌肉、皮下组织萎缩、爪形趾、足底鸡眼或胼胝、足变畸形等；用手摸足背及胫后动脉搏动减弱或消失，下肢静脉充盈时间延长。

刚确诊的糖尿病患者应及时了解并掌握糖尿病的病因、进展、预后等情况，充分认识到疾病的严重性，这有助于糖尿病患者的病情控制；对于糖尿病病程较长的患者也绝不能掉以轻心，认为血糖基本达标，就不会发生严重并发症，要知道糖尿病患者控制好血糖只是基础目标，最终目标是要延长糖尿病患者的生存时间，提高糖尿病患者的生活质量，这就意味着要尽可能延缓糖尿病并发症的发生发展，提高疾病警惕性，生活中严格要求自己，定期检查、规范饮食、合理作息。

16. 糖尿病足应该如何护理？

糖尿病足严重者需要截肢，由此可见，对糖尿病患者的足部护理是非常必要的：

（1）需家属协助：糖尿病足患者由于感知功能出现损伤，常无法正确地感受温度、有无压痛等情况，这就要求糖尿病足患者家属投入精力进行家庭护理，并具备一定的医学相关知识，能够识别烫伤、外伤等可能诱发或加重糖尿病足的因素，掌握基本的消毒、抗菌技能，在日常生活中尽量避免感染。

（2）积极控制血糖：控制血糖是预防、护理、治疗糖尿病足最基本、最关键的条件。合理饮食和治疗是预防和护理糖尿病足的基本条件。

（3）每晚用温水洗脚一次，每次10~15分钟，水温不得超过37℃，泡脚时先用手、手肘部试水温或者由家属辅助，以免患者因感觉障碍发生烫伤，避免使用刺激性的肥皂，泡完脚后使用柔软的毛巾擦干足部，特别是擦干脚趾之间部位。

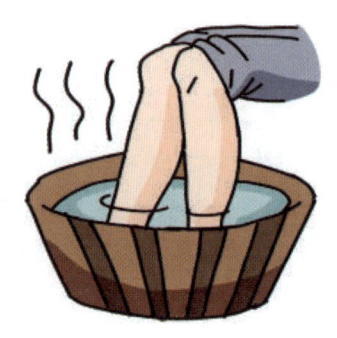

（4）每日查看足部和趾间有无水泡、抓伤或皮损，必要时可用镜子或者由家人协助查看足底。每天要对自己所穿的鞋进行检查，包括异物、趾甲屑、鞋的里衬的平整情况，不穿过紧的或有毛边的袜子或鞋，不要穿趾间夹带的草鞋或拖鞋。

（5）避免赤足行走，足部过于干燥者可以使用无刺激性的润滑乳液滋润足部皮肤，降低足部皮肤皲裂、损伤的概率。

（6）剪脚指甲时要尤其注意，糖尿病患者伤口不易愈合，尽量避免用尖锐的利器修剪指甲的两端，指甲要修剪平整，双手出现神经病变或者视力不佳者要积极寻求家人的帮助。

（7）不要使老茧过多地在足部堆积，其不利于汗液分泌，可以进行热敷之后再由家人辅助清除老茧、防止出现皲裂，不得使用锋利刀具。

（8）如果发现足部有赘生物等，不能自行应用化学药物涂抹，应寻找专业的医生进行治疗，并如实陈述自己的既往病史。

（9）平时要注意足部的血流循环，可以适当进行有助于促进脚部血液循环的动作，保持血液流向足部，坐位时双脚放好，不要较长时间的交叉腿，可适当活动足趾，足部的运动方法包括提足跟—足尖运动、甩腿运动、下蹲运动等。

（10）有脚气的患者要格外注意，及时到内分泌科、皮肤科就诊，防止真菌的大量繁殖加速糖尿病足的进程，擦脚巾不得滥用，以免真菌传播，并且要定期消毒、更换，防止细菌大量繁殖，造成严重后果。

（11）适度运动有助于糖尿病患者降血糖，但糖尿病足患者不建议剧烈运动，要尽量避免双足过度负重，减少足部受压的机会，否则容易造成足部的组织损伤、局部溃疡等，有可能出现严重的感染、坏疽，也会增加截肢的风险。在血糖控制得当，糖尿病足病情平稳时，可以采取散步、太极拳等活动。

（12）糖尿病足患者要注意保持心情舒畅，不要过度焦虑，家属也要及时地进行情绪疏解，多交流，避免心情郁闷和态度消极，情绪低落或大幅度波动均不利于血糖控制，而且会加速病情进展。

轻度糖尿病足患者在医生专业判断后，可以进行家庭护理，常以局部的消毒为主，每天可以用碘伏消毒2~3次，防止感染加重；病情较重者，必须及时就医，必要时进行住院治疗，由专业的医生进行病情评估，由内分泌科的专科护士进行日常消毒及换药甚至是清创等工作。

17. 如何预防糖尿病肌少症？

肌少症是指因持续肌量流失、强度和功能下降而引起的综合征，与跌倒、骨折和死亡风险增加有关。肌少症与糖尿病之间互相影响，肌少症普遍存在于 2 型糖尿病患者中，而糖尿病会通过各种机制加速肌少症的发生。那么糖尿病患者应如何预防肌少症的发生发展呢？

（1）合理膳食："千金难买老来瘦"在今天看来没有科学道理，大量的研究发现 60 岁以上的老年人不主张体重过轻，热量不足，身体会分解肌肉中的蛋白质产生能量，造成肌肉量的流失。有部分老年人因为害怕血脂"稠"有意减少瘦肉鸡蛋等重要营养物质摄入，导致出现低蛋白血症、贫血等一系列的营养问题。在血糖达标的情况下，主张少食多餐、足量饮水，改善进餐环境，鼓励陪伴进食，要保证每日的蛋白质、脂肪、维生素等多种营养物质的摄入，使体重维持在一个理想的范围；没有肾脏相关疾病的人，以 60 kg 的人来说，一天的蛋白质量约 60～90 g，每餐吃 20～30 g，约 150～200 g 的肉。建议选择鱼、肉、蛋、牛奶等优质的蛋白质来源；应补充富含维生素 D 的食物，如黑木耳、深海鱼、蛋黄、香菇，都有助于肌力提升。

（2）吃动结合：增加户外运动，保持适当的有氧运动和抗阻力运动。有氧运动包括快走、慢跑、骑脚踏车等，建议糖尿病患者可以依自己的能力一次运动 30 分钟，或是分批一次 10 分钟，累计三次，有氧运动可以促进身体新陈代谢。抗阻力运动指针对小腿、大腿、手臂等主要肌肉群的训练。一组重复 8～12 次，增加肌肉量和肌耐力，如手臂的部分，可以利用举哑铃，或是举瓶装水来进行训练；对于腿部可以进行坐位抬腿训练，简便有效，其频率因人而异，每周至少 3 次，抗阻运动可以增强肌肉力量和密度，预防糖尿病肌少症的发生。糖尿病肌少症患者在进行运动时，应该注意控制血糖水平、避免过度疲劳和受伤。

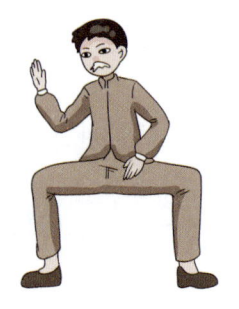

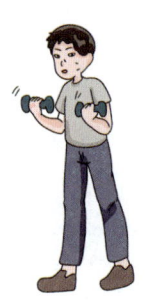

（3）充分休息：睡眠不足可能导致身体代谢紊乱。糖尿病患者应该保持规律、足够的睡眠时间。

（4）治疗基础疾病：控制血糖、血压、血脂等代谢指标达标，治疗心肺、骨质疏松、关节等疾病，纠正营养不良，合理用药。

（5）定期体检：针对肌少症医院有诊治流程，有肌肉的检测评价量表，如肌力、步行、起立、上楼梯、跌倒等一系列检测，及早诊断，及早干预治疗。

肌少症好发于高龄族群中，患者应保持健康运动习惯，提升自己的肌肉量和肌耐力。补充足够营养，就可以有效避免肌少症，让晚年生活行动自如。

18. 如何预防糖尿病合并脑血管疾病？

糖尿病脑血管病是指由糖尿病引起的颅内大血管和微血管病变，主要表现为脑动脉硬化、脑出血、脑萎缩等。糖尿病会增加脑血管疾病发生的概率，会出现全身细小动脉的血管通透性增加、血管狭窄、血管纤维素变等，进而引起动脉粥样硬化的出现，从而出现脑部血液运行受损的表现，如记忆力减退、认知障碍等。糖尿病患者出现脑血管相关症状时，往往预后较差，容易出现后遗症，因此要从以下几个方面积极进行预防：

（1）饮食方面：在日常生活中要进行糖尿病饮食；尽量避免辛辣、刺激性、过咸、过甜食物的摄入，一日三餐定时定量，可采取少食多餐的模式，科学地安排进餐次数，每餐达到7～8分饱即可，不能暴饮暴食，三餐尽量均衡，荤素搭配，结构合理。

（2）日常起居：每日监测血压，积极戒烟戒酒以降低脑血管疾病发生的概率；避免过劳，保证充足的睡眠以促进血液循环。

（3）药物治疗：糖尿病是慢性全身性疾病，需要持续的药物治疗，在选择具体的降糖药物时，要遵从医生的医嘱，既能平稳控制血糖，又能保护心脑血管，尽量减少对循环系统或其他方面的影响。

（4）心情舒畅：尽量保持心情平静，不要过激，情绪波动会直接影响糖尿病脑血管疾病的发生，要及时调整自己的心态，树立战胜疾病的自信心。

（5）运动方面：运动不仅可以释放压力，缓解焦虑，还可以增强身体的抵抗力，但前提是要根据自己实际的身体健康情况，制定适合自己的运动方案，可以在餐后 30 分钟左右开始活动，使自己微微发汗即可；平时也可选择慢跑、游泳、太极拳等适合自身强度的运动方式；注意锻炼也要循序渐进，不能突然加大运动量，以防止超负荷。

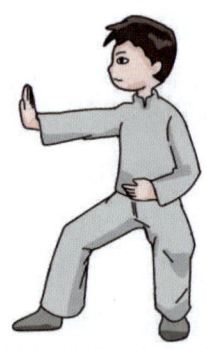

糖尿病性脑血管病变的控制主要基于良好的血糖情况，以及血压、血脂等的控制，无论是通过饮食、运动、还是药物，都是一个需要长期坚持的过程，不能懈怠，要做到持之以恒。患者及家属还要了解脑血管疾病的临床表现，在出现先兆症状时，如头痛、头晕、一侧肢体麻木、嗜睡状态等要及时就医。

19. 糖尿病应该定期检查哪些项目？

对于血糖控制尚可的一般糖尿病患者，应每 6 个月测定 1 次糖化血红蛋白，血糖控制不佳或近期调整了治疗方案者 3 个月测定 1 次糖化血红蛋白。血脂、肝功能、肾功能、血尿酸、尿常规、尿白蛋白肌酐比值（UACR）正常者可每年复查 1 次这些指标。指标异常患者可根据具体情况决定复查的频次。血糖控制不佳者应每 3 个月检查 1 次糖化血红蛋白。检查有异常的患者应增加这些项目检测的频次。

20. 糖尿病肾病应该定期检查哪些项目？

2 型糖尿病患者在诊断时即应进行肾脏病变的筛查，以后每年应至少筛查 1 次，包括尿常规、UACR、24 小时尿蛋白定量和血肌酐（计算 eGFR）。共识主张 2 型糖尿病患者确诊后每年观察肾脏疾病发展情况，而 1 型糖尿病患者确诊 5 年后每年筛查评估肾功能情况，筛查项目包括 ACR 和 eGFR。若因 ACR 或 eGFR（或两者）的持续异常被确诊慢性肾脏病后，应立即开始治疗。同时再次强调慢性肾脏病分期和对应的风险类别可用于指导慢性肾脏病筛查、治疗和转诊至肾脏科治疗的频次，并主张将 G1A3 和 G2A3 人群的慢性肾脏病筛查频次由 2 次 / 年调整为 3 次 / 年。3~4 期的患者需密切随访慢性肾脏病相关的代谢紊乱，如维生素 D、血红蛋白、碳酸氢盐、钙磷代谢、甲状旁腺激素等。应根据病情的严重程度确定患者的随访频率。

21. 糖尿病周围神经病变应该定期检查哪些项目？

糖尿病周围神经病变患者应每年筛查物理学检查，感觉定量试验和神经电生理检查。物理学检查和感觉定量试验主要是指医生对踝反射、针刺痛觉、震动觉、压力觉、温度觉 5 项检查来评估神经病变情况。针刺痛觉和温度觉检查常反映小纤维神经情况，踝反射、震动觉和压力觉常反映大纤维神经情况。有条件可进行神经电生理检查，进一步了解神经传导速度情况。

22. 糖尿病合并下肢血管病变应该定期检查哪些项目？

对于 50 岁以上的糖尿病患者，应该常规进行下肢血管的筛查。伴有下肢血管疾病危险因素（如合并心脑血管病变、血脂异常、高血压、吸烟或糖尿病病程 5 年以上）的糖尿病患者应该每年至少筛查 1 次。常见的下肢血管检查包括下肢血管动静脉彩超、下肢动脉 CTA、下肢血管造影等。对于有足溃疡、坏疽的糖尿病患者，不论其年龄，都应该及时进行全面的动脉病变检查及评估。

23. 糖尿病视网膜病变应该定期检查哪些项目？

2 型糖尿病患者应在确诊糖尿病后，尽早进行首次眼底检查和其他方面的眼科检查。1 型糖尿病患者应在确诊 5 年内要做全面的眼科检查。无视网膜病变且血糖控制良好的患者至少每 1~2 年筛查 1 次；轻度糖网患者每年 1 次，中度糖网患者每 3~6 个月 1 次，重度糖网患者每 3 个月 1 次；对于有临床意义的黄斑水肿应每 3 个月进行复查。如果糖网进展或威胁视力，需增加监测频率，由眼科医师或有经验的验光师进行散瞳眼底检查，患有糖尿病的女性如果准备妊娠，应做详细的眼科检查，告知妊娠可增加糖网的发生危险和（或）使其进展。怀孕的糖尿病患者应在妊娠前或第 1 次产检、妊娠后每 3 个月及产后 1 年内进行眼科检查。

四

术精岐黄，中医疗法教你如何预防

1. 如何将中医思维贯彻到糖尿病的预防中？

糖尿病与中医之"消渴"相对应，现代医学提出的糖尿病的预防与中医几千年以来就已经形成的"治未病"思想不谋而合。"治未病"最早见于《素问·四气调神大论》："是故圣人不治已病治未病，不治已乱治未乱，此之谓也。"由此可见中医早已经认识到了"预防为主，防重于治"思想的重要性。现代医学中对于糖尿病的预防最首要的就是降低糖尿病在健康人群的发病率，与之相应的是"未病先防"。未病先防是指在人体未发生疾病之前，采取各种预防措施，做好预防工作，防止疾病的发生。其主要从调摄情志、饮食、运动等方面论述。

从情志方面来讲，中医强调"恬淡虚无，真气从之""精神内守，病安从来"，要求人们情志上要保持心态平和，不宜大喜大悲，情绪要稳定，尤其是上了年纪的老人更是如此。情志的产生，是以人体内脏及内脏所化生的精微物质为基础的。真气虽作为情志产生的物质基础，但情志又可反作用于真气，这就是常言道的"怒伤肝、喜伤心、忧伤肺、思伤脾、恐伤肾"，不当情绪反伤身体的原因所在。

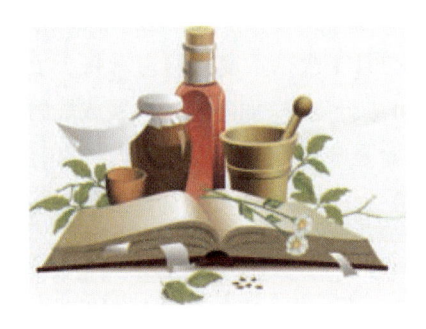

从饮食方面来讲，中医认为偏嗜肥甘厚味者，必导致脾脏功能弱化，无法正常运化水湿，促使湿热之邪停滞中焦发为消渴。如《素问·奇病论篇》中："此人必数食甘美而多肥也，肥者令人内热，甘者令人中满，故其气上溢，转为消渴。"所以合理膳食是预防糖尿病的关键。

从运动方面来讲，保健运动也是中医养生的一种主要途径，常见的保健运动有太极拳、八段锦等。通过病因分析，肥胖、缺乏体力活动是2型糖尿病发病的主要因素，尤其是对于40岁以上的中老年群体，由于身体技能逐渐下降，如果运动不足，加上精神刺激或过度劳累等因素的共同影响，就容易引起血糖升高，在体内胰岛素不能有效处理血糖的情况下，产生糖尿病。因此，通过定期做传统保健运动，一方面可以达到锻炼肌肉、调节气血、改善睡眠等目的，使患者保持积极、乐观的心理状态，减少外界环境的应急刺激；另一方面也能够提高对疾病的抵御能力，达到预防疾病的效果。

总之，将中医思维贯彻到预防糖尿病中，需要从情志、饮食、运动等方面入手，综合管理身体健康的同时，还应该遵循医生的建议，定期进行身体检查和评估，以便及时发现并处理任何潜在的健康问题。

2. 中医药如何降低患糖尿病的风险？

中医关于糖尿病的防治已有几千年历史，在辨证论治的基础上通过中药治疗，可改善血糖水平，降低患有糖尿病的风险。中药在降低患糖尿病的风险方面具有一定的作用，某些中药如枸杞、山楂、桑叶、决明子等，具有调节血糖、血脂、血压等生理指标的作用。此外，一些中草药中的成分，如黄酮类化合物和多糖类物质，也可以具有一定的抗氧化、抗炎和免疫调节作用。

中药可以通过多种方式降低糖尿病的风险，首先可以在日常通过调节饮食进行降糖。中医认为饮食对身体健康有重要影响，保持饮食均衡糖尿病患者应该避免暴饮暴食、过度饮酒和吸烟等不良习惯，以保持身体健康。同时，可以选择一些具有降糖作用的中药食材，如枸杞、山楂、桑叶、决明子等，作为日常饮食的一部分。并且，中医认为糖尿病的发生与内分泌失调有关，可以通过中药调节内分泌系统，促进胰岛素分泌，从而控制血糖水平。一些中药如黄芪、人参、茯苓等具有调节内分泌的作用，可以作为辅助治疗。中药还可以促进身体代谢，从而改善糖尿病的症状。一些具有促进代谢作用的中药如大黄、番石榴皮、薏苡仁等，可以用于糖尿病的辅助治疗。另外，中药可以调节免疫系统，增强身体抵抗力，从而预防糖尿病的发生。一些具有调节免疫作用的中药如黄芪、灵芝、人参等，可以用于预防糖尿病。除了以上提到的一些具体方法，还有一些常用的中药方剂可以用于降低糖尿病的风险，但使用中药时也需要遵循中医理论，结合个体化的身体状况进行辨证施治。因此，如果有糖尿病的疑虑，建议咨询专业的中医师进行评估和治疗。

糖尿病是一种需要长期管理和控制的慢性疾病，需要综合运用西医和中医的治疗方法，同时结合个体化的身体状况进行综合管理。患者应该遵循医生的建议和指导，定期进行身体检查和评估，以便及时发现并处理任何潜在的健康问题。

3. 养生功法在预防糖尿病中有什么作用？

传统养生功法，如太极拳、八段锦、易筋经等，确实被认为具有一定的预防糖尿病的作用。这些功法强调呼吸、姿势和动作的正确性，通过调节身体的各个系统，促进身体的健康。首先，传统养生功法可以帮助控制体重。肥胖是糖尿病的主要风险因素之一，而太极拳等传统养生功法可以帮助消耗热量，从而有助于减轻体重。其次，传统养生功法可以改善心肺功能，提高身体的氧气利用率，从而有助于减少胰岛素抵抗。胰岛素抵抗是指身体不能正常利用胰岛素，导致胰岛素功能受损的情况。此外，传统养生功法的呼吸方法可以放松身体，缓解紧张和焦虑，这对控制血糖水平也有积极影响。同时，这些功法的练习还可以增强身体的柔韧性和协调性，这对于身体的健康和平衡能力都是有益的。

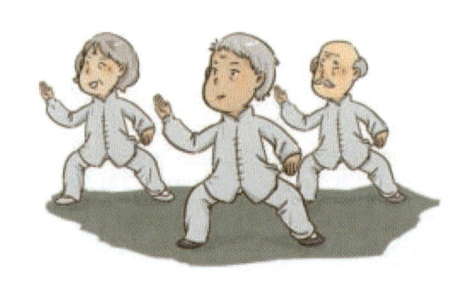

详细来说，太极拳属于武术风格，刚柔并济，其中最广为人知的为24式太极拳。太极拳是我国的文化瑰宝，前不久太极拳申遗成功，表明了世界对我国优秀传统文化的认同。新中国成立后，由国家组织创编了24式太极拳，因其动作简单易学、柔和缓慢，现已成为人们学习太极拳的入门套路。24式太极拳不仅在学校中的普及率高，而且在社会中也是有较高的影响力。又因其拳理、拳法包含着阴阳、五行、八卦等古代哲学智慧，因此太极拳也被称为"哲学拳"，由呼吸吐纳，导引养生和武术等多元素相结合，经常练习可锻炼人的精气神。

经常运动是减缓运动系统衰退的主要方式，适量的运动对人体运动系统具有明显的改善效果。尤其是老年人，随着年龄的递增，运动系统的机能开始退化，且因为年龄和身体条件的限制，老年人不能进行剧烈的活动，而24式太极拳是根据太极拳的特性所创编的简化版，动作简单易学且不受场地限制，因此成为大多数中老年人的选择。太极拳调形养精，在动形之中疏导经脉，调和气血，平衡五脏偏颇。通过调情志、通气血、和肺肾、益不足，从而可以很好预防糖尿病的发生。

健身气功八段锦因其难度小、群众参与度高也广受大众欢迎。八段锦是中国传统武术中的一种功法，也称"八式"或"八式锦"。八段锦的功法特点强调了身心合一、内外兼修的理念，对于提高身体素质和心理素质具有一定的积极作用。健身气功八段锦是一种长时间的、低强度的有氧运动，主要是通过调心、调吸、通过对身体的调理和其他运动，提高人体的气血循环，调整内脏的机能。目前有不少研究已经证实八段锦锻炼能对2型糖尿病患者的糖脂代谢具有积极的调控作用，还可强身健体、改善糖代谢紊乱，对预防糖尿病有一定好处。但是运动要适度，最好在专业人员指导下进行运动。

总之，传统养生功法作为一种传统的健身方式，已经被证明对预防糖尿病具有一定的作用。然而，这些功法的效果需要长期坚持，并根据个体化的身体状况进行评估。同时，也需要遵循医生的建议和指导，以避免过度劳累和意外伤害。

4. 针刺可以预防糖尿病吗？

针刺疗法是中医理论指导下的一种独特疗法，通过运用不同形制的针具刺激人体特定穴位，达到防治疾病的目的。针刺疗法具有适应证广、疗效明显、操作方便、经济安全等优点，深受广大群众和患者的欢迎。那么，针刺在糖尿病预防中具体有哪些作用呢？

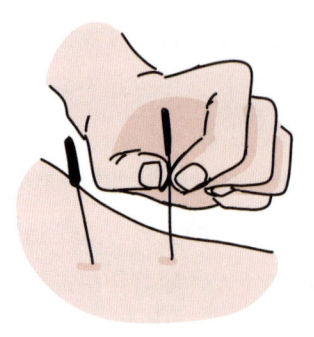

（1）调节内分泌系统：针刺疗法通过调整中枢神经系统，影响胰岛素、甲状腺素、肾上腺素等分泌，从而纠正糖代谢紊乱。通过刺激特定的穴位，针刺可以促使胰岛素水平升高，增强胰岛素靶细胞受体功能，进而促进糖原的合成代谢及氧化酵解，起到降低血糖的作用。这对于预防糖尿病及其并发症具有重要意义。

（2）改善胰岛素抵抗：针刺疗法可显著提高胰岛素敏感性，增加外周组织对葡萄糖的吸收，降低血清游离脂肪酸水平，并通过改善受体和受体后缺陷来减轻胰岛素抵抗。这意味着针刺疗法有助于改善胰岛素在体内的利用效率，从而预防糖尿病的发生。

（3）改善微循环障碍：针刺疗法可以使糖尿病患者全血比黏度、血浆比黏度等血液流变异常指标下降，高凝状态缓解，这对于改善微循环障碍、防止血栓形成、防治糖尿病慢性并发症具有重要意义。微循环障碍是糖尿病及其并发症的重要病理基础，针刺疗法通过改善微循环，有助于预防糖尿病及其并发症的发生。

（4）提高生活质量：除了上述生理层面的作用外，针刺疗法还可以通过改善患者的睡眠状况，提高生活质量，从而间接预防糖尿病的发生。糖尿病患者常常伴有焦虑、抑郁等心理问题，这些问题会进一步影响患者的代谢状态，加剧糖尿病的病情。针刺疗法通过调节人体的神经系统，有助于缓解患者的心理压力，提高生活质量，进而预防糖尿病的发生。

当然，虽然针刺疗法在糖尿病预防中具有诸多优势，但并非所有糖尿病患者都适用。因此，在选择针刺疗法时，应根据具体情况进行辨证取穴，确保治疗的针对性和有效性。

总之，针刺疗法在糖尿病预防中发挥着重要作用。通过调节内分泌系统、改善胰岛素抵抗、改善微循环障碍以及提高生活质量等多方面的作用，针刺疗法为糖尿病的预防提供了一种安全、有效、经济的手段。当然，预防糖尿病还需要结合饮食控制、运动锻炼等多种方法，形成综合防治策略。希望广大群众能够了解并重视针刺疗法在糖尿病预防中的作用，为自己的健康保驾护航。

5. 穴位按摩可以预防糖尿病吗？

为了有效预防糖尿病，人们不断探索各种方法，其中，穴位按摩作为一种传统中医疗法，因其简便易行、无副作用等特点，逐渐受到人们的青睐。穴位按摩是中医理论指导下的一种独特疗法，通过运用不同手法刺激人体特定穴位，达到调整脏腑功能、疏通经络、调和气血、平衡阴阳的目的。中医理论将人体经络视为气血运行的通道，而穴位则是经络上的特定点，通过按摩这些穴位，可以调整脏腑功能，增强机体免疫力，从而达到预防疾病的效果。

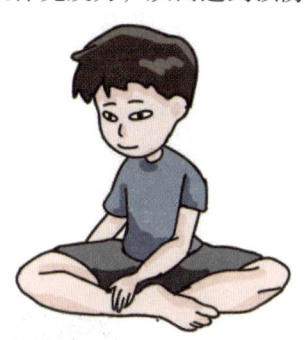

糖尿病的发生与多种因素有关，包括遗传、环境、生活方式等。中医理论认为，糖尿病与人体内的阴阳失衡、气血不和密切相关。而穴位按摩作为一种调整人体内部环境的方法，可以在一定程度上预防糖尿病的发生。一方面，穴位按摩可以刺激人体的胰岛素分泌。胰岛素是调节血糖的重要激素，对于维持血糖稳定具有重要作用。通过按摩胰俞穴、足三里穴等特定穴位，可以促进胰岛素的分泌，促进血糖的代谢和利用，从而预防糖尿病的发生。另一方面，穴位按摩还可以改善人体的代谢功能。糖尿病患者的代谢功能往往存在异常，如胰岛素抵抗、糖代谢紊乱等。通过按摩相关穴位，可以调整人体的代谢功能，提高胰岛素的敏感性，降低血糖水平，从而达到预防糖尿病的目的。此外，穴位按摩还可以改善人体的血液循环。糖尿病患者往往存在微循环障碍，导致组织缺氧、营养不良等问题。通过按摩穴位，可以促进血液循环，改善微循环障碍，为组织提供充足的氧气和营养物质，有助于预防糖尿病及其并发症的发生。

当然，穴位按摩预防糖尿病并非一蹴而就的事情，需要长期坚持。同时，按摩时也要注意手法和力度，避免过度按摩导致损伤。此外，穴位按摩虽然对预防糖尿病有一定的作用，但并不能完全替代药物治疗。对于已经患有糖尿病的患者，应在医生指导下进行规范治疗，穴位按摩可以作为辅助治疗手段。

在穴位按摩预防糖尿病的过程中，我们还需要注意以下几点：

首先，选择正确的穴位是关键。不同的穴位对应着不同的脏腑功能和经络走向，因此，在选择穴位时，应根据个人体质和病情进行辨证取穴。例如，胰俞穴、三阴交穴、足三里穴等都是预防糖尿病的重要穴位，但具体按摩哪个穴位，还需要根据个人情况而定。

其次，按摩手法和力度也很重要。正确的按摩手法和力度可以刺激穴位，达到疏通经络、调和气血的效果。一般来说，按摩时应以指腹或掌心为主，力度适中，避免过度用力或过于轻柔。

最后，保持良好的生活习惯也是预防糖尿病的重要因素。饮食、运动、心态等方面都对糖尿病的预防有着重要影响。因此，在进行穴位按摩的同时，我们还应注意调整饮食结构，适量运动，保持良好的心态，以全方位地预防糖尿病的发生。

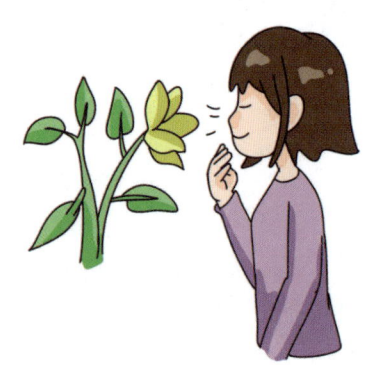

穴位按摩可以在一定程度上预防糖尿病的发生。通过按摩特定穴位，可以调整人体的阴阳平衡，促进气血运行，改善代谢功能，从而达到预防糖尿病的效果。但需要注意的是，穴位按摩并非万能之法，预防糖尿病还需要结合饮食、运动等多种方法。同时，对于已经患有糖尿病的患者，应及时就医并遵循医生的建议进行治疗。通过穴位按摩这一简便易行的方法，我们可以调整身体状态，增强免疫力，降低糖尿病的发病率。当然，这并不意味着我们可以完全依赖穴位按摩来预防糖尿病，而是应该将其作为健康生活方式的一部分，与其他预防措施相结合，共同维护我们的身体健康。

6. 艾灸对糖尿病预防有什么好处？

艾灸作为中医传统疗法之一，因其独特的疗效和安全性，逐渐被应用于糖尿病的预防领域。艾灸是将艾叶制作成艾绒和艾条，然后在选定的穴位上以各种不同的方法灸疗，通过对人体的穴位施灸，产生温热刺激作用，从而改善人体的气血运行，达到疏经通络、消瘀散结、调节脏腑气血的功能。这种疗法操作简单、疗效显著，且无毒副作用，深受人们喜爱。

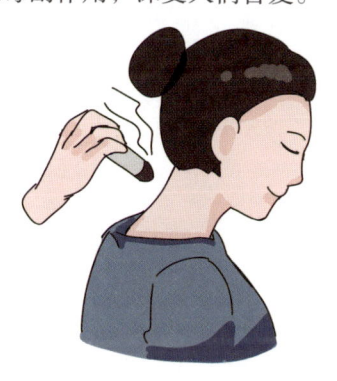

艾灸通过刺激特定的穴位，如中脘、神阙、气海、关元等，达到疏通全身经络气血的效果。这种刺激可以加速局部血液循环，改善气血运行失常的情况，有助于减少脂质物质的沉淀，从而实现减肥的目标。艾灸能够改善五脏六腑的功能，使其处于一种平衡状态。这有助于避免因五脏六腑功能不平衡所造成的身体肥胖以及代谢能力较差等问题。艾灸可以加强胃肠道的蠕动功能，帮助肠道内的物质尽快排出，避免肠道当中的脂肪过度吸收。这样可以达到减肥和瘦身的效果。艾灸能够刺激神经和内分泌系统，改善内分泌失调的情况，如月经不调等，这些都是导致肥胖的因素之一。艾灸能够加快身体的新陈代谢，促进脂肪的分解和消耗，从而达到减肥的目的。

虽然艾灸减肥具有以上多种作用机制，但减肥效果需要长期坚持才能显现。此外，减肥过程中，控制饮食和增加体育锻炼同样重要。同时，每个人的体质和具体情况不同，因此在进行艾灸减肥时，最好在医生的指导下进行，避免自行操作而出现不良反应。同时，艾灸减肥期间应注意避免暴饮暴食或过量摄入油腻性食物，以保证减肥效果。

虽然艾灸具有潜在的益处，但在实施时需要谨慎。不同的人体状况和体质可能会对艾灸产生不同的反应，因此最好在专业人士的指导下进行艾灸治疗。专业的中医师可以根据个体情况，为患者选择适合的穴位，制定合理的艾灸方案，并确保施灸的安全性和有效性。与此同时，糖尿病的预防是一个综合性的过程，艾灸作为辅助方法应该与医生的建议和药物治疗相结合。

下篇 合理治疗糖尿病

战胜糖尿病，不容忽视的"自己"

1. 为什么糖尿病治疗要"五驾马车"齐头并进？

糖尿病治疗的"五驾马车"是指从五个方面来对糖尿病进行管控，其中五个方面包括糖尿病教育、饮食治疗、运动治疗、药物治疗以及自我血糖监测。

第一，糖尿病教育。糖尿病患者通过糖尿病教育，掌握糖尿病防治及监测的相关技能，从而改变生活方式和控制血糖。通过正确认识糖尿病，培养健康的意识和信念，积极预防糖尿病，减轻心理负担，树立治疗疾病的信心，使得血糖的控制更加容易。

第二，饮食治疗。饮食治疗是糖尿病管理的基础。糖尿病患者通过控制摄入热量的比例，制定有助于控制血糖的健康饮食计划。使饮食变得更加科学、合理，有利于糖尿病的治疗，进而让病情得到一定程度的控制；有利于保持正常体重，减轻胰岛负担；有利于保护身体器官，延缓并发症的发生，同时也可以预防低血糖发生。

第三，运动治疗。运动治疗是指通过规律的锻炼控制血糖。运动可以增强胰岛素敏感性，有利于控制血糖、降低体重，保持心情舒畅。坚持规律运动的糖尿病患者死亡率显著降低。合理运动对于糖尿病的防治具有重要的意义。但应当量力而行，不可一味地运动，避免低血糖等意外发生。

第四，药物治疗。药物治疗是指在医生的指导下选择适合自己病情的药物来控制血糖。治疗糖尿病的药物有很多种，其中包括口服降糖药、胰岛素、中药等。通过药物治疗延缓病情的进展，当血糖升高且饮食或运动疗法无效，患者应及时进行药物治疗。药物治疗也是糖尿病治疗中不可或缺的一环。

第五，自我监测血糖。自我血糖监测是指糖尿病患者居家自行监测血糖数值，并且详细记录。对于糖尿病患者而言，通过自我监测来了解血糖情况；在就医时，这些血糖监测记录有利于医生对病情进行评估，明确糖尿病患者后期的治疗方案。

正确的糖尿病教育、合理的饮食、适当的运动、正确的药物、规律的自我血糖监测，这就是糖尿病治疗的"五驾马车"。只有"五驾马车"齐头并进，血糖才能保持相对稳定，延缓病情进一步发展，减少糖尿病并发症的发生。

2. 糖尿病教育的内容有哪些？

糖尿病教育包括糖尿病的一般知识、饮食运动疗法、自我血糖监测、药物治疗、急慢性并发症的预防和治疗、心理护理、特殊状况自我管理教育、足部护理教育等方面。

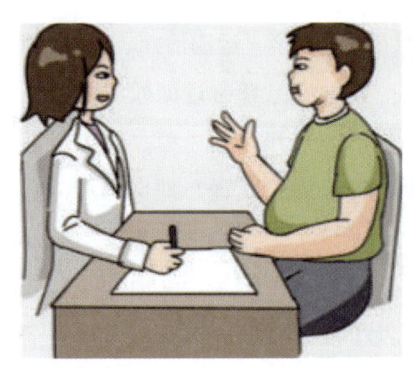

糖尿病一般知识又包括糖尿病的自然进程、糖尿病的临床表现以及糖尿病自我管理的重要性。饮食运动疗法包括糖尿病患者的治疗目标、生活方式干预措施、饮食计划、规律运动和运动处方。自我血糖监测包括血糖测定结果的意义和应采取的干预措施、尿糖监测和胰岛素注射等具体操作技巧。药物治疗包括口服降糖药物、胰岛素治疗及规范的胰岛素注射技术等方面。特殊状况自我管理教育涵盖对疾病、低血糖、应激和手术等情况的应对措施，以及糖尿病患者的备孕计划和孕期监护。此外，除了足部护理外，口腔护理、皮肤护理的具体技巧也属于糖尿病教育的范畴。

糖尿病教育涉及范围较广，患者在了解具体内容后，不但可以增强战胜疾病的信心，而且有利于养成良好的生活习惯，积极配合医生，使血糖得到更好的控制。

3. 糖尿病患者怎样进行自我管理？

第一，要按照糖尿病饮食的相关内容去管理自己的饮食。每天的饮食应包括谷薯类、蔬菜水果、畜禽鱼蛋奶和豆类食物。每天摄入谷类食物 200～300 g，其中包含全谷物和杂豆类 50～150 g，薯类 50～100 g。因粗粮在胃内存留时间长，血糖升高得相对缓慢，因此，主食也可选择粗粮，以延缓血糖的快速升高。同时因粥类、糊类等升糖指数高的食品，引起血糖的快速上升，因此，糖尿病患者不可过多食用。另外需要摄入适量的蛋白质，每周最好进食鱼虾类 300～500 g，蛋类 300～350 g，畜禽肉 300～500 g，无肾病的患者可以适量食用豆制品，以补充必需蛋白质。限制油及油脂制品的摄入，如动物脂肪、煎炸食品、肉汤等。食用蔬菜可采用炖、煮、拌、涮、生食等方法，注意部分蔬菜含有糖分，如山药、红萝卜、豆角、南瓜、茄子等。在控制总热量的前提下，尽可能做到肉、蛋、奶、蔬菜种类齐全。同时还需限制油量的使用，用于烹调的油量应每日控制在 25 g 以内；限制食盐的摄入量，食盐摄入量每日不宜超过 5 g。限制淀粉类食物的摄入量，如土豆、红薯、粉条、粉丝、凉皮、凉粉等。此外，糖尿病患者需戒烟戒酒，以保持血糖的相对平稳。

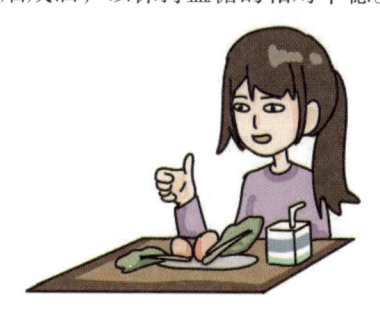

第二，要坚持适量的运动锻炼，如散步、太极拳、八段锦等。生活规律，劳逸结合，保持体重控制在正常范围之内，尽量避免超重，延缓疾病进展，减少并发症的发生。

第三，要按照医生的要求按时服药，选择适合自己病情的药物治疗。

第四，需定期监测血糖变化，并进行并发症的定期筛查，包括眼科检查、心电图、尿常规等，如有异常要及早治疗。

第五，妥善处理和应对糖尿病所带来的各种情绪变化，如：抑郁、焦虑、恐惧、绝望等不良情绪。生活中锻炼自己的自控能力，广交朋友，积极参加有益的活动，保持心情舒畅、精神愉快。学会自我调节，避免大悲大喜。

第六，糖尿病患者应积极进行自我教育管理，积极学习糖尿病相关知识，了解糖尿病饮食治疗、运动治疗、药物治疗等相关知识，树立战胜糖尿病的信心，这样才能控制病情，减少或预防糖尿病并发症的发生。

糖尿病患者进行自我管理，有利于发挥患者的主观能动性，保证综合疗法得到落实，可使血糖等相关指标得到良好地控制，达到延缓糖尿病进一步发展的目的。

4. 糖尿病患者需要定期监测哪些指标？

糖尿病患者的血糖控制情况直接影响病情的发展，同时还与糖尿病并发症的发生有着直接的联系，定期的血糖监测是非常必要的。血糖监测主要包括空腹血糖和餐后2小时血糖测定。然而仅依靠居家血糖监测还有局限性，血糖波动受多种因素的影响，因此，糖尿病患者还应定期前往医院进行相关指标的检查。

糖尿病患者需要长期服用降糖类药物，而大多数药物都经肝肾代谢而排出体外，需要定期进行肝、肾功能的相关检查，了解有无肝、肾功能的异常，以便及时地调整治疗方案。血脂与糖尿病心血管相关并发症相关，需要定期检测血脂、心电图等检查。

随着糖尿病病程的增加，容易出现糖尿病相关并发症的发生，需要定期监测尿常规、尿微量白蛋白等指标，这些指标可以明确是否存在泌尿系统感染、糖尿病肾病等情况的发生，以便判断疾病的控制情况。同时，持续的高血糖易引起眼底病变，因此，也应定期监测眼底情况，以了解有无视网膜病变、白内障及青光眼等眼部疾病。

定期监测在糖尿病综合防治中意义重大，糖尿病患者应定期到医院检查血、尿等各项理化指标以及心电图或眼底等相关检查，使医生了解患者的病情进展，有助于及时调整治疗方案。

5. 常用的血糖监测方法有哪些？

血糖监测包括末梢血糖监测、静脉血糖监测以及持续葡萄糖监测三大类。

末梢血糖监测操作简便、易行，所取的是末梢血，属于毛细血管血。毛细血管血糖监测，包括居家自我血糖监测和医院进行的即时血糖监测两种，但这两种都是取其指尖血来进行血糖的测量，本质上没有区别，唯一不同的是操作环境以及人员。

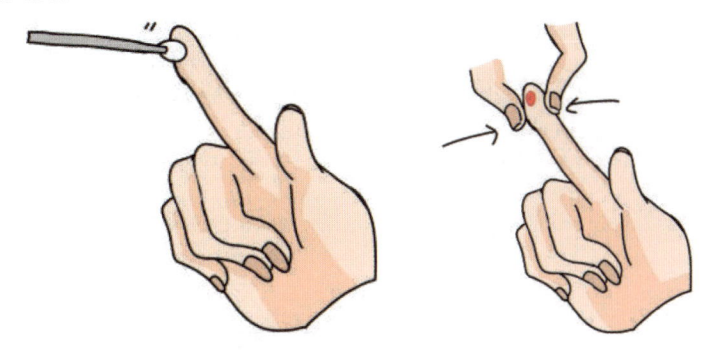

静脉血糖监测包括静脉葡萄糖、糖化血红蛋白、糖化血清蛋白的测量。其中糖化血红蛋白可以反映患者近 2～3 个月的血糖控制情况。糖化血清蛋白可以反映患者近 3～4 周的血糖控制情况。结合二者的血糖测量结果，可以大致了解患者的病情进展情况。而末梢血糖与静脉血糖这两个数值会存在一定的误差。但当需要确诊是否为糖尿病时，因静脉血测量得出的血糖数值变化受外界影响相对较小，因此，需用静脉血的血糖数值进行糖尿病的诊断。

持续葡萄糖监测包括扫描式葡萄糖监测和动态血糖监测两种。持续葡萄糖监测操作简便、可以实时测量血糖，但相对花费较高。其中扫描式葡萄糖监测是通过将传感器探头植入前臂上部外侧，监测皮下组织的葡萄糖水平。佩戴后只需将扫描仪置于传感器上方扫描即可获知葡萄糖值。而动态血糖监测则是通常每 3～5 分钟就会记录一次血糖，可连续 24 小时动态监测血糖波动，使用者可直接通过接收器或智能手机实时获知血糖水平。虽然二者获得连续血糖的方式不同，但其本质都是可以得到连续的血糖波动情况，进而对血糖有一个更为清晰地掌握。

三者都是常用的血糖监测的方法，可根据个人需求，在医生指导下进行及时有效的监测方法。但无论选择哪种血糖监测方法，都应定期进行血糖监测，以便及时地调整治疗方案。

6. 如何规范使用血糖仪？

血糖仪是糖尿病患者居家监测血糖的必备装置，许多正规药店和网络平台都有售卖。在具体使用前应该仔细阅读说明书，除了解具体的使用方法之外，也要关注仪器的特殊要求，否则可能会导致测量结果出现误差。不同的血糖仪对于环境的温度和湿度要求都不太一样，太冷、太热、湿度过大均会影响血糖仪的准确性。将血糖仪的正确使用分为3个部分，即监测前准备、监测器材安装及采血监测，下面为大家详细介绍一下：

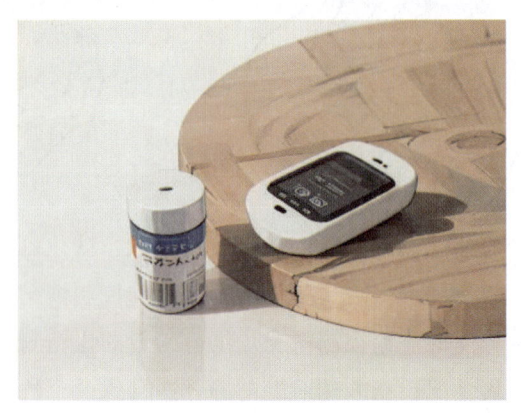

（1）监测前准备：在监测血糖之前，我们需要把所需的设备放置在桌面上，血糖套装包含血糖仪、血糖试条、一次性采血针、采血笔、医用棉签、消毒酒精等。

（2）监测器材安装：先安装一次性采血针，采血针不能重复多次使用，每次使用之前都必须更换针头，我们把采血笔的笔盖取下，然后把采血针对准采血笔的孔槽插入即可，确保采血针稳固。确保采血针牢固之后，我们需要拉动采血笔底部笔头进行弹簧复位。再调节采血笔档位，采血笔有5个不同的深度档位，糖尿病患者可以根据自己的皮肤厚度调节不同的档位深度，建议调到5档。最后把试条置入血糖仪，试条分为吸血区和感应区，应该把感应区置入血糖仪，不要弄混淆，置入血糖仪之后，会有提示提示置入成功。

（3）采血监测：采血之前对手指进行消毒，擦拭完酒精之后，用干燥的棉签把手指酒精吸干。采血的时候，笔尖紧贴指尖，然后按压采血笔的弹簧按钮。出血之后，第一滴血用棉签擦拭，用第二滴血进行检测，检测过程中尽量不要用力挤压软组织，避免导致组织液渗出，影响血糖数值。数秒之后，血糖仪就会显示血糖值。检测完毕之后，要用酒精棉对采血笔进行消毒，把用过的采血针拔出来。

7. 糖尿病患者什么情况下需要到医院就诊?

糖尿病患者如果不能及时前往医院就诊，很可能会导致病情加重，疾病进一步发展，最终导致出现严重的并发症，如昏迷、截肢等危重情况。因此，选择到医院就诊的时机就至关重要。糖尿病患者通过自我监测血糖，患者能掌握自身血糖的波动情况，如果发现血糖长时间居高不下、反复发生低血糖或血糖忽高忽低波动很大，此时便需要及时前往医院就诊，找出血糖不稳定的原因，同时调整治疗方案，使血糖得到平稳控制。

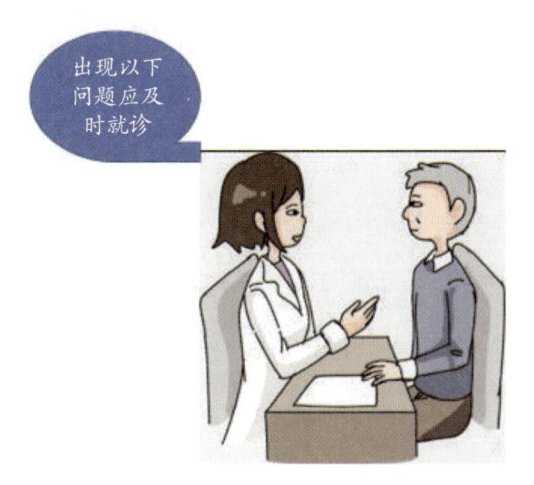

> 出现以下问题应及时就诊

对于第一次诊断为糖尿病的患者，特别是在体检时发现血糖升高，而被诊断为糖尿病的，此时需要及时前往医院就诊，进行相关检查，以明确诊断，确定糖尿病的分型，同时了解是否患有糖尿病并发症或其他病变。对于第一次接受胰岛素治疗的糖尿病患者，包括所有1型糖尿病和部分病情重、血糖波动大的2型糖尿病患者，也要及时前往医院就诊，以获得最适合自己的胰岛素剂型和剂量，掌握胰岛素注射技术的同时，还需要基本掌握根据血糖监测结果自行调整胰岛素用量的技能。

对于糖尿病急性并发症患者，如糖尿病酮症酸中毒、糖尿病非酮症高渗性昏迷、乳酸性酸中毒、严重低血糖昏迷者；抑或是发生糖尿病急性应激情况，如糖尿病患者合并感染、手术、外伤、脑卒中、大出血、分娩、心肌梗死等特殊情况。当出现这两种情况时，往往起病急、进展快、病死率高，若抢救不及时，治疗不恰当，患者往往有生命危险，所以应该尽快前往医院就诊，以获得及时的救治。

糖尿病慢性并发症包括糖尿病肾病、糖尿病视网膜病变、心血管病变等。虽然糖尿病慢性并发症发病缓慢，初期患者感知的不明显，但也不可大意，当出现慢性并发症的征象或已有慢性并发症进展加重的情况时，也需及时前往医院就诊，进行治疗，使病情得到有效的控制，避免进一步发展，贻误病情。此外，即使血糖控制尚可，但若出现身体不适等情况时，也需及时就诊，查明病因。糖尿病作为许多疾病的一个诱因，可能目前血糖控制的尚可，但也有可能导致其他疾病的发生，因此，此时也需及时地前往医院就诊，进行相关指标的检测，以排除其他可能存在的危险。

8. 糖尿病患者的综合控制目标是什么？

糖尿病患者血糖控制目标因人而异，2型糖尿病常合并其他代谢性疾病，如高血压、高血脂、肥胖等。致使2型糖尿病并发症的发生风险，进展速度及危害显著增加。因此糖尿病的治疗应该是综合且全面的，在控制血糖同时兼顾其他异常指标。以饮食运动为基础，并根据患者的具体情况给予相应的药物，具体的控制目标见下表：

测量指标		目标值
毛细血管血糖（mmol/L）	空腹	4.4~7.0
	非空腹	<10.0
糖化血红蛋白（%）		<7.0
血压（mmHg）		<130/80
总胆固醇（mmol/L）		<4.5
高密度脂蛋白胆固醇（mmol/L）	男性	>1.0
	女性	>1.3
甘油三酯(mmol/L)		<1.7
低密度脂蛋白胆固醇（mmol/L）	未合并动脉粥样硬化性心血管疾病	<2.6
	合并动脉粥样硬化性心血管疾病	<1.8
体重指数（kg/m²）		<24.0

HbA_{1c} 的控制目标应遵循个体化原则，对于年龄较轻、病程较短、预期寿命较长、无并发症、未合并心血管病者，在无低血糖等不良反应情况下，可更严格（如 <6.5%）；反之，年龄较大、病程较长、有严重低血糖史、预期寿命较短、有显著或严重并发症者，可相对宽松。

9. 糖尿病患者如何应对不良情绪？

血糖除了受饮食、运动等影响，情绪也是影响血糖的一个重要因素。有些糖尿病患者过于心切，希望通过治疗就能立即将血糖控制好。血糖控制是一个长期过程，并不是一蹴而就的事情。一些糖尿病患者由于控糖心切，会通过调整降糖药的剂量、增加运动量等方式，以希望快速使血糖得到控制，但这样反而会使血糖忽高忽低，不利于病情控制，进而导致并发症的发生。又或者一些糖尿病患者在控制血糖一段时间后，发现血糖并没有得到有效控制，就会产生沮丧情绪，从而放弃治疗，任由疾病发展。还有一些患者担忧治疗效果不好，费用高，出现并发症等，以上这些都会引起糖尿病患者产生焦虑、抑郁。

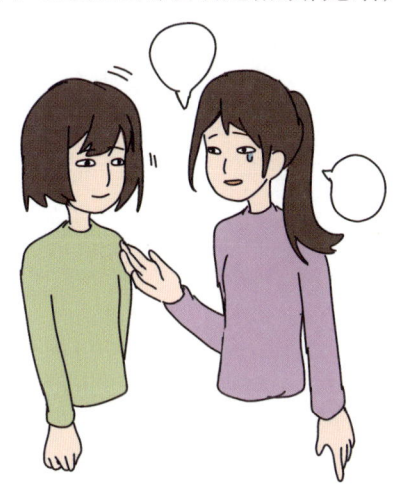

而长期情绪紧张、焦虑，会引起血糖大幅度波动，从而影响生活质量。糖尿病患者应正确认识糖尿病。糖尿病并不可怕，有效的治疗可以使血糖得到良好控制，预防并延缓并发症的发生。当糖尿病患者产生不好的情绪时，可以向家人朋友进行倾诉，发发牢骚，合理发泄。从科学的角度来看，哭是一种有效解除紧张、烦恼与痛苦的方法，尤其是对突如其来的打击所造成的高度紧张和痛苦可以起到缓解作用。与糖尿病患者交流都是一种不错的释放情绪的方法，可以让自己放松下来。与此同时，糖尿病患者在心情不好时，也可以出门散心。除此之外，运动不仅能控制血糖，还有助于舒缓心情，特别是太极拳、慢跑、瑜伽等也可以让身心更健康，坚持运动会让糖尿病患者的心情和精神状态都变得更好，变得更加的自信。最后，在面对糖尿病时，难免会产生不良情绪。这个时候可以在内心默默暗示自己："别着急，不就是血糖有点高嘛，我有能力处理好，血糖也会慢慢平稳的。"也可以让患者更加的有信心，使自己可以更好地面对生活，享受生活。在享受生活的同时，血糖也得到了有效地控制。

二

"斤斤计较"，吃出健康

1. 糖尿病患者怎么计算摄入的能量？

食物摄入量对糖尿病患者的血糖控制是极其重要的。许多糖尿病患者容易陷入这样的误区，就是主食摄入越少越好，蔬菜摄入越多越好。其实这个想法是不对的，主食和蔬菜等食物摄入都有一定的比例，只有符合一定的比例，对于糖尿病患者来说，才是最合适的。这样既控制了血糖，又使身体得到了充足的营养。

一般来说，主食含有丰富的碳水化合物，而碳水化合物是提供人体能量的主要来源。富含碳水化合物的食物进入人体后，可在体内被分解成葡萄糖而产生能量。因此，在糖尿病饮食中，主食是影响人体血糖高低的主要食物。然而，由于吃主食后血糖会迅速上升，因此，大多数糖尿病患者都会严格控制主食的摄入量，甚至错误地认为不应该吃主食或只吃一点点，血糖就不会高，结果整日饥肠辘辘，甚至导致严重营养不良。因此，控制主食摄入量是控制血糖的关键。但像蔬菜、蛋白质等食物，在进入人体后，也会产生一定的能量，也影响着血糖的水平，如果单纯依靠减少主食来控制食物的摄入情况，是远远不够的。因此，糖尿病患者应该了解并掌握各类食物的摄入比例，只有合理搭配，才能在控制好血糖的同时，又保持身体的健康。

糖尿病患者在掌握不同食物之间的能量比例后，如何计算食物的摄入量就显得尤为重要。对于所有超重或肥胖的糖尿病患者，应通过调整生活方式，以控制总能量的摄入，同时至少减轻 5% 的体重。糖尿病患者能量摄入参考通用系数方法，按照 105～126 kJ（25～30 kcal）$\cdot kg^{-1}$（标准体重）$\cdot d^{-1}$ 计算能量摄入。根据患者身高、体重、性别、年龄、活动量、应激状况等进行系数调整。不过糖尿病患者不应长期接受极低能量（<800 kcal/d）的营养治疗，以免造成低血糖的发生。

不同身体活动水平的成人糖尿病患者每日能量供给量[kJ(kcal)/kg 标准体重]

身体活动水平	体重过低	正常体重	超重或肥胖
重（如搬运工）	188～209(45～50)	167(40)	146(35)
中（如电工安装）	167(40)	125～146(30～35)	125(30)
轻（如坐式工作）	146(35)	104～125(25～30)	84～104(20～25)
休息状态（如卧床）	104～125(25～30)	84～104(20～25)	62～84(15～20)

注：标准体重参考世界卫生组织(1999年)计算方法：男性标准体重=[身高(cm)-100]×0.9(kg)；女性标准体重=[身高(cm)-100]×0.9(kg)-2.5(kg)；根据我国体重指数(BMI)的评判标准，≤18.5 kg/m^2 为体重过低，18.6～23.9 kg/m^2 为正常体重，24.0-27.9 kg/m^2 为超重，≥28.0 kg/m^2 为肥胖。

比如，孙某，男，45 岁，新诊断 2 型糖尿病，无并发症，从事轻体力活动。身高 170 cm，体重 80 kg。早上吃的是半个馒头、1 个鸡蛋和 1 根黄瓜。首先根据身高体重，算出体重指数，即体重指数为 27.68 kg/m^2，属于超重。然后根据患者从事轻体力活动，算出一天摄入量，即 80×（20～25 kcal）=1 600～2 000 kcal。也就是孙某一天摄入食物的量应该在 1 600～2 000 kcal 这个范围之内，然后再平均分配到三餐中，一餐大概在 670 kcal 左右。再根据不同食物所大概产生的能量，即孙某早餐的摄入量是 90+90+90=270 kcal。明显孙某的早餐摄入量偏低，这样如果要满足一天的能量，就会导致其他餐摄入的相对偏多，就会导致血糖忽高忽低。但三餐的摄入量只要大致在估算的范围即可，不必苛求其能量的摄入。

王某，女，60 岁，2 型糖尿病，退休。身高 160 cm，体重 50 kg。中午吃的是 1 碗米饭、木耳炒白菜（清淡）和 1 袋纯牛奶（吃完饭再喝的牛奶）。根据身高体重，算出体重指数，即体重指数为 19.53 kg/m^2，属于正常体重。然后根据公式，算出一天摄入量，即 50×（20～25 kcal）=1 000～1 250 kcal。然后再平均分配到三餐中，一餐大概在420 kcal左右。根据王某中午所吃的食物，1碗米饭相当于90×2=180 kcal；木耳炒白菜相当于110 kcal左右；1袋纯牛奶相当于100 kcal左右。计算得出午餐的摄入量大概为90×2+110+100=390 kcal。这个患者的午餐摄入量与之前平均的摄入量大致相同，说明王某吃的食物是相对均衡、合理的。但也需结合同一时间段的血糖情况，以进一步确定适合自己的摄入量是多少。

根据不同类别食物的营养特点，以下列举了7类食物的换算量，具体如下：

谷、薯类等量交换表（90 kcal）

类别	主要食物	每份质量（g）	质量估算
谷物	大米、面粉、玉米面、杂粮等（干、生、非加工类制品）	23～27	大米1把
主食制品	馒头、花卷、大饼、烧饼、米饭、面包、面条等（不包括干面条）	34～38	馒头约半个 米饭半碗 面包1片
全谷物	玉米粒（干）、高粱米、小米、荞麦、黄米、燕麦、藜麦、青稞等	23～27	小米1把
杂豆类	绿豆、赤小豆、芸豆、蚕豆、豌豆、眉豆等	23～27	绿豆1把
粉条（丝）及淀粉	粉条、粉丝、团粉、玉米淀粉等	23～27	粉丝1把
糕点和油炸类	蛋糕、江米条、油条、油饼等	20～23	油条1/4根 江米条5根
薯芋类	马铃薯、甘薯、木薯、山药、芋头、豆薯等	90～110	马铃薯半个

蔬菜类等量交换表（90 kcal）

类别	主要食物	每份质量（g）	质量估算
蔬菜（综合）	常见蔬菜（不包含腌制、罐头等制品，干制蔬菜需换算）	240～260	—

续表

类别	主要食物	每份质量（g）	质量估算
茄果类	茄子、西红柿、柿子椒、辣椒、西葫芦、黄瓜、丝瓜、冬瓜、南瓜等	360～400	西红柿约2个 黄瓜1根
白色叶花茎类菜	白菜、奶白菜、圆白菜、娃娃菜、菜花、白笋、竹笋、百合、鱼腥草等	300～350	奶白菜3把 圆白菜半棵
深色叶花茎类菜	油菜、菠菜、油麦菜、鸡毛菜、香菜、乌菜、萝卜缨、茴香、苋菜等（特指胡萝卜素含量>300μg的蔬菜）	270～300	油菜3把 菠菜3把
根茎类	白萝卜、胡萝卜、水萝卜、山药等（不包括马铃薯、芋头等薯芋）	280～320	胡萝卜1根 白萝卜半根
鲜豆类	豇豆、扁豆、四季豆、刀豆、豌豆等（新鲜，带荚）	150～170	扁豆2把
蘑菇类（鲜）	香菇、草菇、平菇、白蘑、金针菇等鲜蘑菇	270～300	平菇2把
蘑菇类（干）	香菇、木耳、茶树菇、榛蘑等干制品	25～30	香菇1把

注：如混食多种蔬菜时，选择蔬菜（综合）的分量；如果单选某类蔬菜，按类确定分量。

水果类等量交换表（90 kcal）

类别	主要食物	每份质量（g）	质量估算
水果（综合）	常见水果（不包括糖渍、罐头类制品，干制水果需换算）	140～160	—
柑橘类	橘子、橙子、柚子、柠檬等	180～220	橘子2个 橙子1个

续表

仁果、核果、瓜果类	苹果、梨、桃、李子、杏、樱桃、甜瓜、西瓜、黄金瓜、哈密瓜等	160～180	苹果1个
浆果类	葡萄、石榴、柿子、桑葚、草莓、无花果、猕猴桃等	140～160	草莓7颗 猕猴桃2个
枣和热带水果	各类鲜枣、杧果、荔枝、桂圆、菠萝、香蕉、榴梿、火龙果等	70～90	鲜枣7个 香蕉1根 荔枝4颗
干果	葡萄干、杏干、苹果干等	24～28	葡萄干1把

注：如混食多种水果时，选择水果（综合）的分量；如果单选某类水果，按类确定分量。

肉类等量交换表（90 kcal）

类别	主要食物	每份质量（g）	质量估算
畜肉类（综合）	常见禽畜肉类	40～60	—
畜肉类（纯瘦，脂肪≤5%）	牛里脊、羊里脊等	70～90	约手掌大
畜肉类（瘦，脂肪6%～15%）	猪里脊、牛腱子、羊腿肉等	50～70	牛腱子1块
畜肉类（肥瘦，脂肪16%～35%）	前臀尖、猪大排等	25～35	猪大排1块
畜肉类（较肥，脂肪36%～50%）	五花肉、肋条肉等	15～25	五花肉1块
畜肉类（肥，脂肪≥85%）	肥肉、板油等	10～13	肥肉1粒
禽肉类	鸡、鸭、鹅、火鸡等	40～60	鸡肉1块
畜禽内脏类	猪肝、猪肚、牛舌、羊肾、鸡肝、鸡心、鸭肫等	60～80	猪肝1块

续表

类别	主要食物	每份质量（g）	质量估算
蛋类	鸡蛋、鸭蛋、鹅蛋、鹌鹑蛋等	50~70	鸡蛋1个
鱼类	鲤鱼、草鱼、鲢鱼、鳙鱼、黄花鱼、带鱼、鲳鱼、鲈鱼等	60~90	鲤鱼1块
虾蟹贝类	河虾、海虾、河蟹、海蟹、河蚌、蛤蜊、蛏子等	100~130	海虾5只 河蟹2只

注：如不便判断脂肪含量，选择畜肉（综合）分量，否则按类确定分量。五花肉、肥肉宜减少食用频次或摄入总量。

坚果类等量交换表（90 kcal）

类别	主要食物	每份质量（g）	质量估算
淀粉类坚果（碳水化合物≥40%）	板栗、白果、芡实、莲子等	24~26	板栗4颗 莲子1把
高脂类坚果（脂肪≥40%）	松子、核桃、葵花子、南瓜子、杏仁、榛子、开心果、芝麻等	12~16	葵花子1把 杏仁1把 核桃2颗
中脂类坚果（脂肪20%~40%）	腰果、胡麻子、核桃（鲜）、白芝麻等	18~22	腰果1把 芝麻1把

大豆、乳及其制品等量交换表（90 kcal）

类别	主要食物	每份质量（g）	质量估算
大豆类	黄豆、黑豆、青豆	18~22	黄豆1把
豆粉	黄豆粉	18~22	2汤勺
豆腐	北豆腐	80~100	1/3盒
豆腐	南豆腐	140~160	半盒

续表

豆皮（干）	豆腐干、豆腐丝、素鸡、素什锦等	40～60	豆腐丝1把
豆浆	豆浆	320～350	1杯半
液态乳	纯牛乳（全脂）、鲜牛乳	130～150	2/3 杯
发酵乳	酸奶（全脂）	90～110	半杯
乳酪	乳酪、干酪	23～25	1块
乳粉	全脂乳粉	18～20	2瓷勺

调味料类的盐含量等量交换表（2 000 mg 钠或 5 g 盐）

类别	每份质量（g）	钠含量（mg）	盐含量（g）	主要食物
食用盐	5	2 000	5	精盐、海盐等
鸡精	10	2 000	5	鸡精
味精	24	2 000	5	味精
豆瓣酱类	30	2 000	5	豆瓣酱、辣椒酱、辣酱等
酱油	32	2 000	5	生抽、老抽等
咸菜类	63	2 000	5	榨菜、酱八宝菜、腌雪里蕻、腌萝卜干等
黄酱类	78	2 000	5	黄酱、花生酱、甜面酱、海鲜酱等
腐乳	84	2 000	5	红腐乳、白腐乳、臭腐乳等

通过上述相应食物的交换表，就可以大致推算出糖尿病患者每餐摄入食物的能量，同时再结合一天需要的总能量，来合理搭配一日三餐摄入食物的情况。

2. 饮食中的三大营养素有哪些?

营养素是维持人体繁殖、生长发育和生存等一切生命活动和过程，需要从外界环境中摄取的物质。营养素必须从食物中摄取,能够满足机体的最低需求,即生存。来自食物的营养素种类繁多,根据其化学性质和生理作用可将营养素分为七大类,即蛋白质、脂类、碳水化合物、矿物质、膳食纤维、维生素和水。根据人体对各种营养素的需要量或体内含量多少,可将营养素分为宏量营养素和微量营养素。人体对宏量营养素的需要量较大,包括碳水化合物、脂类和蛋白质,这三种营养素经体内代谢后均可以释放能量,故又称为产能营养素。相对宏量营养素而言,人体对微量营养素需要量较少,包括矿物质和维生素。

无论是宏量营养素还是微量营养素对于人体来说都缺一不可。而饮食中的三大营养素,也就是三大营养物质,即碳水化合物、脂肪、蛋白质。

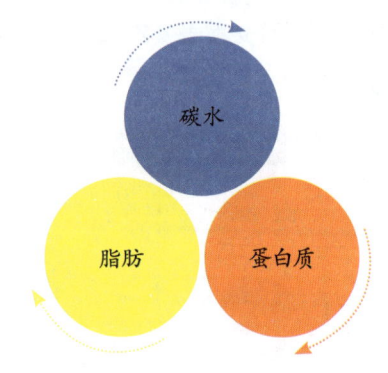

3. 糖尿病患者应该如何分配三大营养素比例?

三大营养素按照糖类、脂类、蛋白质的顺序为人体提供能量。因此,糖尿病患者饮食中三大营养素的比例应按照碳水化合物45%～60%、脂肪20%～35%、蛋白质15%～20%的比例进行摄入。

糖又称碳水化合物,包括蔗糖(红糖、白糖、砂糖)、葡萄糖、果糖、淀粉等。糖的主要功能是提供热能,人体所需要的70%左右的能量由糖提供。此外,糖还是构成组织和保护肝脏功能的重要物质。饮食中的蛋白质,则需要人体通过摄入的植物和动物食品来进行补充。植物蛋白质主要由粮食提供,在植物中含蛋白质最丰富的食物是黄豆,100克黄豆含蛋白质35克,豆制品含蛋白质也都比较丰富。在动物食品中一般瘦肉类食品蛋白质含量在15%～20%左右,鱼虾类及软体动物类食品中蛋白质含量在15%～20%左右,牛奶蛋白质含量是2.3%,

鸡蛋是 12.8%。蔬菜、水果中蛋白质含量一般不高，大约在 3% 以下。蛋白质是一切生命的物质基础，人体的每个组织：毛发、皮肤、肌肉等都是由蛋白质组成，因此，饮食中也需摄入一定量的蛋白质。人类的膳食脂肪来源主要是动物性脂肪和植物性脂肪。饮食中的脂肪主要用于供给人体热量。此外，脂肪还有保护内脏器官、滋润皮肤、防震等作用。只有三大营养物质合理搭配，才能在维持人体营养的同时，还使血糖得到有效的控制。

4. 糖尿病患者怎么选择主食？

糖尿病患者饮食应种类多样、主食定量、蔬菜、水果、牛奶、豆类丰富、少油、少盐、少糖，在控制血糖的同时，保证每日能量适宜和摄入充足的营养素。与此同时，糖尿病患者无论是在哪一餐，都不可以吃饱，最好的状态是吃八分饱。

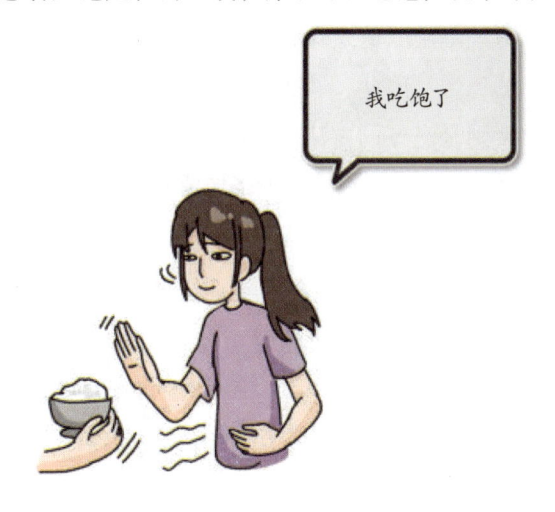

虽然在食物量上是八分饱，但主食应多样化，提倡薯类主食化。主食类食物以谷类为主，包括米、面、杂粮，主要提供碳水化合物、蛋白质、膳食纤维及 B 族维生素等。常见的薯类有马铃薯（土豆）、甘薯（红薯、山芋）、芋头、山药和木薯。值得注意的是，糖尿病患者认为马铃薯是作为蔬菜中的一种，经常米饭搭配炒土豆丝作为一餐，然而这种吃法对血糖控制是极其不利的。正确的做法是吃薯类食物时，应代替部分主食，例如马铃薯和红薯经蒸、煮后可直接作为主食食用，也可以切块放入大米中经烹煮后同食。另外，以谷类为主，需注意粗细搭配。除了主食的重量，主食的品种也会明显地影响餐后血糖。众所周知，粗粮（如黑米、玉米、燕麦、荞麦等），杂豆类（如绿豆、扁豆、四季豆等）升高餐后血糖速度较慢，而同样重量的白米饭、白馒头则升高餐后血糖较快，不利于血糖控制。因此，制作主食时，应增加粗粮比例、粗细搭配（以粗为主），以降低进食后对餐后血糖影响的速度。值得注意的是，粗粮摄入过量同样会造成热量超标，升高血糖，引发肥胖，还会影响营养物质和一些药物的吸收。如果消化功能较弱，粗粮会减缓胃排空的速度，令人感到消化不良甚至反酸，因此，要根据自己的具体情况，进行粗细搭配。同时粗细搭配也是糖尿病饮食十分重要的原则。

此外，烹饪食物的方法也同样影响着患者的血糖。一般来说，食物加工得越精细、打得越碎、烹煮得越软烂，消化就越容易，餐后的血糖上升速度就越快。比如白馒头、白面包的餐后血糖上升速度比白糖就有过之而无不及。相反，那些不够软烂、需要细细咀嚼的烹饪方法，比如弹性很强的通心粉，则有利于保持餐后血糖水平的稳定。因此，糖尿病患者的饮食要求，一方面是食物的选择与摄入，另一方面则是烹饪的方法。二者缺一不可，都对患者血糖产生一定的影响。在日常生活中，需要糖尿病患者多加留意，以保持血糖平稳。

5. 糖尿病患者如何选择水果？

（1）根据血糖情况，建议在血糖控制平稳（空腹血糖 <7 mmol/L，餐后2小时血糖 <10 mmol/L，糖化血红蛋白 <7.5%）时进食水果。

（2）尽量选择含糖量相对较低的水果，如西瓜、苹果、梨、橘子、猕猴桃等，但不宜多吃，应将水果所含的热量计入每日所需的总热量之内，适当减少主食的摄入。鸭梨、青瓜、猕猴桃、柠檬、李子、草莓、枇杷、西瓜、番茄等水果每100 g 中的含糖量 <10 g，产生 20～40 kcal 热量，可适当食用；香蕉、山楂、桃、杏、鲜枣、海棠、荔枝、杧果、甜瓜、橘子等水果每100 g 中的含糖量在11～20 g，产生 50～90 kcal 热量，应谨慎食用；而干枣、红枣、蜜枣、柿饼、杏干、葡萄干、桂圆、果脯等每100 g 中的含糖量 >20 g，产生 >100 kcal 热量，不应食用。

（3）吃水果的时间最好在两餐之间（早上10点，下午3点左右），做加餐用，既不至于血糖太高，又能防止低血糖发生。

分类	含糖量（每100 g水果）	水果种类	热量（每100 g水果）
适量食用	< 10 g	猕猴桃、鸭梨、柠檬、草莓、枇杷、西瓜等	20 ~ 40 kcal
谨慎食用	11 ~ 20 g	桃、杏、香蕉、山楂、鲜枣、海棠、荔枝、杧果、甜瓜、橘子等	50 ~ 90 kcal
不宜食用	> 10 g	干枣、红枣、红果、蜜枣、柿饼、杏干、葡萄干、桂圆、果脯	100 kcal

6. 糖尿病患者为什么要"定时定量"进餐？

血糖的水平与进食的多少有着密切的联系。定时定量进餐，有助于糖尿病患者寻找自身餐后血糖变化规律，以及餐后血糖与饮食之间的关系，有利于医生对糖尿病患者的药物剂量进行调整。预防餐后高血糖及餐间低血糖的发生，因此，糖尿病患者可以少食多餐。同时，糖尿病患者的餐次安排应综合考虑病情、运动情况、饮食习惯等因素，进而进行个体化的制定。此外，定时定量进餐可以防止患者饥饿时吃得多，进而导致食量难以控制，造成血糖升高。

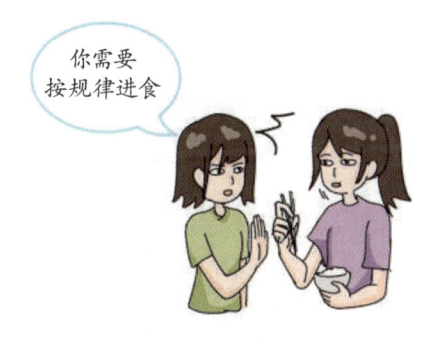

还有一部分糖尿病患者因为工作繁忙，没有规律进餐，比如有的患者不吃早餐，很容易引起午餐前低血糖，这样患者午餐的进食量势必增加，致使餐后血糖明显升高，造成一天当中血糖大起大落，不利于患者血糖的平稳控制。也

有部分糖尿病患者因为患有肝病或肾功能不全，不能更好地吸收食物中的营养而导致营养不良，最终诱发低血糖。因此，不管有多繁忙，都应保持规律的饮食习惯，按时进餐，避免延迟吃饭。若不得已延迟吃饭，应预先吃一些饼干、水果或巧克力等食物，以避免低血糖的发生。此外，过饥或过饱会使胃正常运转失常而致消化不良，因此，应养成规律饮食的良好习惯。

在饮食方面，每天应至少有早中晚三餐，每餐应包括不少于三种食物：谷类、肉类、蔬菜类。进食需适量，不可过饥过饱。若出现低血糖或体力活动增加时，可根据情况适量增加进食量。如果糖尿病患者全天主食为250 g，则早餐主食为50 g，午餐和晚餐的主食各100 g。如果糖尿病患者在两餐之间感到饥饿，甚至有低血糖的征兆，可以在午餐和（或）晚餐前加餐一次，加餐的量相当于25 g粮食的碳水化合物的量（如4块苏打饼干、1片切片面包），同时应减少正餐时的主食量，这样全天的碳水化合物的摄入量仍保持不变。与此同时，糖尿病患者需要注意食物的生熟比例换算。一般情况下，50 g米蒸成米饭是130 g，50 g面粉蒸成馒头是75 g。同时糖尿病患者在睡前注意不要食用刺激性食物，如茶、巧克力等会影响或延迟睡眠。糖尿病患者需要改掉晚饭进食过晚或吃夜宵的习惯，这样不利于血糖的控制。

7. 糖尿病患者进食为什么要细嚼慢咽？

充分咀嚼，不仅有利于消化吸收，还可以降低食欲，避免饮食过量。对肥胖人群以及进食量较大的人群来说，充分咀嚼对减重有促进作用。

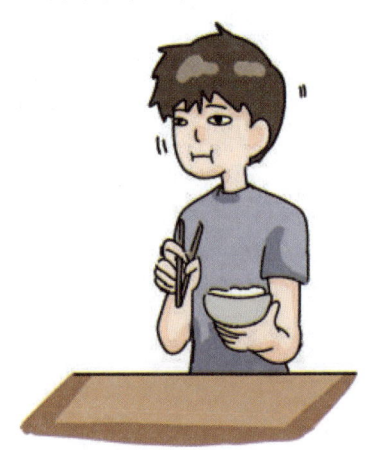

口腔加工是消化过程的开始，食物被嚼碎，与唾液混合形成食团。唾液中含有少量酶类，特别是唾液淀粉酶，可以对淀粉进行少量的消化。胃里有胃蛋白酶，它们作用于鱼肉蛋类，能释放出少量氨基酸和小肽。所以，食物咀嚼得细，就会更容易产生"早期消化产物"。这些小分子会给身体"报信"，让身体知道吃了什么东西，从而更有针对性地释放相关的消化液，并"通知"各器官做好处理相应食物成分的准备，使消化吸收更为顺畅。从代谢反馈调节的角度来说，一些"早期消化产物"，比如少量还原糖和氨基酸，会促进身体内产生饱感相关的胃肠激素分泌，让人更容易感受到饱。多咀嚼几次，延长进食的时间，还能让大脑有更多的机会来了解自己到底吃进去了多少东西。否则，若吃得太快，大脑来不及充分感觉到饱，就已经摄入了过量的食物，直到胃肠里的"物理感受器"觉得胀了再停嘴，就晚了。细嚼慢咽，降低进食速度，既能让人们更好地体会食物的味道，又能帮助人们控制食欲，能更好地帮我们更好地控制血糖。

8. 糖尿病患者饮食疗法的常见误区有哪些？

糖尿病饮食治疗是贯穿患者终身的基础治疗，常见误区有以下几方面：

（1）过度限制饮食，尤其是蛋白质食物：认为糖尿病患者只能吃素或只能吃南瓜、杂粮，长期食用单一的食品，最终导致营养不良。

（2）不以为然，饮食毫无控制：认为只要打胰岛素或者吃药，随便吃什么，吃多少都可以，最终导致肥胖，血糖难以控制，殊不知任何药物的疗效都是以控制饮食为基础的。

（3）认为喝酒可以改善循环，长期饮酒：酒精饮用过多，会减少胰岛素在肝脏的代谢，导致胰岛素抵抗，发生低血糖。酒精也会产生热量，不利于血糖的控制，故应限制饮酒。

9. 妊娠糖尿病患者饮食应该注意什么？

妊娠期间，胎儿的生长对能量的需求明显增加，因此，患有糖尿病的孕妇的饮食应该在糖尿病饮食基础上做一些调整。

（1）碳水化合物（主食）的选择和分配：妊娠糖尿病患者在饮食中应特别关注碳水化合物的选择和分配，这对于维护血糖的平稳至关重要。建议选择复杂的碳水化合物，如全谷类（糙米、全麦面包）和各种蔬菜。这些食物富含膳食纤维，能够缓慢释放能量，有助于避免血糖的急剧波动。同时，要避免过多摄入简单的碳水化合物，包括糖和白米。这些食物能够迅速升高血糖水平，增加了妊娠期糖尿病患者的血糖控制难度。选择低升糖指数的食物，有助于更稳定地控制血糖。在摄入碳水化合物的过程中，合理分配是至关重要的。此外，避免空腹（饥饿）状态，确保每餐都有适量的碳水化合物摄入，有助于维持血糖水平的稳定。

（2）蛋白质和脂肪的平衡摄入：在妊娠期糖尿病患者的饮食中，蛋白质和脂肪的平衡摄入至关重要。蛋白质是胎儿生长的关键组成部分，患者应确保摄入足够的高质量蛋白质。瘦肉、鱼类、豆类和坚果都是良好的蛋白质来源，能够提供必需的营养支持，有助于保障胎儿正常的器官和组织发育。同时，脂肪的摄入也需要谨慎平衡。选择健康的脂肪来源，如橄榄油和坚果，有助于提供必需的维生素和脂肪酸，这些脂肪有助于胎儿大脑和神经系统的发育。

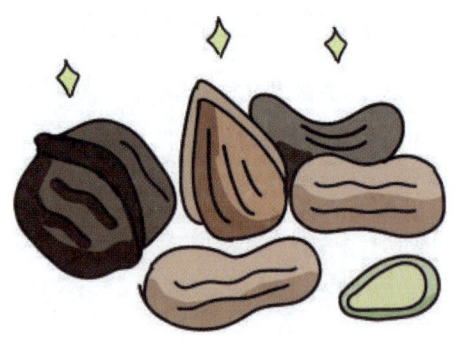

（3）进食的分次和规律：对于妊娠期糖尿病患者而言，分次进食是一种有效控制血糖的饮食方法。避免一次性摄入过多食物，有助于防止血糖急剧升高，减轻胰岛的负担，有助于控制血糖。建议将每日的食物分为多个小份，有助于更均匀地供给身体所需的能量，减少血糖波动的幅度。除了分次进食外，保持饮食的规律性也是重要的。每日定时进食有助于建立身体的生物钟，维持血糖的稳定状态。规律的进食习惯减少意外的血糖波动，为母婴的健康提供保障，预防并发症的发生。

在制定具体的饮食计划时，应根据医生的建议和个体状况进行调整，以确保最佳的饮食方案。

10. 青少年糖尿病患者饮食应该注意什么？

儿童和青少年正处在生长发育的阶段，要兼顾血糖的控制和正常的生长发育。青少年饮食应该注意的有以下几个方面：

（1）合理控量，保证生长发育：对于患有2型糖尿病的儿童，每天的总热量等于1 000+100×（年龄 −1）。

（2）蛋白质摄入充足：血糖控制欠佳的患者蛋白质需要量相对增加，但少于正常摄入量；蛋白质的摄入量应达到每日总能量的10%~15%。

（3）高纤维膳食：蔬菜中含有大量的膳食纤维，多吃蔬菜能够加速食物通过肠道，延迟和抑制糖在肠道吸收，降低空腹血糖、餐后血糖以及改善糖耐量，同时增加肠蠕动，有利于大便通畅，有利于减肥。

（4）均衡饮食：只有将饮食中所含有的糖类、脂肪、蛋白质三大营养素调配合理，才能与药物治疗发挥协同作用，良好控制血糖，减少或延缓糖尿病并发症的发生和发展。糖尿病饮食治疗困扰着许多糖尿病患者，无论糖尿病类型、病情轻重、有无并发症或有无药物治疗都应长期坚持饮食疗法。

11. 糖尿病肾病患者饮食应该注意什么？

对于已经出现肾脏损伤的糖尿病肾病患者，在合理用药的基础上进行合理膳食干预可明显延缓疾病进展，延长进入透析的时间。对于糖尿病肾病患者的饮食需要注意以下几点：

（1）计算每日总热量：根据体型和体重、每天的体力活动强度、年龄和性别等来计算每天总热量摄入。肥胖或超重者应严格控制总热量摄入，每天每公斤体重应达到20~25 kcal热量；如果身体消瘦，体力活动较多者，每天每公斤体重应达到30~35 kcal热量。举例子来说，患者的身高是170 cm，体重是70 kg，那么每天总热量应达到1 950~2 275 kcal。

（2）谨慎选择蛋白质：糖尿病肾病分为4期，根据分期来制定蛋白质摄入量。如果糖尿病肾病处于1期和2期，那么每天每公斤体重蛋白质摄入量为1.0~1.2 g；如果肾小球滤过率下降，还没有做血液透析或腹膜透析，每天每公斤体重蛋白质摄入量约为0.8 g；接受血液透析的患者，每天每公斤体重蛋白质摄入量应达到1.2~1.3 g。举例子来说，患者的体重是70 kg，每天蛋白质摄入量应是 70×1.2，也就是 84 g。

（3）遵循低盐低脂饮食：糖尿病肾病患者应严格控制饱和脂肪酸、反式脂肪酸摄入，常见于动物油、人造奶油和黄油等，同时应远离油炸食品。以植物油替代动物油，每天食用油摄入量不能超过 25 g。通过低温方式来烹调食物，包括清蒸、水煮、凉拌和炖等，避免油炸或油煎以及烧烤等。

（4）补充足够的膳食纤维：每人每天膳食纤维摄入量应达到食物总重量的 1/3 左右，可以从新鲜蔬菜和五谷杂粮和坚果中获取。虽然膳食纤维无法被机体吸收，但能防止餐后血糖水平升高，帮助改善血脂和血糖，维持肠道菌群平衡，延长饱腹感，有益于减肥。

（5）严格控制钾和磷摄入：糖尿病肾病患者肾功能减退，无法调节钾磷等电解质平衡，不少患者伴有高钾血症或高磷血症，因此应严格控制钾和磷摄入，前者常见于橙子和海带以及香蕉等，后者常见于坚果、动物内脏以及米饭等。

糖尿病肾病患者应科学安排饮食，保证各种营养均衡摄入；如果出现水肿和高血压，应采取低盐或无盐饮食，严格限制饮水量。如果血糖控制良好每隔 6~12 个月做一次肾功能检查；若糖尿病患者已经出现蛋白尿，那么应缩短复查间隔时间，期间不能乱服药物，以免增加肾脏负担，反而导致病情加重。

12. 糖尿病合并高尿酸血症患者饮食应该注意什么？

糖尿病合并高尿酸血症患者饮食应该注意以下几方面：

（1）均衡饮食，限制嘌呤：食物中的嘌呤可经过人体代谢生成尿酸，从而引起高尿酸血症和痛风。糖尿病合并痛风患者应该在糖尿病饮食的基础上减少嘌呤的摄入，严格控制食物中嘌呤的含量。表 1 为常见食物嘌呤含量，表 2 为各类食物重推荐食用的种类。

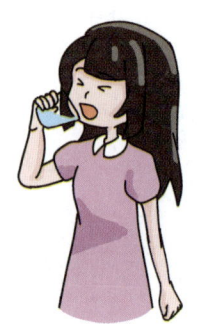

（2）足量饮水，限制饮酒。定时、规律地饮水可促进尿酸排泄。高尿酸血症与痛风人群，在心、肾功能正常的情况下应当足量饮水，每天建议2 000～3 000 mL。尽量维持每天尿量达2 000 mL。优先选用白开水，也可饮用柠檬水、小分子碱性水、淡茶、无糖咖啡及苏打水，但应避免过量饮用浓茶、浓咖啡等，避免饮用生冷饮品。酒精的代谢会影响嘌呤的释放并促使尿酸生成增加，酒精也会引起血清乳酸升高，从而减少尿酸排泄。部分酒类如啤酒、黄酒中还含有嘌呤，故痛风患者应禁止饮酒。

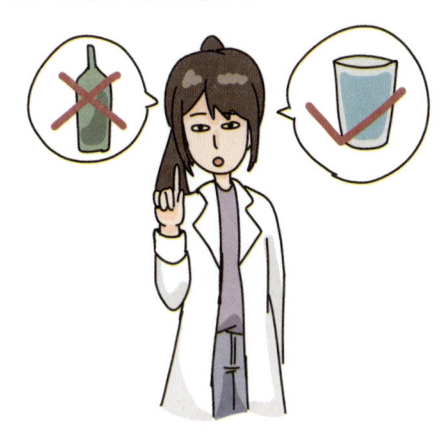

（3）科学烹饪，少食生冷。合理的食物烹饪和加工方式对于高尿酸血症与痛风的预防与控制具有重要意义。少盐少油、减少调味品、清淡膳食有助于控制或降低血尿酸水平。推荐每天食盐摄入量不超过5 g，每天烹调油不超过25～30 g。减少油炸、煎制、卤制等烹饪方式，提倡肉类蒸煮后食用，尽量不喝汤。对于高尿酸血症与痛风人群，经常食用生冷食品如生冷海鲜等容易损伤脾胃功能，同时可导致尿酸盐结晶析出增加，诱使痛风发作。因此，痛风患者应少吃生冷食品。

常见食物嘌呤含量

嘌呤含量	分类	食物举例
150～1 000	第一类（高嘌呤）	肝、脑、肾、胰脏、沙丁鱼、凤尾鱼、鱼子、浓肉汤

续表

75~150	第二类（较高嘌呤）	牛肉、牛舌、猪肉、绵羊肉、兔、鸭、鹅、鸽子、鹌鹑、野鸭、火鸡、野鸡、鲤鱼、鳕鱼、大比目鱼、鲈鱼、鳗鱼、贝壳类水产、扁豆、干豆类、干豌豆、鸡汤、肉汤
30~75	第三类（较低嘌呤）	四季豆、青豆、鲜豌豆、菜豆、菠菜、芦笋、菜花、龙须菜、蘑菇、青鱼、鲱鱼、鲑鱼、金枪鱼、白鱼、鳝鱼、龙虾、螃蟹、鸡肉、羊肉、花生、麦片、麦麸面包
<30	第四类（低嘌呤）	奶类、奶酪、蛋类、水果、蔬菜类（除第三类中的蔬菜）、可可、咖啡、茶、豆浆

常见食物加工方式选择一览表

食物类别	宜选择的品种	不宜选择的品种
谷薯类	糙米、全麦面粉、玉米、青稞、荞麦、黄米、燕麦、小米、高粱、藜麦、红薯、紫薯等	黄油面包、糕点等高能量加工食品，以及油条、油饼等油煎油炸食品
肉类	瘦肉、去皮禽肉等适量食用	肥肉、加工肉制品、咸肉、鱼子、蟹黄、鱿鱼、动物内脏、牡蛎、蛤蜊等海鲜水产
蛋类	鸡蛋、鸭蛋等	咸蛋等
奶类	脱脂奶、低脂奶、鲜牛奶、低糖酸奶等	奶油、黄油等
大豆及大豆制品类	豆腐、豆腐干等	油豆腐皮、豆腐泡等油炸豆制品

续表

蔬菜类	新鲜蔬菜	腌制蔬菜
菌藻类	新鲜菌藻类	
食用油	紫苏油、亚麻籽油、核桃油、橄榄油、茶籽油、菜籽油、葵花籽油、玉米油、芝麻油、豆油、花生油、胚芽油等	棕榈油、猪油、牛油、羊油及其他动物油
调味品	低钠盐	酱类、腐乳等高盐调味品；红糖、白糖、糖浆等

一般将食物按嘌呤含量分为四类，供选择食物时参考：

第一类：含嘌呤高，每 100 g 含 150 ~ 1 000 mg。

第二类：含嘌呤较高，每 100 g 含 75 ~ 150 mg。

第三类：含嘌呤较低，每 100 g 含 30 ~ 75 mg。

第四类：含嘌呤低，每 100 g 含量 <30 mg。

13. 糖尿病合并高脂血症患者饮食应该注意什么？

高脂血症也是一种慢性代谢性疾病，常与高血糖、高血压并称为"三高"。对糖尿病合并高脂血症患者的日常食养提出以下建议。

（1）吃动平衡，保持健康体重：高脂血症人群在满足每日必需营养需要的基础上应控制能量的摄入，尤其对于超重和肥胖人群应通过适当节食以达到减重的目的，每天可减少 300 ~ 500 kcal 的能量摄入，大约每日少吃 4 两米饭或 3 两瘦肉。高脂血症人群，除部分不宜进行运动人群外，无论是否肥胖，建议每周 5 ~ 7 次体育锻炼或身体活动，每次 30 分钟中等及以上强度身体运动，如快走、跑步、游泳、爬山和球类运动等。

（2）调控脂肪，少油烹饪：限制油脂的摄入，是防治高脂血症和动脉粥样硬化性心血管病的重要措施。脂肪摄入量以占总能量 20% ~ 25% 为宜，高甘油三酯血症者更应尽可能减少每日脂肪摄入总量。相当于全天各种食物来源的脂肪摄入量（包括烹调油、动物性食品及坚果等食物中的油脂）在 40 ~ 55 g 之间，每日烹调油应不超过25 g。高脂血症人群食物制作应选择少油烹饪方式，减少食品过度加工，少用油炸、油煎等多油烹饪方法，多选择蒸煮等方式。

（3）饮食物多样，蛋白质和膳食纤维摄入充足：在控制总能量及脂肪的基础上，选择食物多样的平衡膳食模式，食物每天应不少于12种，每周不少于25种。碳水化合物摄入量应占总能量的50%~60%，相当于每天食用200~300 g的主食。多食新鲜蔬菜，推荐每日摄入500 g，深色蔬菜应当占一半以上。蛋白质摄入应充足。动物蛋白摄入可适当选择脂肪含量较低的鱼虾类、去皮禽肉、瘦肉等；奶类可选择脱脂或低脂牛奶等。

（4）少盐控糖，戒烟限酒。高脂血症是高血压、糖尿病、冠心病、脑卒中的重要危险因素，为预防相关并发症的发生，要将血脂、血压、血糖控制在理想水平。高脂血症人群膳食除了控制脂肪摄入量，还要控制盐和糖的摄入量。食盐用量每日不宜超过5 g（1啤酒瓶盖）。同时，少吃酱油、鸡精、味精、咸菜、咸肉、酱菜等高盐食品。完全戒烟和有效避免吸入二手烟，利于预防动脉粥样硬化性心血管疾病。酒精的摄入会影响肝脏对血脂的代谢，因此高血脂的患者应该戒酒。

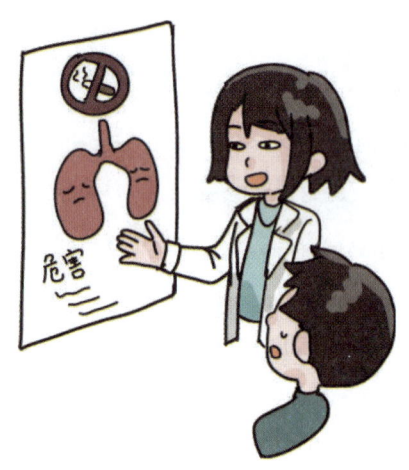

14. 糖尿病合并高血压患者饮食应该注意什么？

糖尿病合并高血压的患者饮食控制同单纯高血压患者：

（1）首先应控制钠摄入量，每人每日食盐摄入量以不超过6 g为宜。饮食中 80% 钠盐来自烹调用盐和各种腌制品，所以应减少烹调用盐，此外酱油、蚝油、盐焗食品等也隐藏着盐分，所以也要注意这些隐性盐的摄入。

（2）补充钙和钾盐，缺钾和缺钙都与高血压发生有关，如有低钾低钙发生，应适当补充。如：每日吃新鲜蔬菜 400 ~ 500 g，喝牛奶 500 mL，可以补充钾 1 000 mg 和钙 400 mg。

（3）高蛋白质摄入属于升压因素，动物和植物蛋白质均能升高血压，故应控制食物中的蛋白质，含量不能过高。

（4）饮食中脂肪应以不饱和脂肪酸为主，应少吃饼干、蛋糕、炸薯片、油炸食品等，尽量选择花生油及橄榄油等调味品。

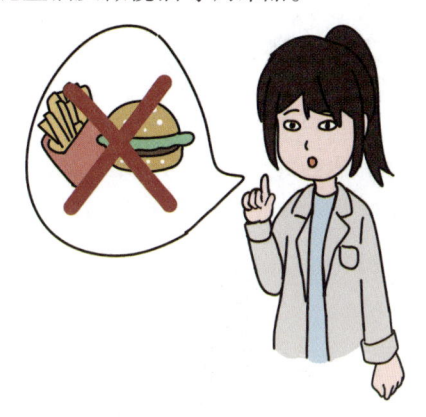

（5）过多饮酒也会升高血压，每日饮酒量超过 50 g 者，高血压发病率明显增高，故应饮酒量每日不可超过相当于 50 g 乙醇的量。

三

"走"出迷茫，动出健康

1. 运动疗法对糖尿病患者有哪些益处？

运动治疗与饮食治疗同为糖尿病治疗的基础。糖尿病患者的运动治疗需要在医生指导下进行，合理和适当的运动锻炼在糖尿病患者的总体管理中占有重要地位。

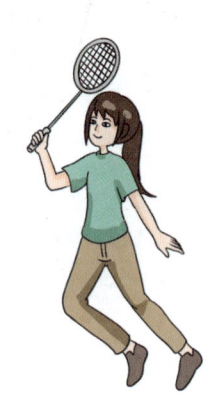

规律运动对糖尿病患者有以下益处：

（1）规律运动可以强身健体，消除体内多余的脂肪，强化肌肉力量，提高胰岛素敏感性，改善减轻胰岛素抵抗。

（2）规律运动可以改善人体的脏腑功能，尤其是心血管和呼吸系统的功能，改善身体内环境，从而增强人体的免疫力，抵抗疾病。

（3）运动可以缓解身体的压力、愉悦心情，从而缓解对疾病的焦虑，对血糖的控制有益。

（4）运动可以促进人体的新陈代谢，促进能量的消耗，有助于降低血糖。运动还可以减少身体内的炎症反应，从而减少各种糖尿病并发症的发生和发展。运动是糖尿病防治的重要措施。

2. 哪些糖尿病患者适合运动？

（1）适合于糖耐量异常、空腹血糖受损、无显著高血糖和严重并发症的2型糖尿病患者和1型糖尿病患者。

（2）适合于有微量白蛋白尿、无眼底出血的单纯性视网膜病变、无明显自律性神经障碍的糖尿病外周神经病变等轻度并发症患者。

（3）对于稳定的妊娠糖尿病患者也是可以适当进行有氧运动的，如步行、上肢运动及一般的家务劳动等。

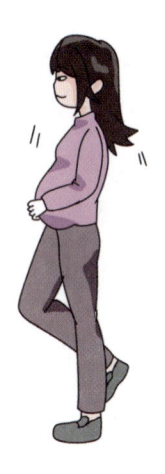

3. 哪些糖尿病患者不适合运动？

运动治疗既可以帮我们改善体质又可以帮助我们控制血糖，但是并不是所有糖尿病患者都适合运动，以下患者并不适合运动治疗：

（1）血糖不平稳的1型糖尿病患者，尤其是"脆性糖尿病"患者：由于胰岛功能几乎完全丧失，胰岛素严重缺乏，运动会使血糖升高，脂肪分解增加，在缺乏胰岛素的情况下，不能氧化分解酮体，从而增加酮症酸中毒的危险。此类病人在血糖没有得到很好控制之前，不要参加运动。

（2）糖尿病视网膜病变患者："糖网"是糖尿病最常见的并发症之一，伴有增殖性或前增殖性视网膜病变或黄斑变性的糖尿病患者应该在运动前认真检查，在获得医生的批准后再进行运动治疗；近期有明显的眼底出血、视网膜剥离及青光眼者，应在病情得到有效控制后再参加运动，以防止病情发展。

（3）糖尿病肾病患者：尿中有蛋白、红细胞及管型者以及糖尿病肾病到了氮质血症期以后的患者应主动减少运动量。

（4）高血压患者：糖尿病伴有高血压的患者，在血压大于170/110毫米汞柱时应暂停运动，及时就医，在血压控制平稳后再进行运动。有严重的心律失常、心功能不全、心绞痛或心肌梗死者应禁止运动。

（5）运动前血糖过高或过低的患者：运动前应先进行血糖的测量，如果血糖大于16.7 mmol/L，应避免剧烈运动，选择相对舒缓的运动方式；对于应用胰岛素或服用促泌剂的患者，如运动前血糖小于5.5 mmol/L，应停止运动，调整运动时间，避免低血糖的发生。

（6）糖尿病合并严重神经病的患者：糖尿病的周围神经病有两种，一种是糖尿病的周围神经病，糖尿病周围神经病变是糖尿病足的主要病因之一，因此在糖尿病患者合并严重的糖尿病周围神经病变的情况下禁止运动，防止糖尿病足的发生。另一种是糖尿病合并自主神经病，自主神经病变通过降低心血管系统对运动的反应而增加运动损伤或负性事件发生风险，出现体位性低血压；损害体温调节系统与夜视能力；无法预测的胃轻瘫可致使碳水化合物吸收障碍，引发低血糖。累及心血管系统自主神经病变较重的糖尿病患者列为运动禁忌，除非有良好的安全保障，否则运动中容易发生急性心血管事件。

（7）糖尿病伴有糖尿病足的患者以及伴有其他急性感染的患者：糖尿病足是糖尿病患者致残、致死的主要原因之一，如若发现足部破溃应立即停止一切运动方案，及时就医。糖尿病患者如出现发热等其他感染的疾病也应当立即停止运动，及时就医。

4. 糖尿病患者可以进行哪些运动项目？

运动方式的选择需要根据每个患者的自身情况来确定。运动项目要与自己的年龄、病情、喜好及身体承受能力相适应，必要时可以咨询相关专业人员评估，制定运动计划。首先我们要知道运动总量是多少，在此基础上选择合适的运动项目和相应的运动时间。对于成年 2 型糖尿病的患者运动量一般建议每周至少要达到 150 分钟，也就是每周两个半小时（如每周运动 5 天，每次 30 分钟），也可以进行 1 次短时的体育运动（如 10 分钟）累计 30 分钟。运动以中等强度的有氧运动为主，它指的是能够达到 50% 到 70% 的最大心率（最大心率 = 206.9-0.67× 年龄），而心跳和呼吸的加快并不急促，这样的运动就称为中等强度的有氧运动，一般包括快走、打太极拳、广场舞、骑车、乒乓球、羽毛球等，如果强度稍微大一点，就包括有氧健身操、慢跑、游泳、骑车上坡、足球、篮球等，这些运动对于糖尿病患者而言都是比较合适的，因为它在保证强度的前提下不会对身体产生很大的负担，并且很容易进行，一个人也可以很自由地进行这些运动。建议选择上述的多种运动交替进行，这样不仅可以全面地锻炼身体上的肌肉，也不会减少自身对运动的兴趣，提高自己的依从性。

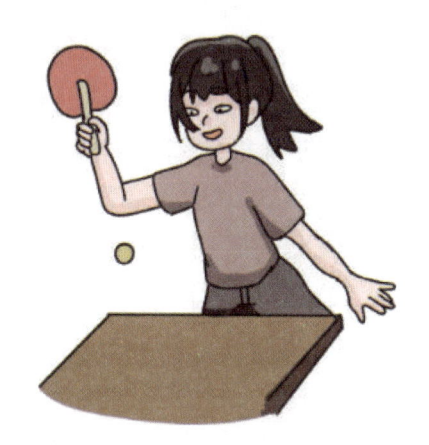

在没有相关禁忌证的情况下，2 型糖尿病患者最好每周进行 2～3 次抗阻运动（两次锻炼间隔 ≥ 48 小时），如哑铃，举重杠铃，弹力带等运动，这些运动能较好地锻炼肌肉力量和耐力，改善胰岛素抵抗。锻炼部位应包括上肢、下肢、躯干等主要肌肉群，训练强度宜中等。联合进行抗阻运动和有氧运动可更大程度地改善身体的代谢紊乱问题。抗阻力运动一般有仰卧起坐、俯卧撑、引体向上、蛙跳、深蹲、杠铃推举、哑铃等。

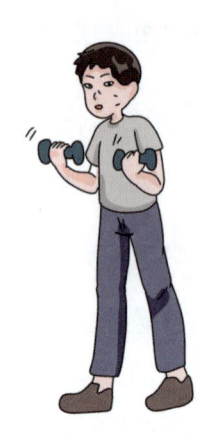

在进行运动治疗时可以佩戴相关设备（如计步器，计时器），这样不仅可以明确运动时间、运动量，还可以让自己获得相应的成就感，提高自己的积极性。

5. 糖尿病患者如何选择合适的运动时间及运动强度？

糖尿病患者运动可以遵循"135"原则。"1"即餐后1小时左右运动。"3"即每次运动时间为30分钟左右。"5"即每周至少选择5天进行运动。

成年2型糖尿病患者应选择中等强度的运动，专业人员可以用心率和最大摄氧量来评估运动强度，对于普通的糖尿病患者来说，可以用以下方法来判定。在20～25℃的环境下，走路10分钟后背微微汗出，20分钟是衣服上有一巴掌的汗迹是说明运动强度合适。利用计步器来判断运动强度，30分钟6 000～7 000步，说明强度正合适。运动时达到刚好和身边朋友自然交谈而不气喘的程度，说明运动强度比较适中。可以通过运动后即刻的脉搏来判断自己的运动强度是否适宜。运动时的心率应达到60%的最大耗氧量。简易算法是脉搏（次/分）=60%×（220-年龄）。以50岁为例，运动时最大心率控制在102次/分，说明运动强度适宜。

运动的选择应简单和安全，运动的时间和强度应相对固定，切忌运动量忽大忽小。

6. 糖尿病患者运动前的注意事项有哪些？

在相关专业人员或医生的指导下选择好适合自身的运动后，就可以行动起来了！但是在运动治疗之前要做一些相关的准备工作。主要有以下几点注意事项：

（1）在运动前要进行血糖的测量：如运动前血糖值小于 5.5 mmol/L，则建议食用一些碳水化合物如米饭、馒头、面包等，并更改运动时间。对没有使用胰岛素和具有诱发低血糖药物的糖尿病患者则可以继续运动。在运动后再次进行血糖监测。运动前后的血糖监测不仅可以检测运动的效果还可以防止低血糖的发生。

（2）随身备好如糖果、饮料等食物：对于糖尿病患者随身携带糖果和饮料是必不可少的，这样可以及时地应对运动后可能会出现的低血糖，如果去室外运动最好在有人的地方如公园、健身房等场地，或与人结伴，避免独自一人外出，防止各种意外状况的发生。

（3）在锻炼前要先做好准备活动：充分的准备活动可以有效地舒展关节和四肢，增强身体各个部位的灵活性和血液循环。以减少肌肉拉伤等运动性损伤的发生。

（4）检查场地及设备：在运动前要检查场地是否平整、干净、安全，并确认运动设备是否完好无损，以避免因运动设备造成不必要的身体损害。

（5）穿着合适的运动装备：选择透气、舒适、合身的运动服装，以提供足够的保护与支持，运动衣服和运动裤很必要。换上适当的运动装备不但可以灵活运动，又能够防止运动创伤。反之则可能会伤害身体，例如穿着不适合的鞋在跑步机跑步，不但会影响膝关节健康，更会增加崴脚风险。对于血糖较高的患者更应该在运动时穿着舒适、透气性好的软底鞋，并在运动前检查鞋子内是否有坚硬的异物，定时对鞋进行清洁保养，以防止异物造成脚部的损伤，降低糖尿病足发生的可能。

糖尿病患者运动治疗前的准备工作是至关重要的，通过运动前完善的准备工作不仅可以检测运动治疗的效果，更重要的是确保自身安全，防止运动造成的不必要的身体损伤。

7. 糖尿病患者运动中的注意事项有哪些？

可依据个人的喜好、身体素质等，选择合适的有氧运动和抗阻运动多种结合，保证一定的有氧运动量。

（1）运动项目的选择可以多样化，可几种运动项目交替，又或是自由组合，如做健身操、打太极拳、深蹲起、各种推举运动、杠铃操等。

（2）每天运动的时间为 30～60 分钟，且运动后稍微出汗，以自身不感到疲劳为度。

（3）在运动时，应注意运动的频率与强度，合适的运动强度为运动时的心率应达到身体 60% 的最大耗氧量。简易计算法是：运动强度心率（次 / 分）=(220-年龄)×60%，如一位 50 岁糖尿病患者，运动时最大心率应控制在 102 次 / 分。

（4）如运动中出现胸闷、胸痛、头晕、眼花、心率缓慢、意识丧失，甚至血压下降、呼吸减慢，可能是平时运动量不够，突然剧烈运动引起心脑供血不足，也可能是糖尿病患者合并潜在的心血管并发症，由运动诱发，应立即送往医院进行诊治。

（5）如运动中出现视物模糊、意识蒙眬、头晕、心悸、大量出汗、面色苍白，则可能是发生了低血糖，应该立即停止运动，马上进食含糖的食物。如已神志恍惚，应立即给患者饮用糖水，必要时送到医院急救。

（6）运动中加强与同伴的交流，互相帮助，以提高参与意识与运动兴趣，有利于运动的坚持并避免运动中拉伤肌肉，扭伤关节。

（7）运动时注意安全，做好防护措施，避免外伤或骨折。

8. 糖尿病患者运动后的注意事项有哪些？

（1）忌立即休息：运动后，人的心跳会加快，肌肉、毛细血管扩张，血液流动加快。此时如果立即停下来休息，肌肉的节律性收缩也会停止，造成血压降低，易引发心慌气短、头晕眼花、面色苍白等症状。做抗阻力运动后要继续做一些小运动量的动作，如慢走，等呼吸和心跳基本正常后再停下来休息。

（2）忌马上洗浴：运动后，人体为保持体温恒定，皮肤表面血管扩张，汗孔张大，排汗增多，此时，如马上洗浴，容易导致机体抵抗力降低，人就容易生病。所以，剧烈运动后，一定要休息一会再洗浴。

（3）忌暴饮止渴：运动后，不可过量过快饮水，更不可喝冷饮，否则会影响体温的散热，引起感冒、腹痛或其他疾病。

（4）忌吸烟解疲：运动后，有很多糖尿病患者还保留吸烟的习惯，在运动过后切忌吸烟。因为体内各器官处于高水平工作状态。此时吸烟比平时吸烟对身体的危害更大，更容易感到疲劳，同时会加重动脉硬化的发生。

（5）忌立即进食：运动后身体中的血液都集中在四肢上，消化器官中的血液较少，如果立即进食，不仅不利于食物的消化和吸收还会造成胃痛、胃胀等不适症状。

9. 超重/肥胖的糖尿病患者运动时需要注意什么？

超重/肥胖的糖尿病患者因体重较大，因此有肌肉骨骼的伤害和软组织损伤的风险，尤其是骨关节炎以及髋、下背、颈与膝关节疼痛。因此，超重/肥胖的糖尿病患者运动方式的合理选择，运动强度及运动时间的合理制定是必要的，切忌"操之过急"。循序渐进，让体重少量稳步地下降，这样也能有助于改善关节疼痛，这样体重越减少，身体负荷越小，运动越轻松。可考虑低冲击的有氧运动，例如原地脚踏车或中等配速的走路运动。

（1）多种运动综合进行：对于超重/肥胖糖尿病患者在初期，单纯的无氧运动往往不能起到很好的减重效果，需要每日交替操作有氧运动与抗阻力训练数个回合（5～15分钟），同一天进行有氧运动和阻力训练，总的持续时间和热量消耗最大，有助于减重和控制血糖。

（2）谨慎增加运动强度：增加运动强度前，应强调增加时间与频率。超重/肥胖的糖尿病不可盲目增加运动强度，突然地增加运动强度会有造成运动性损伤的风险。

（3）鼓励肥胖者进行非运动性活动：除了一些运动性的活动外超重/肥胖的患者可以结合非运动性身体活动，如慢走、伸展运动、站立工作等方式，这样可以有助于我们减轻体重和控制血糖。以慢走为例，可以利用计步器获得每日平均步数。最开始确定一个步数如500步，之后每周每日逐渐增加250步的运动量，渐进达成11 000至14 000步的目标。

（4）检测体重：糖尿病患者要清楚了解自己体重的下降情况，并以此为根据调整运动时间和运动强度及时调整运动方案。

（5）定期体检：超重/肥胖的糖尿病患者应该每日监测自己的体重、血糖、血压、心率等指标，各项指标的监测既能体现运动治疗的成果，又能保证运动治疗的安全性。每3～6个月复查体脂率、血脂、糖化血红蛋白，从整体把握运动治疗的疗效。

（6）摄入充足的水分：超重肥胖的患者要摄取大量的水分，在运动前准备好白水或者淡盐水。运动时也要注意周围环境的温度，以9～22℃为宜。

（7）保护皮肤：对于超重/肥胖的患者，皮肤的护理尤为重要，由于体重基数较大、体脂率高效常人更容易出汗，长期出汗容易造成皮肤屏障的损伤，容易出现炎、湿疹等皮肤疾病，因此一定要选择透气舒适的运动服，在运动结后及时擦汗和清洗皮肤，以免造成皮肤发炎。

10. 消瘦型糖尿病患者运动时需要注意什么？

消瘦型糖尿病患者运动的主要目的是改善身体素质及在不增加内脏脂肪的情况下增加体重。

消瘦型糖尿病患者的运动需要在常规的运动上做一些调整。在排除其他疾病的情况下合理地选择运动方式，调整运动强度和时间，以保证对于体形消瘦的糖尿病患者，怎样运动才能增加体重而内脏脂肪不增加呢，这就需要科学的运动方式和运动方法。对于青年人，建议以无氧运动为主，而且重点是进行一些增加肌肉的运动，如举哑铃、平板支撑、仰卧起坐等。另外一些球类运动也是很好的运动，如乒乓球、羽毛球、篮球等。对于中老年人，以有氧运动为主，特别是有其他基础疾病或有糖尿病并发症的糖尿病患者，应该以散步、打太极拳等为主，尽量避免仰卧起坐、弯腰、屏气等运动，防止发生脊柱骨折及视网膜脱落等意外。通过科学合理的运动方式和运动方法来改善身体素质，增重才能够使血糖得到良好控制，延缓病情进一步发展，减少糖尿病并发症的发生。

11. 妊娠糖尿病患者运动时需要注意什么？

为了控制血糖水平，增强身体状况和心理健康，妊娠期糖尿病患者需要进行适当的运动。

（1）运动方式

①有氧运动：有氧运动可以帮助妊娠期糖尿病患者消耗身体中的糖分，减

轻胰腺的负担，从而控制血糖水平。同时，有氧运动还可以提高心肺功能，促进血液循环，改善胰岛素抵抗。

②力量训练：力量训练可以帮助妊娠期糖尿病患者增加肌肉量，提高身体代谢水平，从而更好地控制血糖水平。此外，力量训练还可以增强身体力量和耐力，提高身体健康素质。

③柔韧性训练：柔韧性训练可以帮助妊娠期糖尿病患者保持关节灵活性，避免运动损伤，从而更好地进行其他运动。推荐的运动方式包括伸展和瑜伽等。

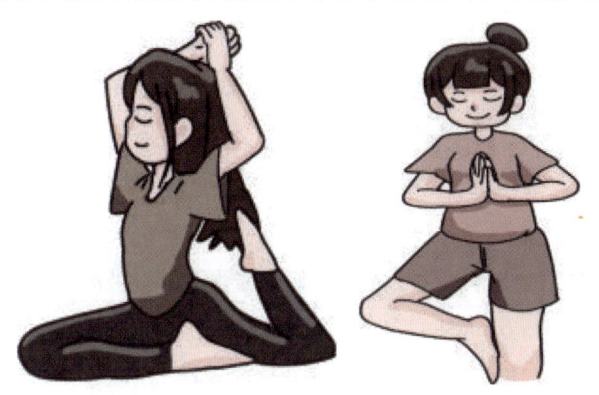

（2）运动时间及注意事项

①运动时间：建议妊娠期糖尿病患者每天进行至少30分钟的有氧运动，每周进行2~3次力量训练和柔韧性训练。

②注意事项：妊娠期糖尿病患者在运动时需要注意以下几点：避免剧烈运动，选择适合自己的运动方式；在运动前和运动后进行适当的热身和放松活动；避免在空腹或饭后立即进行运动；在运动过程中保持稳定的心态和情绪；在运动后及时监测血糖水平，了解自己的血糖控制情况。

（3）不适合妊娠期糖尿病患者的运动情况

①妊娠期高血压疾病：患有妊娠期高血压疾病的孕妇不适合进行剧烈或高强度的有氧运动，需要多休息并遵循医生建议进行治疗和控制病情。

②妊娠期心脏病：如果孕妇患有妊娠期心脏病，需要遵循医生的建议，通常不适合进行剧烈运动或高强度的有氧运动。妊娠期心脏病可能导致心肌缺血、缺氧和心脏功能受损，增加孕妇和胎儿的风险。

③妊娠期肝病：如果孕妇患有妊娠期肝病，需要根据病情和医生的建议来

决定是否适合进行运动。妊娠期肝病包括多种肝脏疾病，如妊娠期脂肪肝、妊娠期胆汁淤积症等。这些疾病可能对孕妇的肝脏功能造成影响，因此需要谨慎对待。

④妊娠期肾疾病：患有妊娠期肾疾病的孕妇，如肾炎或肾病综合征等，需要在医生的指导下，适当的运动可能是允许的，但需谨慎评估风险和效益。

⑤早产风险：如果孕妇有早产的风险，比如宫颈机能不全或其他子宫畸形等问题，那么不建议进行剧烈运动或高强度的有氧运动，因为这可能会诱发早产。

⑥胎盘位置异常：如果孕妇的胎盘位置异常，如前置胎盘或胎盘早剥等问题，那么不建议进行剧烈运动或高强度的有氧运动，因为这可能会加重病情。

⑦胎儿宫内生长受限：如果孕妇的胎儿宫内生长受限，那么不建议进行剧烈运动或高强度的有氧运动，因为这可能会影响胎儿的生长和发育。

对于妊娠期糖尿病患者来说，适当的运动是非常重要的。通过有氧运动、力量训练和柔韧性训练等，可以帮助控制血糖水平、增强身体状况和心理健康。然而，在选择和进行运动时，需要注意自己的身体状况和医生的建议，避免剧烈运动和高强度的有氧运动，以避免对母婴健康造成不良影响。

12. 糖尿病肾病患者运动时需要注意什么？

先从短时间的轻微活动开始，随着体质的增强，逐渐增加运动量，延长活动时间。每日锻炼1~3次，每次15~30分钟比较合适，不要过度劳累。注意尿里出现显性蛋白和血肌酐升高的情况时应主动减少运动量，并及时就医。长期规律的运动可通过提高胰岛素敏感性，改善糖耐量，减轻体重，改善脂质代谢，改善内皮功能，控制血糖、血压，从而减缓糖尿病及糖尿病肾病的发生发展。

13. 糖尿病神经病变患者运动时需要注意什么？

糖尿病合并周围神经病变者，会出现神经性疼痛、感觉缺失，容易造成足部损伤和溃疡发生，因此运动时需要注意以下几方面：

（1）运动前需要去医院检查心脏、眼睛和足部，了解病情，排除运动禁忌证，自己每天检查足部是否有水疱、擦伤、红肿等损伤，以预防足部感染。

（2）参加运动时选择宽松、软底的鞋，宜选择穿白色棉袜，每次运动完后检查白袜子上是否有液体印记，若有的话再检查脚上是否有伤口或破溃。

（3）运动方式可选择低冲击力的运动，如水中运动，由于水的浮力，可减轻身体对足底的压力，缓解神经疼痛，瑜伽和太极有助于提高人体平衡能力和放松，步行和慢跑等有氧运动都是不错选择，如若徒步越野可以使用登山手杖以减轻足底压力。

（4）糖尿病周围神经病变患者不适宜做爬山、快跑、跳跃、负重等增加足底压力或冲击力的运动。

糖尿病外周神经病变者运动有利于改善神经和周围组织的血液循环及营养代谢，提高局部组织免疫能力，促进神经细胞代谢与修复，增强神经传导功能，延缓周围神经病变的发展，提高机体运动能力和平衡能力。

14. 糖尿病足患者运动时需要注意什么？

运动不仅能促进伤口的愈合，改善血糖，提高代谢状态，更重要的是愉悦患者的心情，提高患者的生活质量，但仍然很多糖尿病足患者缺乏对于运动知识方面的了解，不知道如何运动能有效帮助其恢复，现在我们来一起了解糖尿病足患者的运动。推荐糖尿病患者进行一些必要的非负重运动，如踝泵运动，空中踏车运动，上半身运动等。

运动形式：以踝部运动为主、大关节运动为辅。

运动时机：以餐后运动为主。

运动强度：多见以靶心率判定，遵循从小到大、循序渐进的原则。

个性化原则：调整运动时间，运动频率应有规律性。

踝泵运动：采取平卧位或坐位，双下肢展开并放松，缓缓勾起脚尖尽力使脚尖朝向自己，直至最大限度保持10秒。然后脚尖缓缓下压，直至最大限度保持10秒。最后脚最大限度绕踝顺时针旋转一周，然后重复上述动作，逆时针旋转一周，一组动作完成，每日进行三次，每次五组。

空中踩单车运动：平躺在床上，仰卧位做膝关节和髋关节的屈伸运动，运动形似骑单车，患者能在床上运动，不需要其他设备。每天做三次，每次5～10分钟。

哑铃运动：可手持 1～2 kg 的哑铃（或用矿泉水瓶替代）通过手臂对哑铃的提拉，强化局部肌肉，每组 50 次，每日 2～3 组。

15. 糖尿病视网膜病变患者运动时需要注意什么？

糖尿病伴有视网膜病变的患者，运动前应经由医生检查确认后再进行适当的运动。

（1）轻微非增生性视网膜病变患者，对运动没有特殊限制；中度或重度非增生性病变患者，则应避免较大强度的有氧运动和抗阻训练，如跳跃、震动性强或需要闭气用力的运动，如举重、拳击等；避免突然头部向下等用力活动，切忌潜水、剧烈运动，这些活动有可能会引起眼底新生血管破裂出血和视网膜脱落，引起视力急剧下降，导致失明。

（2）运动中要特别注意力度的把握，在运动前最好做做伸展运动，如踢踢腿、拉拉胯，活动一下各个关节和肌肉群，大概在 10 分钟，可以让毛细血管逐步适应血压的升高，让视网膜的受力有个缓冲过程，从而避开视网膜脱离的诱因。

（3）户外运动要注意可行性和安全性，选择适合的场地，地面需平坦，光线需充足，可同视力好的伙伴一起跳舞、骑双人自行车；建议可在室内进行运动，如原地跑步，原地骑自行车。

16. 糖尿病合并下肢血管病变患者运动时需要注意什么？

糖尿病合并有周围血管病变者好发于 60 岁以上老人，病变多发生在血管分支处，引起管腔狭窄或闭塞，导致病变远端血液供应不足，主要表现为间歇性跛行（行走时因疼痛加剧而被迫停止，休息后缓解），因此建议采用间隔性运动（如 3 分钟走路—1 分钟休息—3 分钟走路），其走路的距离与时间，应由疼痛程度来决定。也可以进行上肢和躯干肌的运动锻炼，如手摇车等有氧运动，游泳或划船也可。也可以在专业医生的指导下进行平板训练和下肢抗阻训练，以增加患者的运动功能。

17. 糖尿病合并心血管疾病患者运动时需要注意什么？

冠心病是糖尿病患者常见的心血管疾病。尽管运动不当会诱发或加重心肌缺血，但糖尿病合并冠心病并不是运动的绝对禁忌，对于糖尿病合并冠心病的患者，适当规律的运动比单纯药物治疗有更好的疗效。首先，建议糖尿病合并心脏病患者锻炼的趋势是采用低强度运动，主要采用有氧运动的方式（如慢走，瑜伽等），也可根据个人情况适当增加运动强度，但糖尿病合并冠心病患者要请医生制定个体化的运动方案。其次，建议较低的运动强度长期进行锻炼既安全又有效，一般每次 20 ~ 45 分钟，最长不超过 1 小时，每周 3 ~ 4 次。运动过程应循序渐进，并根据运动过程中的反映，调整运动强度及持续时间。

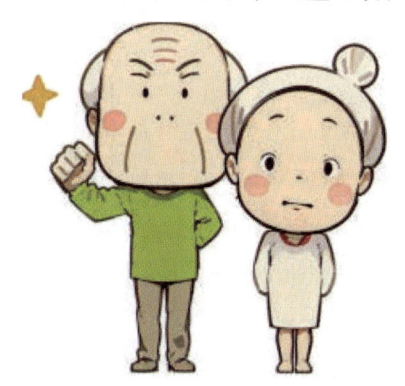

18. 糖尿病合并肌少症患者运动时需要注意什么？

（1）以热身运动为先

主体运动训练之前应进行 3 ~ 5 分钟热身运动，一般选择慢走和关节活动，以调整身体机能和状态，从而增加运动的效能，减低运动中肌肉、韧带、关节因运动损伤的可能性。

（2）以抗阻运动为主

抗阻运动是运动干预的基础和核心部分，以渐进式增加运动强度为特点，使肌肉产生的力量能够移动或抵抗所施加的阻力，抗阻训练主要包括 5 个方面：

①循序渐进：可将抗阻训练分为初级、中级和高级 3 个阶段，开始时推荐以熟悉的抗阻训练流程及注意事项为主的初级阶段，时间 1 ~ 2 周，逐渐进展至中、高级阶段。

②持续时间：每次抗阻训练建议持续 30 ~ 60 分钟，每周 2 ~ 3 次，两次训练的时间需间隔 48 小时。

③运动强度：第1~2周的初级阶段推荐以低强度的阻力训练开始，根据运动中的疲惫感，自行调整中高级阶段，推荐中高强度的阻力训练计划（60%~80%1RM）。

④重复次数及组数：建议初级阶段每个动作重复8~10次为1组，每次进行1~2组，组间休息1~2分钟，需要增加抗阻运动强度时，先增加重复次数，再增加训练负荷。

⑤运动使用的器械：可以采用弹力带、绑腿沙袋、哑铃等，根据患者体重制定相对安全的重量阻力。

（3）以有氧运动为辅

有氧运动可以改善老年人的心肺功能、运动耐力，提高免疫力，增强机体的适应能力，加强对抗阻训练的适应，从而形成运动的良性循环。有氧运动包括：

①运动方式：可以选择国内外最普遍推荐的6分钟走、2分钟高抬腿、骑健身车，也可以选择中国特色的传统运动健身方式，如健身舞、太极拳、五禽戏、八段锦等。

②持续时间：在进行抗阻训练的前提下，建议每次有氧运动10~20分钟；单独进行有氧运动，时长可相应延长至30~45分钟，每周至少3次。

（4）平衡训练不可少

可帮助肌少症患者在日常生活和其他活动中保持身体稳定性，降低跌倒风险。此类运动可分为：

①静态平衡训练：指身体不动时，维持身体于某种姿势的能力，如三步势平衡、单腿站立等，建议每个静态动作从坚持10秒开始，逐渐增加至1~2分钟。三步势平衡分别为并足站立，半足前后站立，双足前后站立，3种姿势依次进行。单腿站立训练方法为睁眼或闭眼，双手叉腰或扶椅背，一腿弯曲，一脚站立，站立时注意力专注于脚底。

②动态平衡训练：指身体在运动中保持平衡的能力，可以通过坐立训练、行走训练、我国传统健身方式。训练过程中应根据具体情况适当调整、组合、交换运动方式，以免长期的单调运动训练引起老年人心理和生理疲劳。

四

药到病除，日常降糖不棘手

1. 常用的口服降糖药物有几类？

常用的口服降糖药包括：双胍类、促胰岛素分泌剂（磺脲类、格列奈类）、二肽激肽酶Ⅳ抑制剂、α-糖苷酶抑制剂、噻唑烷二酮类，以及钠-葡萄糖共转运蛋白2抑制剂等。

2. 双胍类药物的适应证、禁忌证及不良反应有哪些？

代表药物：盐酸二甲双胍片、盐酸二甲双胍肠溶片、盐酸二甲双胍缓释片等。

适应证：双胍类药物主要通过减少肝脏葡萄糖的输出，改善外周组织对胰岛素的敏感性，从而降低血糖。二甲双胍为糖尿病患者控制血糖的一线用药和药物联合中的基本用药，如无禁忌证且能耐受该药物，二甲双胍是2型糖尿病患者起始治疗的首选药物，并可一直保留在糖尿病患者的降糖方案之中。

禁忌证：酮症酸中毒、非酮症高渗昏迷、乳酸性酸中毒等急性代谢紊乱、严重肝肾功能不全以及对药物有过敏反应者。严重感染、缺氧或接受大手术的患者。此外造影检查如使用碘化对比剂时，应暂时停用二甲双胍，在检查完至少48 h且复查肾功能无恶化后可继续用药。

不良反应：消化道反应（腹泻、恶心、呕吐等）、皮肤过敏反应、乳酸性酸中毒。另外长期使用可能导致维生素B12缺乏。

3. 磺脲类药物的适应证、禁忌证及不良反应有哪些？

代表药物：格列苯脲、格列美脲、格列齐特、格列喹酮等。

适应证：磺脲类药物主要通过刺激β细胞分泌胰岛素，增加体内胰岛素水平，从而降低血糖。降糖作用强，在口服降糖药中有一定地位。可作为二甲双胍不耐受或存在禁忌证患者的起始治疗或二甲双胍治疗血糖控制不佳时的联合用药。

禁忌证：1型糖尿病患者、2型糖尿病病程长、胰岛β细胞功能接近衰竭的患者，不宜使用磺脲类药物。严重肝肾功能不全、磺脲类药物过敏者禁用。磺脲类药物与磺胺类药物可发生交叉过敏反应，有磺胺类药物过敏史者应禁用磺脲类药物。

不良反应：低血糖、体重增加。

4. 格列奈类药物的适应证、禁忌证及不良反应有哪些？

代表药物：瑞格列奈、那格列奈、米格列奈等。

适应证：格列奈类药物为非磺脲类胰岛素促泌剂，主要通过刺激胰岛素的早时相分泌而降低餐后血糖，对降低空腹血糖也有一定的作用。因此需在餐前即刻服用，可单独使用或与其他降糖药联合应用（磺脲类除外）。适用于尚有部分胰岛功能的2型糖尿病患者。

禁忌证：与磺脲类几乎相同。但格列奈类药物可以在肾功能不全的患者中使用（需在医生指导下使用）。

不良反应：低血糖、体重增加，但低血糖程度较磺脲类药物轻。

5. 二肽激肽酶Ⅳ抑制剂的适应证、禁忌证及不良反应有哪些？

代表药物：西格列汀、沙格列汀、维格列汀、利格列汀和阿格列汀。

适应证：二肽激肽酶Ⅳ抑制剂通过抑制二肽激肽酶Ⅳ活性而减少胰高血糖素样肽-1的失活，刺激增强胰岛素的分泌，抑制胰高血糖素分泌而降血糖。主要适用于尚保留部分胰岛功能的2型糖尿病患者。

禁忌证：孕妇、儿童和对二肽激肽酶Ⅳ抑制剂有超敏反应的患者禁用。

不良反应：可能出现超敏反应、头痛、上呼吸道感染等。

6. α-糖苷酶抑制剂的适应证、禁忌证及不良反应有哪些？

代表药物：阿卡波糖、伏格列波糖、米格列醇等。

适应证：通过抑制肠道 α-糖苷酶的活性，延缓碳水化合物的吸收而降低餐后高血糖。适用于以碳水化合物为主要食物成分的餐后血糖升高的患者。推荐患者每日 2~3 次，餐前即刻吞服或与第一口食物一起嚼服。

禁忌证：不宜用于胃肠功能紊乱者。

不良反应：常见为胃肠道反应，如打嗝、排气等。

7. 噻唑烷二酮类药物的适应证、禁忌证及不良反应有哪些？

代表药物：吡格列酮、罗格列酮等。

适应证：主要通过增加组织对胰岛素的敏感性而降低血糖。该类药物主要适用于伴有严重胰岛素抵抗的肥胖（特别是腹型肥胖）的 2 型糖尿病患者。

禁忌证：有心力衰竭、活动性肝病或转氨酶升高超于正常限 2.5 倍、严重骨质疏松和有骨折的患者。现有或既往有膀胱癌病史的患者或存在不明原因的肉眼血尿的患者禁用吡格列酮。

不良反应：体重增加和水肿、增加骨折和心衰的风险、引起轻度贫血。可以使绝经前期和无排卵女性恢复排卵，无妊娠意向的患者需格外注意。

8. 钠-葡萄糖共转运蛋白 2 抑制剂的适应证、禁忌证及不良反应有哪些？

代表药物：达格列净、恩格列净、卡格列净等。

适应证：通过抑制肾脏对葡萄糖的重吸收，降低肾糖阈，促进尿糖的排出。适用于成人 2 型糖尿病患者，可以和其他降糖药物联用，也可以单药治疗，配合饮食及运动，以改善血糖控制。除了降糖作用以外，钠-葡萄糖共转运蛋白 2 抑制剂还具有降压、减重、改善心功能及肾功能等作用。

禁忌证：糖尿病酮症酸中毒患者、严重的泌尿系统、生殖系统感染者、终末期肾病需透析者。

不良反应：常见不良反应为泌尿系统和生殖系统感染及与血容量不足相关的不良反应，罕见不良反应包括糖尿病酮症酸中毒。此外，用药过程中还应警惕急性肾损伤。

9. 糖尿病患者什么时候启动口服降糖药物治疗？

糖尿病的医学营养治疗和运动治疗是控制糖尿病高血糖的基本措施。很多糖尿病患者都知道得了糖尿病需要饮食和运动控制，那么什么时候启动口服降糖药物治疗呢？在饮食和运动不能使血糖控制达标时，应及时采用包括口服药治疗在内的药物治疗。

肥胖或超重的 2 型糖尿病患者在饮食和运动不能满足控制血糖的情况下，应首先采用非胰岛素促分泌剂类降糖药物治疗。非肥胖或超重的 2 型糖尿病患者在饮食和运动不能满意控制血糖的情况下，可首先采用胰岛素促分泌剂类降糖药物或 α-糖苷酶抑制剂。如一种药物治疗而血糖未达标，则应进行二联治疗。二联治疗的药物可根据患者病情特点选择。如超重肥胖的糖尿病患者，可选择具有减重作用的药物；糖化距离目标值较大可选用降糖作用较强的磺脲类药物。二联治疗 3 个月不达标的患者，应启动三联治疗，即在二联治疗的基础上加用一种不同机制的降糖药物。

1 型糖尿病及特殊类型糖尿病的口服药选择必须在医生指导下进行。

10. 哪些非降糖药物会引起血糖波动？

糖尿病患者可能会有这样的经历，饮食和运动都没变，就是突然血糖忽高忽低，控制不好了。这个时候，赶快回想一下，除了降糖药，自己最近是不是吃了什么其他的药？有些非降糖药物，也会引起血糖波动。

（1）激素类：含雌激素的口服避孕药、生长激素、生长抑素类似物、甲状腺激素、糖皮质激素、拟肾上腺素类药物等。

（2）抗微生物药：磺胺类、β-内酰胺类抗生素类、喹诺酮类、氯霉素类、四环素类、硝基咪唑类（甲硝唑）以及咪唑类抗真菌药物等。

（3）抗肿瘤药：曲妥珠单抗、西罗莫司等。

（4）降压药：β-受体阻滞剂、噻嗪类利尿剂等。

（5）降脂药：烟酸类衍生物。

（6）抗精神类药物：氯丙嗪、甲硫哒嗪、利培酮、齐哌西酮、氯氮平等。

如果糖尿病患者有多种合并用药，请来医院就诊，在医生指导下找到可疑因素！

11. 哪些患者需要注射胰岛素？

很多糖尿病患者得了糖尿病都恐惧打胰岛素，还有糖尿病患者认为刚得糖尿病不需要打胰岛素，得了并发症必须打胰岛素。其实这种想法是不对的，并不是刚得糖尿病就不需要打胰岛素，而且得了并发症也不一定要打胰岛素。要根据糖尿病并发症的种类、患者血糖情况、年龄等综合裁定。

（1）必须注射胰岛素

①1型糖尿病：此类糖尿病患者自身胰岛β细胞不分泌胰岛素，必须外源补充胰岛素。

②糖尿病急性并发症（糖尿病酮症酸中毒、糖尿病高渗昏迷等）：此类糖尿病患者入院时血糖特别高，如不及时注射胰岛素，把血糖稳定下来，可能会有生命危险。

③肝肾功能衰竭患者：很多降糖药都是通过肝肾代谢的，如果应用降糖药，会加重肝肾负担，加重病情，甚至危及生命。

④妊娠期糖尿病患者：此类患者必须应用胰岛素降血糖，我国还未批准任何一种口服降糖药，用于孕妇的血糖控制，如果应用口服降糖药，会对胎儿有影响。

（2）新诊断的2型糖尿病患者（糖化血红蛋白≥9%或空腹血糖≥11.1 mmol/L，同时伴有明显高血糖症状）：此类糖尿病患者可短期胰岛素强化治疗，在强化治疗之后再根据症状及血糖控制情况制定降糖方案。

（3）2型糖尿病患者在生活方式和口服降糖药联合治疗基础上，血糖仍未达到控制目标（空腹血糖≥10 mmol/L，糖化血红蛋白≥7%）：此类糖尿病患者需考虑启动胰岛素治疗。

（4）2型糖尿病患者病程长，胰岛功能不好，自身胰岛素分泌微乎其微：此类糖尿病患者血糖波动较大，需考虑注射胰岛素治疗，而且推荐使用胰岛素泵或四针胰岛素治疗。

（5）得了并发症需要综合考虑：首先，根据血糖而定，血糖控制稳定且符合要求的情况下，通常没必要更改治疗方案，不需要改换为胰岛素治疗。反之患者血糖控制不佳，饮食运动未能严格控制，可考虑注射胰岛素治疗。其次，根据患者并发症种类而裁定，胰岛素的主要作用就是降血糖，其他降糖药物除了降血糖之外，可能还具有多重作用。如糖尿病肾病，SGLT-2i类药物不仅可以降血糖，还具有改善蛋白尿，保护肾、保护心脏的作用。糖尿病的同时还伴有心血管疾病，GLP-1类药物不仅可起到保护心脏的作用，还可以改善胰岛素抵抗。最后，如果患者年龄大、胰岛素用量较少，饮食运动较为严格，血糖控制理想，改为应用对并发症获益更多的降糖药，可能是更好的选择。因为有些老人独居，对胰岛素的注射可能不是特别了解，如果注射胰岛素的剂量不正确，可能会导致血糖波动过大，低血糖加重并发症的进展，如血糖过低甚至可能会有生命危险。还有如果降糖方案为四针胰岛素的话，漏注胰岛素的风险也很大。因此，胰岛素治疗方案需要经过医生评价选择使用。

12. 胰岛素的种类有哪些？

胰岛素的发现至今已有90余年的历史，按照来源分为动物胰岛素、人胰岛素，以及胰岛素类似物。动物胰岛素主要来源于牛和猪的胰腺，但极易激活人体的免疫反应，导致局部过敏反应，产能低下。现今动物胰岛素已经不在临床应用了，人胰岛素应用的也较少，大多数应用的都是胰岛素类似物。直至今日，人类对胰岛素探索的脚步仍未停歇，相信未来还会发现更好的胰岛素！

下面根据胰岛素作用特点的差异可具体细分为以下几类：

（1）长效：起效时间一般为2~4小时，在体内药物浓度相对稳定，无明显高峰，作用时间可达24~36小时，作为基础胰岛素使用，每日固定时间注射。

①人胰岛素：鱼精蛋白锌胰岛素。

②胰岛素类似物：甘精胰岛素（来得时、来优时等）、地特胰岛素（诺和平）、德谷胰岛素。

（2）速效胰岛素：起效时间一般为10~15分钟，作用高峰1~2小时，持续时间3~5小时，作为餐时胰岛素使用，餐前5分钟后即可皮下注射。

此类型胰岛素均为胰岛素类似物，分别是门冬胰岛素（诺和锐）、赖脯胰岛素（优泌乐）、谷赖胰岛素。

（3）预混胰岛素：是将速效或短效胰岛素与中效胰岛素按一定比例预先混合而成。

①预混动物胰岛素：精蛋白锌胰岛素注射液（30R）。

②预混人胰岛素：精蛋白生物合成人胰岛素注射液（诺和灵30R）、精蛋白重组人胰岛素混合注射液、精蛋白重组人胰岛素注射液（优思灵N）、混合重组人胰岛素注射液（甘舒霖30R）、精蛋白重组人胰岛素混合注射液（优思灵、万邦林）。

③预混素类似物：预混门冬胰岛素30、预混门冬胰岛素50、预混赖脯胰岛素25、预混赖脯胰岛素50。常见的预混胰岛素类似物：门冬胰岛素30注射液（诺和锐30）、门冬胰岛素50注射液（诺和锐50）、精蛋白锌重组赖脯胰岛素混合注射液25、精蛋白锌重组赖脯胰岛素混合注射液50、精蛋白锌重组赖脯胰岛素混合注射液（25R）（优泌乐25）。

（4）短效胰岛素：起效时间30~60分钟，作用高峰2~4小时，持续时间6~8小时，餐前30分钟皮下注射。

①动物胰岛素（猪）。

②人胰岛素：生物合成人胰岛素（诺和灵R）、精蛋白锌重组人胰岛素（优泌林R）、重组人胰岛素（重和林R、甘舒霖R、优思灵R）。

（5）中效胰岛素：起效时间2~4小时，作用高峰4~10小时，持续时间10~16小时，主要用于提供基础胰岛素。

①动物胰岛素。

②人胰岛素：生物合成人胰岛素（诺和灵N）、精蛋白锌重组人胰岛素（优泌林N）、重组人胰岛素（重和林N、甘舒霖N、优思灵N）。

（6）双胰岛素类似物：德谷门冬双胰岛素注射液，可随主餐每日1~2次注射。

类别	来源	通用名称	商品名称	药物特点
长效	人胰岛素	精蛋白锌胰岛素		起效时间一般为2~4小时，在体内药物浓度相对稳定，无明显高峰，作用时间可达24~36小时，作为基础胰岛素使用，每日固定时间注射。
	胰岛素类似物	甘精胰岛素	来得时	
		地特胰岛素	诺和平	
		德谷胰岛素	诺和达	

续表

速效	胰岛素类似物	门冬胰岛素	诺和锐	起效时间一般为10~15分钟，作用高峰1~2小时，持续时间3~5小时，作为餐时胰岛素使用，餐前即刻皮下注射。
		赖脯胰岛素	优泌乐	
		谷赖胰岛素	艾倍得	
预混	动物胰岛素	精蛋白锌胰岛素注射液（30R）		药品上的数字代表了短效和中效胰岛素各种所占的比例，30代表短效30%，中效70%；25代表短效25%，中效75%；50则代表短效和中效各占50%。"R"代表短效胰岛素，"N"代表中效胰岛素。
	人胰岛素	精蛋白生物合成人胰岛素注射液	诺和灵30R	
		混合重组人胰岛素注射液	甘舒霖30R	
	胰岛素类似物	门冬胰岛素30注射液	诺和锐30	
		精蛋白锌重组赖脯胰岛素混合注射液（25R）	优泌乐25	
短效	动物胰岛素			起效时间30~60分钟，作用高峰2~4小时，持续时间6~8小时，餐前30分钟皮下注射。
	人胰岛素	生物合成人胰岛素、	诺和灵R	
		精蛋白锌重组人胰岛素	优泌林R	
		重组人胰岛素	重和林R 甘舒霖R 优思灵R	

续表

	动物胰岛素			
中效	人胰岛素	生物合成人胰岛素、	诺和灵N	起效时间2～4小时，作用高峰4～10小时，持续时间10～16小时，主要用于提供基础胰岛素。
		精蛋白锌重组人胰岛素	优泌林N	
		重组人胰岛素	重和林 甘舒霖N 优思灵N	
双胰岛素类似物	胰岛素类似物	德谷门冬双胰岛素注射液	诺和佳	德谷门冬双胰岛素兼顾空腹和餐后血糖，低血糖风险小，且注射时间灵活，可以和多种口服降糖药联合使用，可以根据病情及主餐情况每日1次或2次注射

13. 如何保存胰岛素？

　　胰岛素作为一种蛋白质生物剂，其稳定性容易受到各种因素的影响，如温度、光照情况、振动等，如保存不当就会破坏胰岛素活性、影响药效的发挥，进而对血糖控制造成不利影响。那么如何正确保存胰岛素就十分重要。

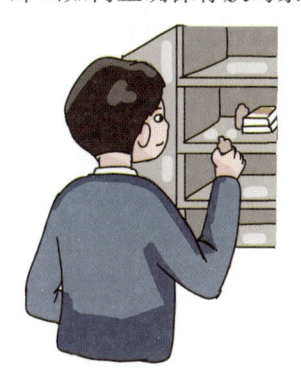

（1）未开封的胰岛素的保存

未拆封的胰岛素，应在 2～8℃的环境中储存，可以在冰箱的保鲜层中进行保存，温度一般在 5℃左右。不建议放在冰箱门上，因为冰箱门反复开关，接触外界的空气，不能保证它的恒温状态，会影响胰岛素的活性。要注意不可将胰岛素随意放到冰箱里，容易被食物挤到冰箱最里面，很多冰箱都是从后面来制冷的，那里温度过低，不仅容易冻住胰岛素，使其失去活性，而且不易翻找。如果没有冰箱，则需要在阴凉处保存，但不能长时间储存。

（2）已开封的胰岛素的保存

胰岛素开封后，不能放回冰箱保存，一是胰岛素的密闭环境被破坏后，放入冰箱会使其水分蒸发，不利于保存；二是胰岛素是一种蛋白质激素，如果反复置于冷暖环境之中，会导致胰岛素变性。开封的胰岛素放入胰岛素笔后，如果注射后反复从冰箱中放入取出，在针头未取下的情况下，胰岛素药液热胀冷缩就会吸入空气形成气泡，造成注射量不准，导致血糖不稳定。应在室温（30℃以下）、干燥、避光处保存。需要注意的是，胰岛素存放的地方要避免受热和阳光照射，应远离电脑、微波炉、电视等物品；胰岛素开封时应标注日期，并尽量在 1 个月之内用完。

（3）特殊条件下胰岛素的保存

旅行途中乘坐飞机时，尽量随身携带胰岛素，避免托运过程中出现剧烈震动、温差变大等因素导致胰岛素失去活性；因条件限制没有冰箱，胰岛素可以存放在阴暗、凉爽、避光的地方，可以放在保温杯或保温袋内或胰岛素专用保温包，以防过冷或过热。

（4）胰岛素保存的期限

由于胰岛素种类不同，其保存期限也各不相同，保存期限为 4 周的胰岛素有 5 种，分别是优泌林系列、优泌乐系列、优思灵系列、诺和锐系列以及甘精胰岛素；保存期限为 6 周的胰岛素有 2 种，分别是诺和灵系列和地特胰岛素，在使用的时候要注意区分。

14. 如何注射胰岛素？

一般情况下，已经开封的胰岛素放在常温下即可。如刚从冰箱拿出，需要待其温度恢复至室温后再使用，否则容易导致注射部位疼痛。还有，一定要仔细核对胰岛素类型、剂量、性状、注射时间及有效期。中效胰岛素和预混胰岛素正常情况下为均匀雾状，变质时则会出现浑浊、絮状、颗粒等现象。这里要注意的是预混胰岛素使用前应将胰岛素笔平放在手心中，水平滚动10次、上下翻动10次（首次使用要进行20次），使瓶内药液充分混匀，直至胰岛素变成均匀的云雾状白色液体。每次使用前，更换新笔芯后均应排尽笔芯内空气（先将剂量调节旋钮拨至2U，针尖向上直立，手指轻弹笔芯架数次，使空气聚集在上部后，按压注射键，直至一滴胰岛素从针头溢出，即表示排气完成），随后核对医嘱并调节剂量至所需刻度即可。准备工作完成后，就可以开始注射了，每次注射前，要先检查确认有足够剂量的胰岛素，然后旋转剂量调节旋钮，调至所需的单位数。每次注射前均应使用75%医用酒精或酒精棉片对注射部位进行消毒，不可用碘酒或碘伏。消毒后不应立即注射，应等酒精挥发后再注射，否则酒精从针眼带到皮下会引起疼痛，同时会使注射剂量不准确。同样的，胰岛素的注射部位也不是越"深"越好，胰岛素应注射至皮下而非肌肉。

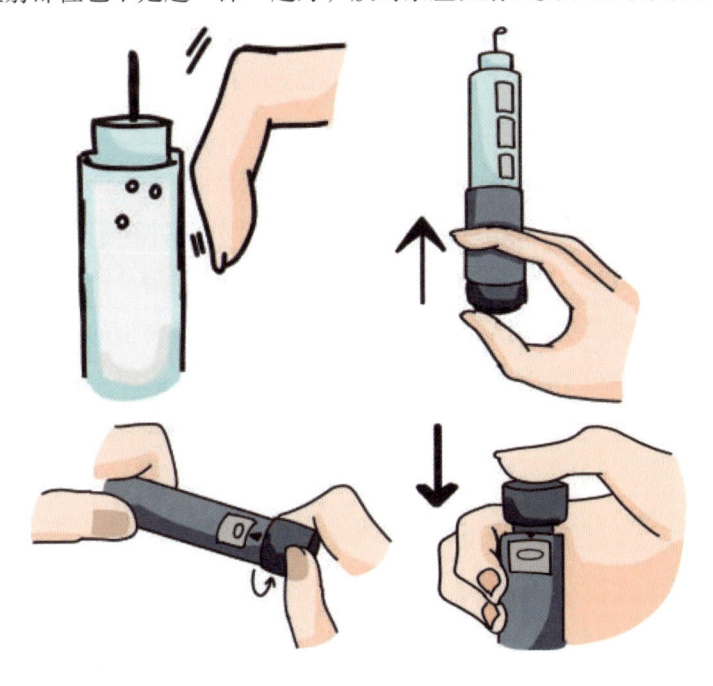

具体操作方法为，用拇指和食指或加中指捏起皮肤，然后注射，避免用所有手指握住皮肤，防止误捏住肌层，使注射误入肌肉。注射时进针应快，进针

越慢痛感越强。快速进针后，拇指按压注射键缓慢匀速推注药液，注射完毕后保持拇指在注射键上勿抬起并使针头在皮下停留 10 秒，胰岛素剂量过大时需要停留超过 10 秒，以防胰岛素漏出，导致进入人体的剂量不足。注射完毕后顺着进针方向快速拔出针头。针头拔出后可用干棉签按压针眼 30 秒以上，不要揉或挤压针眼，以防影响胰岛素效能。注射结束后，直接将最外层大的针头帽盖上针头并卸下针头。最后盖上胰岛素笔帽收好注射笔，则一次完整的胰岛素注射就结束了。正确注射胰岛素是广大糖尿病患者的必修课，大家要牢牢掌握哦！

15. 胰岛素的注射装置有哪些？

（1）普通注射器

普通注射器是最早被用来注射胰岛素的工具，普通注射器的刻度单位是毫升（mL），最小单位是 0.1 mL。其可以用于瓶装胰岛素的抽取使用，不能用于笔芯中胰岛素的抽取使用。通常抽取 0.1 mL 普通胰岛素，代表 4 个单位胰岛素。当患者需要注射的胰岛素剂量不是 4 的倍数时，用普通注射器注射胰岛素前就需要经过烦琐的换算来确定需要抽取多少药液，从而导致胰岛素剂量抽取不准确。

（2）胰岛素专用注射器

胰岛素专用注射器是为了满足胰岛素注射的特殊需求而设计。以胰岛素用量为单位，使用时根据实际用量抽取单位。胰岛素专用注射器有 2 种不同的规格：U-40 和 U-100。U-40 适用于每毫升 40 单位的胰岛素注射液；U-100 适用于每毫升 100 单位的胰岛素注射液，使用时需要根据胰岛素注射液的浓度进行选择。胰岛素专用注射液比普通注射液更精确，但是仍存在一些缺点：每次注射前需要抽取胰岛素、携带和注射不方便、针头较长注射疼痛感明显等。

（3）胰岛素注射笔

胰岛素注射笔是一种便捷、精准的胰岛素注射设备，专门用于胰岛素的注射。胰岛素注射笔外形跟钢笔类似，可分为胰岛素预填充式注射笔和笔芯可更换的注射笔。胰岛素预填充式注射笔为一次性注射装置，笔芯用完后注射笔直接丢弃。笔芯可更换的注射笔由注射笔和胰岛素笔芯构成，注射笔可重复使用，笔芯用完后可以换新的笔芯继续使用。胰岛素注射笔操作简单，患者不需要抽取胰岛素，根据需要剂量旋转注射笔的剂量刻度便能使用。通常胰岛素注射笔每次调整的最小刻度为1个单位，部分厂家的胰岛素笔可以精确调整刻度至0.5个单位，这种半刻度的胰岛素笔适合于对胰岛素比较敏感或婴幼儿1型糖尿病患者。相对于普通注射器和胰岛素专用注射器，胰岛素注射笔携带方便、操作简单、刻度精准，且注射针头更细，大大减少了注射疼痛感，部分注射笔还有记忆及蓝牙功能，可以在手机软件中查看注射详细信息。

（4）电子胰岛素注射笔

电子胰岛素注射笔相对于普通的胰岛素注射笔来说，刻度更加精确，可以进行微小剂量的调整。电子胰岛素注射笔起始胰岛素注射剂量为0.5个单位，随后可以以0.1个单位的调节幅度增加。大部分电子笔有蓝牙传输功能，可与患者的移动设备相连，实时传输患者在使用注射笔过程中产生的数据，患者可以查看、记录、分享、追踪每次胰岛素的输注信息。电子胰岛素注射笔可以帮助患者更准确地控制胰岛素剂量，适用于对胰岛素敏感的糖尿病患者。

（5）胰岛素泵

胰岛素泵又称持续皮下胰岛素输注系统（CSII），是一种采用人工智能控制的胰岛素输注装置，其按照程序设定的速率，持续将胰岛素输注到皮下，模拟生理胰岛素的持续基础分泌和进餐时的脉冲式释放，从而实现更精准的血糖管理。多数胰岛素泵是通过手动调节速率的方式设定基础胰岛素和餐时胰岛素。基础胰岛素可以根据患者血糖波动规律，在不同时间段设置不同的基础速率，以应对患者可能出现的黎明现象或黄昏现象等。餐时胰岛素可以根据患者进食食物的种类、进餐时间等设定不同的输注方式（常规波、方波、双波）使患者餐后血糖控制达标。

一些新型的胰岛素泵还结合了持续葡萄糖监测（CGM）技术，根据实时的葡萄糖信息，自动计算并调整胰岛素剂量，实现血糖的闭环控制，更精准地模拟人体胰腺的功能，也称"人工胰腺"。胰岛素泵能最大限度地模拟人体胰岛素的生理性分泌模式，降低低血糖的发生风险及改善血糖波动。相对于其他的胰岛素输注装置，胰岛素泵操作方便、降糖效果好且避免了反复皮下注射给患者带来的痛苦。

（6）无针注射器

无针注射器又称胰岛素高压注射器，是一种通过高压将胰岛素瞬间穿透人体表皮到达皮下组织的输注装置。与有针注射器相比,无针注射器注射短效人胰岛素或速效胰岛素类似物后达峰时间更快,且长时间注射不容易出现皮下脂肪增生。不同厂家的无针注射器起始注射胰岛素剂量不同,通常为4个或5个单位。

无针注射器对于有恐针而又必须注射胰岛素的患者是一个较好的选择,避免了传统针头注射所带来的疼痛和焦虑感。但这种装置价格昂贵,操作更烦琐,部分患者可能会产生皮肤红肿、皮下出血或瘀斑的现象,临床上尚未广泛使用。

16. 胰岛素无针注射适合所有人吗?

目前常规应用的有针注射胰岛素会出现一些不良反应,如疼痛感、皮下组织营养不良、脂肪增生、萎缩及针头带来的刺伤和划伤等。并且,部分患者对有针胰岛素的注射治疗非常抵触,依从性差,甚至有些患者会采取其他的治疗方案,导致治疗达标率低。这些都是有针胰岛素带来的一些临床使用局限。在这种情况下,无针注射器似乎成为糖尿病患者的福音,让患者从此不受打针的"苦",和疼痛说拜拜。

无针注射器采用高压射流原理,替代针头,使药液形成较细的液体流,瞬间穿透皮肤,到达皮下,将药液直接弥散到皮下组织,吸收迅速,避免针头损伤。与有针注射器相比,无针胰岛素最大的优势在于疼痛感减轻的同时,避免了有针注射带来的一系列不良反应及医用针头的特殊处理。不仅如此,研究显示,无针注射胰岛素能更贴近生理性胰岛素分泌模式,餐后血糖水平更平稳,控制更佳;在胰岛素剂量增加显著减少的情况下,无针注射患者的糖化血红蛋白的水平控制更佳。如此"完美"的无针注射,是否适合所有糖尿病患者呢?

其实并非如此,相较于传统注射器,无针注射器的价格相对较高且注射的耗材也需要更换,并且无针注射器和传统注射器相比,其更需要使用者有一定的操作能力,并在专业人员的指导下使用,对于注射剂量过小或过大,如低于4单位或大于35单位则无法注射或需要分次注射。最重要的是,对于较为瘦弱(皮下脂肪较薄)的患者则易出现皮下青紫的问题,考虑多是由于冲击波碰到毛细血管或使用方法不当所致,因此仍需要注意注射轮换和注射方法(如捏皮注射)。无针注射的发明从根本上减轻了糖尿病患者在注射胰岛素的恐惧心理和注射疼痛,增加了注射的安全性,但无针注射也并非"十全十美",糖尿病患者在选择时还需仔细了解，不可盲目更换。

17. 怎样进行胰岛素注射部位的选择与轮换？

相信广大糖尿病患者都知道如何注射胰岛素，但是还有很多糖尿病患者都单纯地认为胰岛素只能在腹部肚脐周围打，短期不会有问题，长期会导致腹部脐周或附近皮下脂肪组织增生或严重萎缩，出现硬结，影响胰岛素的吸收，导致血糖异常波动。那么胰岛素的注射部位有哪些？如何进行轮换？

（1）部位

①腹部（耻骨联合以上约 1 cm，最低肋缘以下约 1 cm，脐周 2.5 cm 以外的双侧腹部），要注意避开以脐为中心、直径 2.5 cm 以内的区域。同时不能靠近双侧腰部，容易注射到肌肉。

②上臂（外侧的中 1/3 处）：此注射部位胰岛素吸收速度仅次于腹部。较瘦、体脂率较低的糖尿病患者需要捏皮注射，避免注射到肌肉。

③双侧大腿（前外侧的上 1/3 处）：该部位胰岛素吸收速度较慢，仅略快于臀部。较瘦、体脂率较低的糖尿病患者需捏皮注射，避免注射到肌肉。

④双侧臀部（外上侧）：此部位脂肪较厚，且避开了坐骨神经与血管，注射相对比较安全，但是吸收速率最慢。

（2）轮换

①不同注射部位的轮换（大轮换）：可从腹部、上臂、大腿、臀部依次轮换，每日多次注射时，应遵循"每天同一时间，注射同一部位；每天不同时间，注射不同部位"，或左右轮换。

②同一注射部位内的区域轮换（小轮换）：可将注射部位分为不同区域，如腹部分为 4 个象限，大腿、臀部和上臂分为 2 个象限，1 个象限使用 1 周，然后下周以顺时针或逆时针的方式移动到另一象限；或者一次 1 个象限，每次都替换。

18. 为什么每次注射胰岛素都需要更换针头？

病程较长，且长时间应用胰岛素的患者可能深受其扰，频繁地更换针头有必要吗？答案一定是：必要的！

胰岛素针头是一次性的，我们通常不推荐胰岛素针头反复使用。有的糖尿病患者可能会说"只用一次太浪费，更换针头也很麻烦，反正扎的也是我自己，反复使用也没什么关系。"这是错误的想法。使用过的针头内残留有胰岛素，残留的胰岛素很容易发生结晶堵管，反复使用会导致后续注射剂量不足、不准、成分改变，以致血糖居高不下或波动幅度增大。并且使用过的针头已经属于被污染的医疗用品，继续使用滋生细菌的会引起皮肤过敏，甚至是感染、破溃。我们通过仪器观察到，一些血液以及微小的细胞颗粒可以通过针头进入到胰岛素中，这就造成胰岛素内整体的污染，得不偿失。针头表层有一层润滑的硅化层，可以减轻注射的疼痛感。因一次性针头细而短，在多次使用后会导致弯曲、倒钩的现象，且硅化层已被破坏，导致疼痛明显。甚至经过多次的使用，导致胰岛素针头断裂在皮肤之下，随着肌肉收缩游走，如果扎在血管上，情况就会十分危险。同时，拔针时胰岛素液体也会随着倒钩的针头流出，这就会直接导致注射进身体的胰岛素不足，从而使血糖升高。长期使用一个胰岛素针头，可能会造成皮下脂肪的聚积，很容易形成皮下组织增生和硬结，使胰岛素抵抗加重，影响胰岛素的吸收。综上所述，不管是基于健康还是从减少总体治疗费用的角度，注射针头使用过一次就应该丢弃，不可因为省小钱而忽略大健康。

糖尿病患者在知道为何需要更换针头后，也需要学会如何处理这些"危险的医疗废品"，针头作为一次性的锐器，注射后应将其放入专用的废弃容器内再丢弃，如家中无专用的废弃容器，可用加盖的硬壳容器替代，避免伤到自己及旁人。

19. 胰岛素注射部位出现了硬结怎么办？

相信很多注射胰岛素的糖尿病患者腹部皮下存在硬结，摸上去有一个"疙瘩"，尤其糖尿病病程长，注射胰岛素时间长的糖尿病患者。甚至有的糖尿病患者皮下硬结过多，注射进去胰岛素，液体不能完全吸收还会流出一部分，导致注射剂量不足，血糖波动过大。出现这种情况怎么办好呢？

（1）轮转注射部位：包括不同注射部位的轮换（大轮换）以及同一注射部位内的区域轮换（小轮换）。并且每次注射前需要感知皮下结节的位置，避免在结节处注射胰岛素。

（2）避免重复使用针头：重复使用会使针头变钝，有毛刺、倒钩，这样的针头反复刺入皮下时除了引起疼痛、出血、感染、断针等以外，还导致局部组织微型创伤，刺激受伤组织释放生长因子，引起并加速皮下硬结生成。此外还可以选择较细的针头，一般针头越细，损伤越小。

（3）轻柔或热敷：可在注射胰岛素后轻柔或热敷注射部位，可促进胰岛素的吸收，加速血液循环，减少皮下结节的发生。

（4）腹针：必要时可选用中医腹针疗法，对改善皮下结节具有一定疗效。

20. 胰岛素注射部位出现皮疹、瘙痒怎么办？

可能有的糖尿病患者注射胰岛素后，注射部位出现皮疹，瘙痒，这时就要警惕是否出现了胰岛素过敏现象。那么这时具体应该怎么办呢？

（1）可更换胰岛素注射部位，观察是否出现皮疹、瘙痒，如果不再出现，可轮换胰岛素注射部位，可从腹部、上臂、大腿、臀部依次轮换，每日多次注射时，应遵循"每天同一时间，注射同一部位；每天不同时间，注射不同部位"，或左右轮换。

（2）如果更换注射部位还出现皮疹、瘙痒，考虑存在胰岛素过敏现象，可寻求医生帮助更换其他胰岛素制剂。如果除皮疹、瘙痒外还伴随严重的不良反应，如哮喘、呼吸困难，过敏性休克等症状，建议立即停药，前往医院就医，并在医生的指导下更换其他口服降糖药控制血糖。

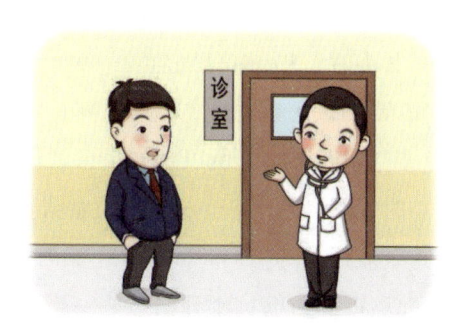

（3）如果必须使用胰岛素注射治疗，需要在医生的指导下，局部热敷并使用脱敏药物进行治疗。

21. 错误注射了胰岛素类型怎么办？

糖尿病患者在可能发生错误注射胰岛素类型的情况，主要分为以下两种情况：

（1）误将中长效胰岛素注射成短效胰岛素

由于中效或长效起效很慢，在 2~3 小时后起效，所以该餐的餐前胰岛素还是要打，餐前胰岛素剂量可以原量或者略减少 1~2 个单位。但是中效、长效作用持续时间很长，需要观察全天的血糖，尤其要谨防三餐前低血糖。三餐除了补充碳水，也可以适当增加些肉类或蛋白质，餐后测血糖，如果餐后正常或偏低，要及时加餐，而后面两餐的胰岛素剂量要适当减少，如果测餐前血糖小于 10.0 mmol/L，餐时胰岛素可以适当减少，以避免下一餐前或睡前低血糖，勤监测血糖。一般来说加餐的量可以比平时稍多点，当晚睡前加餐量也要增加，维持比平时相对高点的睡前血糖值。如果感觉不舒服要随时测血糖。

（2）误将短效胰岛素注射成中长效胰岛素

进食：根据自己打错的速效或短效胰岛素的剂量，打了多少胰岛素就补充相应足够量的碳水化合物，最好是吃糖、饼干等高碳水化合物的食物，升糖快。其实就是相当于加餐了，多吃一餐。那究竟要吃多少克碳水化合物呢？1 单位胰岛素可吃多少克碳水化合物？用 500 定律（速效胰岛素）或 450 定律（短效胰岛素）：500（或 450）/ 每日胰岛素总量 = 碳水化合物系数（ICR）。如果这个不会计算的，也可以参考自己平时吃了多少米饭，再吃相应量的食物。监测血糖：速效胰岛素起效快，作用时间较短，作用高峰一般不超过 3 小时，所以，可以在注射后的 1 小时、2 小时、3 小时分别监测一次，如果剂量很大，也可以再加测一次 4 小时的。短效胰岛素起效慢，作用时间长，高峰可以持续到注射后的 4 小时，作用可以维持到 6 小时。所以，如果患者误打了短效胰岛素，要监测注射后 2 小时、3 小时、4 小时，甚至 5 小时的血糖。之后再发生严重低血糖的风险就比较低了。速效或短效的作用时间是几个小时，所以多测一下血糖，如果是睡前打的，还要勤测夜间血糖，刚开始最好一小时测 1 次，谨防低血糖发生，最好有家人在身边陪伴和帮助。长效胰岛素还是要打：根据血糖的情况，原来的长效（或中效）按原剂量打或者减半打，可以与打错的那针间隔两三个小时后再打，如果完全不打了则身体缺乏基础胰岛素，可能导致几个小时后的血糖飙升。

小技巧:"糖尿病患者"可以给不同的胰岛素种类或剂型贴好标签,标注胰岛素剂型并注明开封时间,不仅防止打错胰岛素,还可提醒到期时间。

22. 低血糖应如何处理?

上班途中,运动时,洗澡后,如厕,低血糖总是来得猝不及防,那么应该如何处理呢?

(1)有条件应绝对卧床休息,随后迅速补充葡萄糖是决定预后的关键。

(2)怀疑低血糖者应立即测血糖,如不能及时测量,应按照低血糖处理。

(3)如果意识清醒,最为有效的方法就是——进食快速起效的含糖食品,如葡萄糖片、水果糖、方糖、蜂蜜、新鲜水果汁及其他含糖饮料等。如果10分钟左右不见症状缓解,可以再次口服。当血糖恢复至正常,要适当补充一些食物来保持血糖稳定,这是帮助机体恢复糖原储备。如面包、饼干这些含多糖的食物,在人体内会经过分解再吸收,使血糖得到一定时间的维持。

(4)如果家人发现患者出现喝水呛咳、嗜睡、反应迟钝或意识不清时,就不要再进食任何食品了,否则有窒息风险,此时应该侧躺保证气道畅通,并拨打急救电话,将患者紧急送往医院静脉输注葡萄糖以纠正低血糖。

此外,服用阿卡波糖、伏格列波糖和米格列醇等 α-葡萄糖苷酶抑制剂的糖尿病患者发生低血糖时,不宜使用蔗糖(白砂糖、绵白糖、方糖或冰糖等),一定要补充葡萄糖(药店有售),因为这几种药物可使蔗糖分解为葡萄糖和果糖的速度变慢,使血糖无法立刻升高。

五

对症下药，中医疗法巧安排

1. 中医治疗糖尿病的优势是什么？

中医在治疗糖尿病中具有改善临床症状、解除"血糖难控因素"，减少胰岛素抵抗，整体调节、改善机体状态，防治慢性并发症等作用；中医治疗的优势在于调糖，而不是单纯降糖。

（1）改善临床症状、解除"血糖难控因素"：糖尿病患者在治疗过程中常出现血糖波动，血糖的影响因素除常见的药物因素、饮食因素、运动因素外，还有一些严重干扰血糖控制的诱因，如疲倦乏力、头晕、腹胀、便秘、焦虑、抑郁、失眠、急慢性感染、疼痛、月经不调等。这些因素通过神经、内分泌的反馈调节增加抗胰岛素激素的分泌，从而使血糖升高。中医治疗通过对这些"血糖难控因素"进行针对性治疗，改善临床症状，可降低血糖水平，减少患者所需降糖药物的剂量及种类，提高糖尿病患者的生活质量。

（2）辅助降糖、减少胰岛素抵抗：胰岛素抵抗作为糖尿病发生的主要原因之一，中药降糖主要是通过促进胰岛 β 细胞分泌胰岛素、改善胰岛素抵抗而达到目的，不但能降糖，而且具有双向调节防止低血糖的优势。同时具有多成分、多途径、多靶点、相对安全、毒副作用小的特点。

（3）整体调节、改善机体状态：糖尿病是与生活方式密切相关的疾病，糖尿病患者常合并有肥胖、高血脂、高血压、血尿酸、脂肪肝等疾病，在防治上不只是降血糖，所以治疗上必须"一石多鸟"，从整体上防治人体的多系统的代谢异常。中医治疗糖尿病的方式是通过整体调节，在改善临床症状的同时，能够有效地调节血糖、血脂、血压、转氨酶、体重、尿酸指标，这也正是体现了中医药治疗糖尿病的优势。

（4）未病先防，防治慢性并发症：中医一直强调"治未病"的思想，即"未病先防"，及早采取有效的干预措施，将疾病控制在萌芽阶段。中医在疾病初始就重视对糖尿病慢性并发症的防治，中医治疗在糖尿病肾病、糖尿病性功能障碍、糖尿病神经源性膀胱、糖尿病合并神经病变等慢性并发症防治上具有独特优势。

总之，中医治疗糖尿病从整体观念、阴阳平衡的角度出发，通过病机连贯的思维方式，利用辨证论治进行个体化的治疗，对糖尿病各个阶段进行全方位防治。在减轻症状、降低血糖、有效防治并发症，改善相关实验室指标等方面具有独特优势。

2. 中医是如何辨证治疗糖尿病的？

中医对糖尿病的认识已经有几千年的历史了，早在秦汉时期的《黄帝内经》中就有记载："肥者，令人内热。甘者，令人中满。故其气上溢，转为消渴"，首次提出消渴病的病名。唐代孙思邈在《千金方》中提到"其（消渴病人）所慎者三：一饮酒，二房事，三咸食及面。能慎此者，虽不服药而自可无它"，大意是嘱咐患者一是不要喝酒，二不要纵欲，房事要节制，三是要吃清淡，不要过咸，不要吃面食。并说："不如此者，纵有金丹亦不可救，深思慎之！"认为做不到这三点，就是有神仙的丹药，疾病也难以治愈呢！

那么中医是从哪些方面辨证治疗糖尿病的呢？

（1）控制饮食：早在2 000多年前中医就发现了糖尿病的治疗离不开饮食的控制，《素问·奇病论》中记载："此五气之溢也，名曰脾瘅。夫五味入口，藏于胃，脾为之行其精气，津液在脾，故令人口甘也。此肥美之所发也，此人必数食甘美而多肥也。"中医认为消渴在古代就已存在，易患人群为达官显贵，饮食习惯为"数食甘美"。

随着我国经济的高速发展和生产力的提高，人民生活水平的不断提高。人们的饮食习惯和饮食结构快速改变，"数食甘美"已成为常态，因此糖尿病患者数量也显著增加。中医认为糖尿病治疗首先也要控制饮食，糖尿病的发生和饮食有很大关系，饮食控制的好坏直接影响着治疗的效果。另外，孙思邈在《千金方》里就明确告诫糖尿病患者不要吃面食，尤其是汤面、炒面、发糕等这些油大、发面的面食。这其实与现代医学中糖尿病治疗的饮食疗法原则相一致。

（2）坚持运动：《诸病源候论》提出消渴病人应："先行一百二十步，多者千步，然后食"，这是中医运动疗法治疗糖尿病的萌芽。中医认为适当的运动是治疗糖尿病的有效措施，这个也与现代医学中运动疗法有相同的见解。当然糖尿病患者的运动方式应该遵医嘱按照自身身体状况而选择，"以不疲劳为度"，"不能强所不能"，以免因运动强度过大或运动时间过长而加重病情。建议选择轻松、自然、柔和的运动方式，如中医养生功法中的八段锦、太极拳、五禽戏等。

（3）畅达情志：《灵枢·五变》中记载："思虑伤脾，脾不能为胃行其津液，而为消渴"。中医认为心理因素在疾病的发展过程中有着重要的地位，只有保持情志调畅，气血流通，才有利于疾病的控制和康复。

（4）辨证施治：中医认为现代医学中的糖尿病属于消渴病的范畴，中医根据四诊合参、辨证分型，将其分为上消、中消、下消。认为主要病机是阴虚燥热，以阴虚为本，燥热为标。病变脏腑主要涉及肺、肾、胃，而且以肾为主要关键。

上消一般表现为口干、多饮等，治疗应以清热润肺、生津止渴为主。

中消一般表现为胃热炽盛，以多食、易饥等，治疗应以清胃泻火、养阴增液为主。如果口渴多食与便溏、乏力并见时，是胃热过盛，损伤气阴的表现，这时治疗应以益气健脾，生津止渴为主。

下消一般是病程日久，阴损及阳而出现阴阳俱虚的情况，或者病久入络，表现为血脉瘀滞，如糖尿病神经病变、糖尿病足等。下消肾阴虚时，治疗应以滋阴补肾，润燥止渴为主。阴阳两虚时，治疗应以温阳滋阴，补肾固本为主。血脉瘀滞时，在补肾同时要加用活血化瘀的药物，改善血液循环。

早在隋唐时期，中医对糖尿病的饮食、运动疗法就已经有了确切的方法，是世界范围内运动和饮食疗法的先驱。中医在治疗消渴病所引发的并发症也发挥了巨大作用，如糖尿病并发瘙痒症时，中医辨证治疗中就可以加入祛风止痒的药物，解决患者瘙痒的症状。中医在糖尿病的辨证治疗中紧抓核心病机，灵活处方，解决患者病痛。

3. 中医如何改善糖尿病患者的口渴症状？

（1）释义

口渴为糖尿病患者常见症状之一，可同时伴有多食、多尿、消瘦；常见有烦渴多饮、口渴不欲饮、口渴少饮等类型。

（2）现代医学认识

现代医学认为，口渴是血糖升高的反应之一。因葡萄糖不能被有效利用而形成高血糖，细胞外液渗透压升高，刺激抗利尿激素释放，血浆渗透压增高，刺激口渴中枢，产生口渴的感觉；高血糖还可导致渗透性利尿，尿量增加，体内失水，进一步加重口渴。

（3）中医学认识

中医学认为口渴由津液耗伤或阴津不布引起。肺为水之上源，燥热伤肺，肺不布津；脾胃受燥热所伤，脾气虚不能传输水谷精微；肾阴亏虚则虚火内生，上燔心肺则烦渴多饮；湿热瘀血阻滞气机，气不布津，津不上承，为口渴不欲多饮；后期脾肾阳亏至极，则见渴喜热饮而不多饮。

（4）辨治

	证型	症状	代表方
实证	肺热津伤	口渴多饮，口舌干燥，尿频量多，烦热多汗，舌边尖红，苔薄黄，脉洪数	消渴方
	胃热炽盛	多食易饥，口渴，尿多，形体消瘦，大便干燥，苔黄，脉滑实有力	玉女煎或白虎加人参汤
虚证	气阴亏虚	口渴引饮，能食与便溏并见，或饮食减少，精神不振，四肢乏力，体瘦，舌质淡红，苔白而干，脉弱	七味白术散或合生脉散
	肾阴亏虚	尿频量多，混浊如脂膏，或尿甜，腰膝酸软，乏力，头晕耳鸣，口干唇燥，皮肤干燥，瘙痒，舌红苔少，脉细数	六味地黄丸
虚证	阴阳两虚	小便频数，混浊如膏，甚至饮一溲一，面容憔悴，耳轮干枯，腰膝酸软，四肢欠温，畏寒肢冷，阳痿或月经不调，舌苔淡白而干，脉沉细无力	金匮肾气丸

（5）中医外治法

①推拿

穴位：鱼际、合谷、涌泉、足三里穴。

操作：用拇指指端或指腹用力点按穴位，垂直用力，向下按压，按而揉之，以产生酸胀微痛感为宜，产生酸、麻、胀、痛和走窜等感觉，持续数秒后，渐渐放松，如此反复操作数次即可。

②耳穴

取穴：胰胆、肺、内分泌。

操作：常规消毒后，用王不留行籽贴压上述穴位，每个穴位每天按揉3次，每次半分钟。两耳交替，隔3～5天换1次。

（6）药膳

①神效煮兔方

食材：兔1只，桑白皮100 g。

做法：兔去皮及内脏，洗净切块加桑白皮100 g，同煮至烂熟为度，调食盐少许，食肉饮汤。

②白木耳西洋参汤

食材：白木耳30 g，西洋参3 g。

做法：先将白木耳用温水泡发，撕碎，切细，备用。将西洋参洗净，晒干或烘干，加水适量，入白木耳、西洋参，文火煨煮1小时，适当调味，餐时食用。

（7）代茶饮

①淡竹叶6 g，桑叶6 g，乌梅6 g，麦冬6 g，水煎代茶饮。适用于口渴多饮，有热象者。

②沙参6 g，玉竹6 g，玫瑰花3 g，荷叶6 g，水煎代茶饮。适用于口干不欲饮或少饮者。

4. 中医如何改善糖尿病患者的多食易饥症状？

（1）释义

易饥多食是糖尿病患者的常见症状之一。主要为饮食倍于平常，且有饥饿感的临床表现。部分糖尿病患者饥饿感严重，甚至因饥饿导致夜间彻夜难眠。

患者往往因饥饿难耐而反复进食，引发血糖升高，难以控制，严重影响其生活质量和治疗效果。

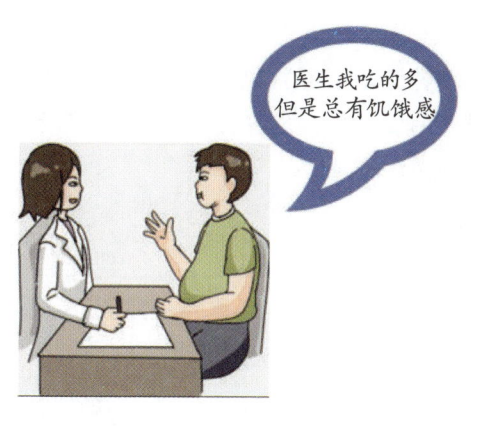

（2）现代医学认识

现代医学研究认为，胰岛素的作用缺陷，影响了组织细胞对葡萄糖的有效利用，导致细胞外液处于高糖状态，但细胞内能量不足。为满足机体基本生理功能需要，患者临床上表现为易饥多食。其病因还可能与神经、内分泌、循环等多系统因素相关。本病症应注意与甲状腺功能亢进症、皮质醇增多症等疾病进行鉴别。

（3）中医学认识

中医学认为本症属于"消谷善饥""中消"等范畴。胃主腐熟水谷，脾主运化精微，糖尿病患者易饥多食，多因胃热气盛，胃的腐熟功能亢进，与脾胃关系最密切。

（4）辨治

证型		症状	代表方
实证	胃热炽盛	易饥多食，渴喜冷饮，消瘦，多尿，大便干燥，小便短黄，舌红苔黄，脉滑有力	玉女煎加减
虚证	气阴亏虚	易饥多食，口渴多饮，消瘦，倦怠乏力，舌淡红，苔白而干，脉弱	七味白术散加减
虚实夹杂证	胃强脾弱	易饥多食，食后腹胀难消，大便初硬后溏或夹不消化食物，舌胖嫩，边有齿痕，苔黄或白，脉浮滑、重按无力	半夏泻心汤加减

215

（5）中医外治法

①推拿

取穴：中脘、天枢、日月、关元、足三里等穴。

操作：用拇指指端或指腹用力点按穴位，垂直用力，向下按压，按而揉之，以产生酸胀微痛感为宜，产生酸、麻、胀、痛和走窜等感觉，持续数秒后，渐渐放松，如此反复操作数次即可。

②耳穴

主穴：内分泌、胰、胆、肾、三焦、渴点、饥点。

操作：常规消毒后，用王不留行籽贴压上述穴位，每个穴位每天按揉3次，每次半分钟。两耳交替，隔3~5天换1次。

（6）药膳

①虾仁油菜

食材：虾仁50 g，油菜200 g。

做法：虾仁用料酒、酱油、淀粉拌匀，油菜切断，油热后先下虾仁煸炒，再加油菜煸炒至半熟，再加葱姜，旺火起锅即可。

②番茄鱼

食材：番茄2个，鱼片300 g。

做法：番茄酱25 g，葱、姜、蒜、油各适量。将油加热，姜、蒜炒香，加入番茄块翻炒，加水适当煮沸，再小火炖至汤浓，加入鱼片，大火煮至鱼片变色，小火煮3分钟出锅，出锅前加点葱末即可。

③香菇油菜

食材：香菇150 g，油菜400 g，鸡油10 g，花生油65 g，料酒10 g。

做法：油加热至六成，放入油菜心炒至脆绿色，留底油15 g、鸡汤50 g，盐、味精适量煸炒出锅。

（7）代茶饮

①麦冬茶：沙参9 g，党参9 g，玉竹9 g，麦冬9 g，乌梅6 g，甘草6 g。上药共研磨，白水冲服代茶饮。

②黄精枸杞茶：黄精5 g，枸杞5 g，绿茶3 g。上药沸水冲泡代茶饮。

③石斛生地茶：石斛5 g，生地5 g，熟地5 g，麦冬5 g，黄芩3 g，枳实3 g，清水500 g。将上药洗净，用文火煮25分钟。

④鲜李汁：鲜熟李子1 000 g，切碎绞汁，水煎代茶饮。

5. 中医如何改善糖尿病患者的尿频症状?

（1）释义

尿频是糖尿病患者常见症状之一。白天排尿次数超过6次，夜间排尿次数超过2次，即为尿频，常与多尿并见。

（2）现代医学认识

现代医学认为糖尿病患者尿频与血糖控制不佳关系密切。长期高血糖作用下，肾小球的高滤过和渗透性利尿、神经源性所致的膀胱功能失调，以及糖尿病患者免疫力低下而致的泌尿系感染等，均会引起尿频。本病症应注意与尿崩症、膀胱炎等疾病相鉴别。

（3）中医学认识

本症属于中医学"下消"等范畴。《素问·经脉别论》曰："饮入于胃，游溢精气，上输于脾。脾气散精，上归于肺，通调水道，下输膀胱。水精四布，五经并行。"人体津液生成输布与肺、脾、肾三脏密切相关，肺脏燥热，损伤肺津，肺失通调，津液失布，水谷精微下注；脾肾气虚，运化失常，开阖失司，水道不得通调；肾阴不足，下焦虚弱，固摄失权，精微外泄；消渴日久，阴伤气耗，阴损及阳，阴阳俱虚，肾失固摄，消渴日久故而小便频数。消渴患者或由饮食失节，湿热内生，或湿热秽浊之邪外侵。下注膀胱，膀胱气化不利，无以分清别浊，而致尿频量多。

（4）辨治

证型		症状	代表方
实证	膀胱湿热	尿频，尿急，尿痛，尿道灼热，小便短黄，口渴，腹胀，便秘，舌红，苔黄腻，脉滑数	八正散加减
虚证	肺热津伤	尿频，量多，口渴多饮，烦热汗多，舌边尖红，苔薄黄，脉洪数	消渴方加减
	脾肾气虚	尿频，滴沥不尽，时作时止，遇劳即发，腰膝酸软，神疲乏力，舌淡苔白，脉沉细	无比山药丸加减
	肾阴亏虚	尿频，量多，混浊如脂膏，腰膝酸软，头晕耳鸣，疲乏无力，口干唇燥，舌红苔少，脉细数	六味地黄丸加减
	阴阳两虚	尿频，混油如脂膏，甚至饮一溲一，面容憔悴，耳轮干枯，腰膝酸软，四肢欠温，阳痿，舌淡苔白，脉沉细无力	金匮肾气丸加减

（5）中医外治法

①推拿

选穴：中极，或选取腹部及膀胱。

操作：可采用少腹、膀胱区按摩法，以示指（食指）、中指、环指（无名指）三指并拢，按压中极穴；用揉法或摩法，按顺时针方向在患者下腹部操作，由轻到重，用力均匀，待膀胱成球状时，用右手托住膀胱底向前下方挤压膀胱，再用左手放在右手背上加压使排尿。（此法适合神经源性膀胱所致之尿频）

②耳穴

取穴：取肺、脾胃、肾俞，并以腹腺点、内分泌、三焦、耳迷根、皮质下。可随症配合加减。

操作：均取双侧耳穴，每天于早、中、晚餐前及睡前按压4次耳穴，每次3～5分钟，要求双手同时从下向上，以自己能承受的力度为宜。每3天治疗1次，每周2次，20次为1个疗程，一般做1～2个疗程。

（6）药膳

①翠衣炒鱼片

食材：西瓜皮、鲈鱼肉各200 g，葱20 g，绍酒、醋各30 g，素油10 g。

做法：将西瓜皮洗净，切成丝，用纱布绞取汁液；鱼肉切成薄片。将锅置于武火上，放入素油，烧至六成熟时，加入葱、鱼肉、西瓜皮汁液、绍酒、醋、翻炒2分钟即成。每天2次，食鱼肉佐餐。

②六味烧海参

食材：地黄、山药、茯苓、吴茱萸、泽泻、牡丹皮各9 g，水发海参300 g，猪肉50 g，蒜苗30 g，葱、姜、食盐、味精、胡椒粉、料酒、花生油少量。纱布药包1个，清水500 mL。

做法：将六味中药洗净，切片后都放入药包；海参切成片，猪肉剁成细粒，蒜苗切段，葱切花，姜切片。将炒锅内加花生油烧热，加入肉粒，炒散，加入料酒、食盐，再加入高汤、中药材烧沸，煮20分钟后，再加入海参、酱油、蒜苗，烧至汁浓，加入胡椒粉、味精调味后即成。

（7）代茶饮

益智仁10个，芡实15 g，生黄芪6 g，覆盆子6 g，水煎代茶饮。对不同证型的尿频均有一定的调节作用。

6. 中医如何改善糖尿病患者的疲乏症状？

（1）释义

糖尿病引起的疲乏是一种主观的感受，表现为无法抵御的、持续的精疲力竭感，包括以身体功能与活动耐力下降、易疲劳等为主的躯体性疲乏，以及以脑力活动能力与兴趣下降、焦虑、逃避等为主的脑力疲乏和心理性疲乏。

（2）现代医学认识

现代医学认为，疲乏主要与长期高血糖、神经肌肉功能障碍、电解质紊乱相关，还与焦虑抑郁等情绪失调、缺乏运动与社会支持度等相关。此外，糖尿病患者若出现低血糖，也会导致机体能量供应不足而产生躯体和心理疲乏。

本病症诊断时应区分生理性疲乏和病理性疲乏。对于病理性疲乏，应与甲状腺功能亢进、甲状腺功能减退、肾上腺皮质功能减退、库欣综合征、低钾血症、感冒、恶性肿瘤和长期服用安眠药等引起的疲乏相鉴别。

（3）中医学认识

本症属于中医学"虚劳"的范畴，糖尿病日久，迁延失治，耗伤气血阴阳，导致脏腑气血阴阳亏虚，发展为虚劳。

（4）辨治

证型		主症	方药
虚证	气阴两虚	倦怠乏力，气短懒言，五心烦热，溲赤便秘，舌红少津，苔薄或花剥，脉细数无力	七味白术散加减
	气血亏虚	倦怠乏力，动则益甚，面色苍白，唇甲无华，心悸失眠舌淡苔薄，脉细弱	八珍汤加减
	肾阴亏虚	倦怠乏力，腰膝酸软，头晕耳鸣，口干唇燥，舌红苔少，脉细数	六味地黄丸加减
	阴阳两虚	倦怠乏力，腰膝酸冷，耳轮干枯，畏寒肢冷，舌苔淡白而干，脉沉细无力	金匮肾气丸加减

（5）中医外治法

①穴位敷贴

药物：黄芪20 g，延胡索12 g，当归12 g，葛根10 g，生地黄15 g，丁香10 g，鸡血藤 10 g，柿蒂 10 g。

操作：将上述药物研制成粉末状，加入适量蜂蜜、姜汁搅拌成均匀药泥。制成厚度为 2～3 mm 的药饼备用。选择脾俞、胃脘下俞、足三里、肾俞、涌泉穴、三阴交等穴位，采用 75% 乙醇清洁消毒上述穴位，待干后将药饼敷于特定穴位，并用弹性透气型自贴式敷料妥善固定，8 小时更换 1 次（时间可视患者具体情况而定），10 天为 1 个疗程，共 2 个疗程。

②拔罐

取穴：取背部大椎至长强之间。

操作：患者取俯卧位，操作者站在患者头侧。先予适量的凡士林涂抹于患者背部，用普通玻璃中号罐在该段河车路上行罐。首先从左侧膀胱经自上而下，其次沿督脉自下而上，接着从右侧膀胱经自上而下，最后沿督脉自下而上，如此往返，直至局部皮肤潮红。每次治疗时间共约 25 分钟，2 天 1 次，6 次为 1 个疗程。

（6）药膳

①茯苓糕

食材：粳米 70 g，面粉 30 g，莲子肉、茯苓各 10 g，芡实 50 g。

做法：先将莲子肉、芡实分别以温水泡发，茯苓研末拌匀，再将各种原料混匀，蒸熟即成。

②乌鸡参芪熟地黑米粥

食材：乌鸡肉 150 g，党参、黄芪各 10 g，熟地黄 15 g，大枣 10 枚，黑米 60 g，食盐适量。

做法：先将乌鸡肉洗净后切丁；将党参、黄芪、熟地黄洗净后入锅，加水 600 mL，浸透，用文火煎至 250 mL，去渣取汁。乌鸡肉、黑米、大枣一起下锅，加水适量，煮至米烂开花，加入药汁，再煮 5 分钟，调入食盐。早、晚食用。

③枸杞炖兔肉

食材：枸杞子 30 g，兔肉 150 g。

做法：先将兔肉洗净，切成块状与洗净的枸杞子一起放入锅中，加水适量，文火炖煮，兔肉熟烂，加入食盐等调味品即成。当菜佐餐，食兔肉饮汤。

④葛根山楂炖牛肉

食材：葛根 25 g，山楂 25 g，牛肉 150 g，绍酒 10 g，精盐 3 g，白萝卜 250 g，

葱段 6 g, 生姜 2 g。

做法：先把葛根洗净，切成片；山楂切成片；牛肉洗净，切成 2.5 cm 见方的块；白萝卜切成 2.5 cm 见方的块，将生姜拍松，葱切花。再把葛根、山楂、牛肉、绍酒、白萝卜、生姜、葱、食盐放入炖锅内，加水 1 000 mL，用旺火烧沸再用文火炖 1 小时即成。当菜佐餐，适量食用。

（7）代茶饮

西洋参 6 g, 生黄芪 6 g, 炙甘草 6 g, 陈皮 6 g, 杜仲 10 g, 水煎代茶饮，对不同证型的乏力均有一定的调摄作用。

7. 中医如何改善糖尿病患者的肢体凉麻痛症状？

（1）释义

肢体凉麻痛是糖尿病所致神经病变的常见症状之一，尤其是糖尿病周围神经病变。临床主要表现为麻木、疼痛、感觉异常，通常为对称性，下肢较上肢多见。感觉异常者有袜套或手套感，麻木、针刺、灼热、蚁走感、发凉或走路棉垫感，有时伴有疼痛过敏。晚期则出现运动神经障碍的肌张力减退、肌力减弱，甚至肌萎缩、瘫痪。

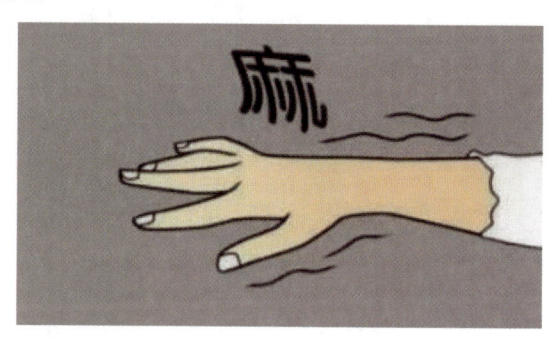

（2）现代医学认识

现代医学认为本症的发病机制是多因素作用的结果。代谢紊乱（血糖、血脂、胰岛素、钙离子水平异常）、神经营养缺乏、血液微循环障碍及遗传易感性可能是糖尿病周围神经病变的原因。

（3）中医学认识

本症属于中医学"血痹""痹证""痛证""痿证"等范畴。消渴日久，耗伤气阴、阴阳气血亏虚，痰湿内生，血行瘀滞，脉络瘀阻可导致本症。阴亏是本症发生的关键，气虚是本症迁延不愈的症结，阳虚是本症发展的必然趋势，血瘀是造成本症的主要原因。

（4）辨治

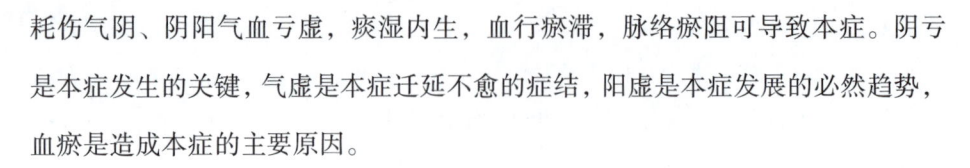

证型		主症	方药
实证	湿热阻络	肢体灼热疼痛，或重着乏力，麻木不仁，脘腹痞满，口腻不渴，心烦口苦，面色晦垢，大便黏滞，小便黄赤舌红，苔黄腻，脉滑数	四妙散加减
实证	痰瘀阻络	肢体麻木不止，常有定处，足如踩棉，肢体困倦头重如裹，昏蒙不清，体多肥胖，口黏乏味，胸闷纳呆，腹胀，大便黏滞舌紫暗，舌体胖大有齿痕，苔白厚腻，脉沉滑或沉涩	指迷茯苓丸合黄芪桂枝五物汤加减
实证	寒凝血瘀	肢体麻木，四肢末端冷痛，得温痛减，遇寒痛增，下肢为著，入夜更甚神疲乏力，畏寒怕冷，尿清便溏，或尿少浮肿，舌暗淡或有瘀点，苔白滑，脉沉细涩	当归四逆汤加减
虚证	阴虚血瘀	肢体麻木，腿足挛急，酸胀疼痛，或肢体灼热疼痛，夜间为甚五心烦热，失眠多梦，皮肤干燥，口干舌燥，腰膝酸软，头晕耳鸣，便秘，舌嫩红或暗红，苔花剥，少津，脉细数或细涩	芍药甘草汤合四物汤加减
虚证	肝肾亏虚证	肢体痿软无力，肌肉萎缩，甚者废不用腰膝酸软，骨松齿摇，头晕耳鸣舌淡，少苔或无苔，脉沉细无力	壮骨丸加减
虚证	气虚血瘀证	肢体麻木，如有蚁行，肢末时痛，呈刺痛，以下肢为主，入夜痛甚神疲倦怠，气短懒言，动则汗出，腹泻或便秘舌淡暗，或有瘀点，苔薄白，脉细涩	补阳还五汤加减

①推拿

上肢麻痛：拿肩井，揉捏臂臑、手三里、合谷部肌筋，点肩髃、曲池等穴，搓揉肩胛肌来回数遍。每次按摩时间为20～30分钟，每天1～2次，14次为1个疗程。

下肢麻痛：拿阴廉、承山、昆仑肌筋，揉捏伏兔、承扶、殷门部肌筋，点腰阳关、环跳、足三里、委中、承山、解溪、三阴交、涌泉等穴，搓揉腓肠肌数十遍，手劲刚柔相济，以深透为度。每次按摩时间为20～30分钟，每天1～2次，14次为1个疗程。

注：合并严重骨科疾病等患者不适合按摩。

②艾灸

穴位：太溪、三阴交、足三里、合谷、曲池、涌泉、承山、委中、太冲、行间等。

操作：针对上述穴位艾灸30分钟，每周1～2次，2周为1个疗程，适用于寒凝血瘀证。

注：操作时注意控制温度，避免烫伤。

③中药足浴熏洗

四藤一仙汤外洗方。药物制备：海风藤、鸡血藤、忍冬藤、钩藤各30 g，当归、威灵仙、玄参各15 g，黄芪、丹参各20 g。上药水煎30分钟后，取汁500 mL，待水温约38℃左右，泡洗患肢，每次30分钟，药液随时加温以保持38℃左右，2次/天，15天为1个疗程。若下肢伴拘挛者加用木瓜、伸筋草；若见痛如针刺，痛有定处者，加乳香、没药；若下肢冰凉者加用附片、肉桂、干姜。

制川乌15 g，花椒、当归各10 g，艾叶、白芷、徐长卿、桂枝、鸡血藤、独活各30 g水煎后，保持水温38℃左右，然后进行双足熏洗，每次熏洗时间为30分钟，每天熏洗1次。

（6）药膳

①活血化瘀汤

食材：猪瘦肉150 g，黄芪60 g，当归10 g，赤芍10 g，川芎10 g，桃仁10 g，红花5 g，鸡血藤10 g，大枣10 g，生姜10 g。

做法：将上述食材放入锅中，加温开水400 mL，隔水炖2小时。晚饭后2小时加少许食盐服用，每周服3次，20次为1个疗程，共3个疗程。

②桃仁百合燕麦粥

食材：桃仁 15 g，百合 30 g，燕麦片 50 g。

做法：桃仁炒熟研粉，与百合、麦片共煮粥。可作早、晚餐食用。每天 1 ~ 2 次，10 ~ 15 天为 1 个疗程。

（7）代茶饮

生黄芪 6 g，肉桂 6 g，大枣 10 g，炙甘草 6 g，水煎代茶饮。

8. 中医如何改善糖尿病患者的水肿症状？

（1）释义

水肿，又称浮肿，是指体内水液滞留，泛滥肌肤，出现头面、眼睑、四肢、腹背，甚至全身浮肿的一种病症，与糖尿病的各种慢性并发症有关。其与糖尿病肾病关系最为密切，是糖尿病肾病常见的临床表现之一，多见于糖尿病肾病Ⅳ期、Ⅴ期，常伴有大量蛋白尿、低蛋白血症等肾病综合征表现。

（2）现代医学认识

现代医学认为糖尿病肾病是导致糖尿病患者下肢水肿的最常见原因。长期高血糖致肾小动脉玻璃样变、肾小球硬化、肾小球间的系膜区扩增，引起肾小球滤过率下降、蛋白尿，血浆蛋白降低，造成水钠潴留，形成水肿。同时糖尿病心脏病、糖尿病神经性水肿及糖尿病并发血管病变、营养不良和肥胖等也会引起水肿。

（3）中医学认识

本症属于中医学"水肿"范畴，与肺、脾、肾及膀胱等脏腑关系密切。肺失宣降通调，脾失健运，肾失开阖，膀胱气化失常，导致体内水液潴留，泛滥肌肤。消渴久病入络，血行不畅而致血脉瘀滞，使三焦不利，水道不通，致水湿内停。

（4）辨治

证型		症状	代表方
实证	瘀血内阻水液停滞	面足浮肿，口唇色暗或面色黧黑，或肌肤甲错，肢体麻木，舌暗有瘀斑瘀点，脉沉涩或细涩	桃红四物汤加减

续表

虚证	气阴两虚水湿内聚	肢体浮肿，神疲乏力，气短懒言，平素易感冒，口干，五心烦热，心烦失眠，或午后低热，自汗、盗汗，便秘，舌淡，苔薄黄或少苔，脉沉细或数	参芪地黄汤加减
	阴阳两虚水湿内停	面足浮肿，神疲乏力，气短懒言，腰膝酸软，畏寒肢冷，五心烦热，口渴咽燥，阳痿早泄，妇女月经不调，尿少或尿闭，大便或干或溏，舌胖有裂纹，苔白，脉沉细无力	济生肾气丸加减
	心肾阳虚水湿内停	肢体浮肿，下肢为甚，心悸怔忡，形寒肢冷，小便不利，神疲乏力，腰膝酸冷，唇甲青紫，舌淡紫，苔白滑，脉弱	真武汤合保元汤加减
	脾肾气虚水湿不化	面足浮肿，神疲乏力，气短懒言，腰膝酸软，头晕耳鸣，脘腹胀满，食少纳呆，大便不实，夜尿多，舌淡胖，边有齿痕，苔薄白，脉沉细	参苓白术散加减
	脾肾阳虚水湿泛滥	面足浮肿，神疲乏力，气短懒言，腰膝酸软，畏寒肢冷，腰部冷痛，脘腹胀满，食少纳呆，大便不实，夜尿清长，舌胖暗，有齿痕，脉沉细无力	真武汤合实脾饮加减

（5）中医外治法

①耳穴

取穴：神门、内分泌、胰胆、脾、肾。

操作：患者取坐位或平卧位，用75%乙醇棉球消毒耳郭，再用探棒在耳郭的相应区寻找敏感点，然后用王不留行籽，依次对准穴位反应点贴于耳郭内。双耳交替，示指和拇指指腹

对捏按压3~5分钟，嘱患者每天按压3~5次，刺激强度以患者感酸胀、灼痛、发热能耐受为度，若耳郭发红、发热则效果更佳。3天1次，每周2次，3周为1个疗程。

②穴位敷贴

商陆30 g，用姜汁或黄酒调匀，制成厚约0.5 cm、大小约3 cm×3 cm的药饼。

敷神阙穴，外盖纱布，贴胶布以固定，8小时/次（可视患者具体情况而定），1次/天，5天为1个疗程。

③中药足浴

药物：大腹皮10 g，黄芪30 g，木瓜10 g，当归20 g，白术15 g，红花10 g，干姜15 g，桂枝20 g，玉米须30 g，炮附片20 g，益母草50 g，茯苓20 g。

操作：加水2 000 mL煎煮，泡洗足部水温38℃左右。30分钟/次，1~2次/天，5天为1个疗程。

（6）药膳

①黄芪木瓜鲤鱼汤

食材：鲤鱼250 g（1条），黄芪15 g，木瓜20 g，赤小豆30 g，砂仁6 g，生姜10 g，葱白3根。

做法：上述食材洗净后一同煎煮。每周1~3次。

②黄芪黑米粥

食材：黄芪50 g，黑豆20 g，大枣5~7枚，黑米50 g。

做法：黄芪入水煮，约15分钟后去渣取汁，再将黑豆、大枣、黑1次/天，连服10天。米同入汁中熬粥。当早餐或晚餐食。

③茯苓黑米粥

食材：茯苓15 g，栗子10个，黑米30~50 g。

做法：洗净后先煮茯苓取汁，再煮栗子、黑米熬烂成粥。1次/天。

（7）代茶饮

生黄芪10 g，白茅根20 g，玉米须20 g，山茱萸10 g，炙甘草6 g，水煎代茶饮。

9. 中医如何改善糖尿病患者的视物模糊症状？

（1）释义

视物模糊是高龄糖尿病患者常见的病症之一，其主要病因包括糖尿病视网膜病变、屈光不正、糖尿病白内障等。糖尿病人群中30%~50%合并糖尿病视网膜病变，其中1/4患者有明显视力障碍，生存质量与健康水平严重下降。糖尿病视网膜病变是糖尿病导致的视网膜微血管损害所引起的一系列典型病变，是一种影响视力甚至致盲的慢性进行性疾病。如糖尿病患者短时间内血糖波动较大，会导致晶状体内外的渗透压改变，引起晶状体曲度改变，也会发生视物模糊，但当血糖趋于平稳后，视力一般可逐渐恢复。

（2）现代医学的认识

现代医学认为糖尿病视网膜病变是糖尿病患者微血管并发症之一，其确切原因不详，可能与多元醇通路活性增高、晚期糖基化终末产物形成增加、蛋白激酶C途径激活、己糖胺通路活性增高、氧化应激等有关。目前糖尿病视网膜病变治疗以改善代谢紊乱为基础，主要以视网膜激光光凝治疗、抗血管内皮生长因子药物治疗、激素治疗和手术治疗为主。

本病症应注意与急进性高血压性视网膜病变、视网膜中央静脉阻塞、低灌注视网膜病变等引起的视物模糊相鉴别。

（3）中医学认识

本症属于中医学"视瞻昏渺""云雾移睛""暴盲"及"血灌瞳神"等内障眼病范畴。《灵枢·大惑论》云："五脏六腑之精气，皆上注于目而为之精，精血亏不能上承于目，则出现视物不明。"近代医家多认为，DR是在糖尿病患者素体阴虚的基础上，阴虚内热、阴损及阳进一步发展至阴阳两虚、目睛失养；而病变过程中包含三个致病因素，分别为瘀、郁、痰。

（4）辨治

	证型	症状	代表方
虚实夹杂	肾阴不足 燥热内生	视物模糊，目睛干涩，口干，易饥多食，小便频多，大便秘结，舌红苔薄黄、脉细数	知柏地黄丸加减
	气阴两虚 脉络瘀阻	视物模糊，目睛干涩，或视物变形，或眼前黑花飘舞，神疲乏力，气短懒言，口干，自汗，便干或稀溏，舌胖嫩、紫暗或有瘀斑，脉沉细无力	生脉散合杞菊地黄丸加减
	肝肾亏虚 目络失养	视物模糊，目睛干涩，头晕耳鸣，腰膝酸软，肢体麻木，大便干结，舌暗红少苔，脉细涩	六味地黄丸加减

续表

虚实夹杂	阴阳两虚血瘀痰凝	视物模糊，目脂干涩，或严重障碍，神疲乏力，五心烦热，失眠健忘，腰酸肢冷，手足凉麻，阳痿早泄，下肢浮肿，大便糖结交替，舌淡胖少津或有瘀点，或唇舌紫暗，脉沉细无力	偏阴虚者选左归丸加减，偏阳虚者选右归丸加减

（5）中医外治法

①耳穴

选穴：神门、内分泌、胰胆、脑干穴位。

操作：患者取坐位或平卧位，用75%乙醇棉球消毒耳郭，探棒在耳郭的相应区寻找敏感点，然后用王不留行籽，对准穴位反应点贴于耳郭内。双耳交替，示指和拇指腹对捏按压3～5分钟，嘱患者每天按压3～5次，刺激强度以患者感酸胀、灼痛、发热能耐受为度，若耳郭发红、发热则效果更佳。3天1次，每周2次，3周为1个疗程。注意皮肤破溃或有损伤等情况者不宜耳穴治疗。

②中药熏蒸

药物：金银花10 g，紫草3 g，蒲公英10 g，菊花10 g，薄荷5 g，桑叶15 g。

操作：将上述中药进行煎煮，用于双眼部熏蒸治疗。20分钟/次，1次/天，5天为1个疗程。治疗期注意温度及熏蒸距离，避免烫伤。

（6）药膳食疗

羊肝黑米粥

食材：羊肝1个，大蒜20 g、黑米100 g。

做法：上述食材加水入锅煎汤炖食，熟后适量调味。1次/天，连服10天。

（7）代茶饮

①夏枯草6 g，桑叶6 g，青葙子6 g，生甘草6 g，木瓜10 g，水煎代茶饮。适用于伴有畏光、易流泪、多移，属热证者。

②枸杞子10 g，菊花（杭白菊）6 g，密蒙花3 g，炒酸枣仁10 g，水煎代茶饮。适用于伴有眼干涩，属虚证者。

10. 中医如何改善糖尿病患者的眩晕症状？

（1）释义

眩晕是糖尿病患者，尤其是其发生低血糖时常见的症状之一，常常与不规律降糖、饮食不规律等因素相关。本病症多以晕、眼花为主要临床表现，轻者闭目即止，重者如坐车船，旋转不定，不能站立。

（2）现代医学的认识

现代医学认为，糖尿病自主神经病变伴有下肢血管及内脏血管收缩功能不良，或肾功能受损体液向组织间隙转移等原因，使体位改变时不能维持足够的血容量，引发直立性低血压而引起眩晕，需要排除与低血糖相关的眩晕。

本病症应注意与周围性眩晕、中枢性眩晕、视性眩晕、药源性眩晕、精神心理性眩晕及全身疾病相关性眩晕等进行鉴别。

（3）中医学认识

本病症属于中医学"眩晕"范畴。其病位在清窍，由气血亏虚、肾精不足致脑髓空虚，清窍失养，或肝阳上亢、痰火上逆、瘀血阻窍而扰动清窍发生眩晕，病位与肝、脾、肾三脏关系密，相互转化，虽以虚者居多，但临床不乏虚实夹杂者。

（4）辨治

证型		症状	代表方
实证	肝阳上亢	眩晕耳鸣，头目胀痛，口苦，失眠多梦，每因烦劳或恼怒而加剧，甚则仆倒，颜面潮红，急躁易怒，少寐多梦，肢体震颤，舌红少苔，苔黄，脉弦（细）或数	天麻钩藤饮
	痰湿中阻	眩晕，头重昏蒙，伴视物旋转，胸闷恶心，呕吐痰涎，食少多寐，舌苔白腻，脉濡缓或濡滑	半夏白术天麻汤
虚证	瘀血阻窍	眩晕，头痛，且痛有定处，兼见健忘失眠，心悸，精神不振，耳鸣耳聋，面唇紫暗，舌暗有瘀斑，脉涩或细涩	通窍活血汤
	气血亏虚	眩晕动则加剧劳累即发，面色晄白，神疲乏力，倦怠懒言，唇甲不华，发色不泽，心悸少寐，纳少腹胀，舌淡苔薄白，脉细弱	归脾汤
	肾精不足	眩晕日久不愈，精神萎靡，腰酸膝软，少寐多梦健忘，两目干涩，视力减退；或遗精滑泄，耳鸣齿摇；或颧红咽干，五心烦热，舌红少苔，脉细数；或面色㿠白，形寒肢冷，舌淡嫩苔白，脉弱尺甚	左归丸

（5）中医外治法

①推拿

穴位：百会、四神聪、印堂、睛明、四白、头维、安眠、风池等穴。

操作：先用"推法、颤法、揉法、拿法"等基本手法按摩头项部，拇指重点按揉，共操作8～10分钟，1～2次/天，5天为1个疗程。

②耳穴

主穴：耳尖、晕点（枕）穴、脑干、神门。

配穴：风阳上亢证加肝、降压沟（耳背沟）；痰湿中阻证加脾、胃、三焦。

操作：实证者，患者取坐位，用75%乙醇棉球消毒耳尖，左手固定耳郭，右手持一次性采血针对准施术部位迅速刺入1～2 mm深，随即出针，轻轻挤压针孔周围的耳郭，使其自然出血，然后用乙醇棉球吸取血滴。先用75%乙醇棉球消毒耳郭，再用探棒在耳郭的相应区寻找敏感点，然后用王不留行籽，依次对准穴位反应点贴于耳郭内。双耳交替，示指和拇指指腹对捏按压1～2分钟，嘱患者每天按压3～5次，刺激强度以患者感酸胀、灼痛、发热能耐受为度，若耳郭发红、发热则效果更佳。3天1次，每周2次，3周为1个疗程。注意皮肤破溃或有损伤等情况者不宜耳穴治疗。

（6）药膳

①天麻鱼头汤

食材：天麻10 g，鲫鱼头1 000 g，川芎5 g，茯苓5 g，生姜3片。

做法：加水入锅煎汤炖食，熟后适量调味。1次/天，连服10天。

②芝麻膏

食材：黑芝麻、藕粉、黑米各500 g。

做法：将黑芝麻、黑米炒熟研粉，同藕粉以文火熬膏，少量频服。

（5）代茶饮

菊花（杭白菊）6 g，枸杞子10 g，白蒺藜6 g，陈皮10 g，水煎代茶饮。对不同证型的眩晕均有一定的调摄作用。

11. 中医如何改善糖尿病患者的便秘症状？

（1）释义

便秘是糖尿病患者的常见症状之一，可表现为排便困难、排便时间延长，或时间虽不延长，但粪质干结，或粪质不硬，虽有便意，但不畅。便秘不仅不利于血糖控制，还会加重神经、血管、眼病、肾病等并发症的发生，影响患者生活质量。

（2）现代医学认识

现代医学认为，便秘主要与胃肠道自主神经功能紊乱引起的胃肠蠕动减慢、免疫紊乱、慢性炎症、肠道菌群失衡、多重用药等因素有关。目前治疗上主要以泻药和促动力药物及灌肠等方式为主。

（3）中医学认识

本症属于中医学"便秘"等范畴。多因消渴日久，正气不足，阴、血虚衰，肠道津亏以致大肠传导失司；或气虚大肠传送无力；或阳虚则阴寒凝固、津液不通，影响大肠传导。也可以因外邪入侵，阳明胃肠热结，或情志不畅，气机郁滞，引起排便不畅，但其正气不虚。该病症病位主要在大肠，同时与肺、脾、胃、肝、肾等脏腑相关。

（4）辨治

证型		症状	代表方
实证	胃肠积热	大便干结，腹胀腹痛，口干口臭，面红心烦，或有身热，小便短赤，舌红，苔黄燥，脉滑实	麻子仁丸
	气滞便秘	大粪便干结，或排便不畅，少腹胀，胸胁满闷，嗳气频作，舌淡，苔白，脉弦	通关导滞散加减
虚证	气虚便秘	大便并不干硬，虽有便意，但排便困难，用力挣则汗出，短气，便后乏力，面白神疲，肢倦懒言，舌淡苔白脉弱	黄芪汤加减
	血虚便秘	大便干结，面色无华，头晕目眩，心悸气短，健忘，舌淡苔白，脉细	润肠丸
	阴虚肠燥	大便干结，如羊屎状，形体消瘦，头晕耳鸣，两颧红赤，心烦少眠，潮热盗汗，腰膝酸软，舌红少苔，脉细数	增液承气汤加减
	阳虚便秘	大便干或不干，排出困难，小便清长，面色㿠白，四肢不温，腹中冷痛，或腰膝酸冷，舌淡苔白，脉沉迟	济川煎

（5）中医外治法

①推拿

摩腹法：患者取平卧位，保持放松状态，充分暴露腹部；涂抹适量润滑油，操作者用太极手法，以脐作为中心，沿结肠解剖位置，利用掌部力量进行环形推拿，顺时针方向推拿，顺序依次是右下腹（开始）、右上腹、左上腹、左下腹（结束），推拿20次，并以搓抹形式按摩腹部。

一指禅推法：

主穴：中脘、天枢、神阙、气海、关元。

操作：运用一指禅推拿上述穴位，再令患者改为俯卧体位，用一指禅推法推拿背部双侧胃俞、脾俞、大肠俞；最后在双侧足三里穴位实施点按。所选诸穴各按摩60秒，30分钟/次，1次/天，5天为1个疗程。注意患者腹部皮肤是否破溃，防止损伤。

②耳穴

主穴：神门、内分泌、胰胆，配便秘点（耳轮1区与2区交界内侧面）、大肠、肺。

操作：患者取坐位或平卧位，用75%乙醇棉球消毒耳郭，再用探棒在耳郭的相应区寻找敏感点，然后用王不留行籽对准穴位反应点贴于耳郭内。双耳交替，示指和拇指指腹对捏按压3~5分钟，嘱患者每天按压3~5次，刺激强度以患者感酸胀、灼痛、发热能耐受为度，若耳郭红、发热则效果更佳。3天1次，每周2次，3周为1个疗程。注意皮肤破溃或有损伤等情况者不宜耳穴治疗。

③穴位敷贴

选穴：神阙、双侧天枢、大肠俞。

操作：将中药研成粉末，用温水稀释与凡士林调成膏状，制成厚约0.5 cm、大小约3 cm×3 cm的药饼，敷于穴位上，敷贴胶布固定，1次/天，2小时/次。3天为1个疗程。

④中药灌肠

药物：黄芪15 g，芦荟10 g，槟榔10 g，火麻仁10 g。

操作：将以上药物烘干研磨成粉末，应用凡士林10 g搅拌熬制20分钟，同时加入香油适量（便于注入肛门为宜）。排便后，应用50 mL注射器通过一次性导尿管注入肛门内,每天 2 次,连续治疗 2 周。

（6）药膳

①薤白黑米粥

食材：薤白 20 g，黑米 100 g。

做法：上述食材同肉类入锅煎汤炖食，熟后适量调味，1 次 1 天.连服 10 天。

②麻仁荞麦粥

食材：火麻仁（研碎）20 g，荞麦 100 g。

做法：上述食材同肉类入锅煎汤炖食，熟后适量调味，1 次 / 天，连服 10 天。

（7）代茶饮

①决明子 10 g，牛蒡子 10 g，火麻仁 10 g，杏仁 6 g，水煎代茶饮。适用于大便干燥、舌红苔黄，属热证者。

②生黄芪 6 g,肉苁蓉 10 g,郁李仁 10 g,紫苏子 10 g,炙甘草 6 g,水煎代茶饮。适用于排便无力，属虚证者。

12. 中医如何改善糖尿病患者的腹泻症状？

（1）释义

腹泻是糖尿病患者常见症状之一，临床上以排便次数增多粪质稀薄或完谷不化，甚至泻出如水样物质为主要症状。若发展成慢性腹泻，将严重影响血糖控制及生活质量。腹泻多见于病程长、血糖控制不良的患者，部分患者在服用二甲双胍等药物时，也会出现腹泻等胃肠道症状，可参照本节内容治疗。

（2）现代医学认识

现代医学认为，糖尿病腹泻多与自主神经病变有关，以内脏自主神经病变导致肠道蠕动增快为主，糖尿病相关的电解质紊乱、肠道激素分泌失调、胆汁酸吸收障碍、肠道菌群紊乱等多种因素也参与其中。治疗上主要是控制血糖，以改善饮食及生活方式，配合药物对症处理为主。

本病症应排除降糖药物的胃肠道不良反应，注意与痢疾、胃肠道炎症等引起的腹泻相鉴别。

（3）中医学认识

本病症属于中医学"泄泻"范畴。糖尿病患者由于久病损伤脾胃，脾失健运，湿滞内停，清浊不分，故发为泄泻；同时脾病日久及肾，阴损及阳，致肾阳衰微，不能温运脾土，以致水反为湿，谷反成滞，加剧腹泻。因此糖尿病性腹泻以脾肾两虚为其本，湿滞内停为其标，同时与肝失疏泄也密切相关。

（4）辨治

证型		症状	代表方
实证	肝脾不和	泄泻腹痛，每因情志不畅而发或加重，泻后痛缓，胸胁胀闷，嗳气，舌淡红，苔薄白，脉弦	痛泻要方加减
	湿热内蕴	泄泻腹痛，泻下急迫，黏滞不爽，气味臭秽肛门灼热，小便短黄，烦热口渴舌红苔黄腻，脉滑数	葛根芩连汤加减
虚证	脾胃虚弱	大便时溏时泻，饮食不慎即发或加重食后腹胀，纳呆食少，倦怠乏力，四肢不温舌淡苔白，脉细弱	参苓白术散加减
	脾肾阳虚	泄泻，多在黎明前发作，肠鸣即泻，泻下完谷倦怠乏力，形寒肢冷，腰膝酸软舌淡苔白，脉沉细无力	附子理中汤加减

（5）中医外治法

①推拿（摩腹法）

操作：全掌以脐为中心，不带动皮下组织，顺、逆次数相等，操作15分钟。

②耳穴

取穴：内分泌、神门、骨、脾、交感、胃、小肠、大肠。

方法：每次可选取穴位3～4个。使用中药王不留行进行贴压，时间为每次1～2分钟，频率为6次/天。每3天更换1次，双侧耳穴交替治疗。

（6）药膳

①佛手杂粮粥

食材：佛手15g，紫苏梗15g，荞麦30～60g。

做法：前两味水煎取汁，荞麦淘净加水煮粥。待粥将熟时，兑入药汁共煮至熟，调味温服。早、晚各1次。

②马齿苋燕麦粥食材：马齿苋150g，燕麦100g。

做法：马齿苋洗干净，切成碎段备用。马齿苋与燕麦加水同煮，旺火烧沸，改用小火煮至粥成，空腹进食。

③四神汤

食材：茯苓 20 g，山药 10 g，莲子 20 g，芡实 20 g。

做法：入锅煎汤炖食，熟后加盐少许调味，每天 1 剂，连服 7～10 天。

（7）代茶饮

①草果 6 g，白扁豆花 6 g，炒薏苡仁 20 g，水煎代茶饮。适用于舌胖、苔腻，属脾虚者。

②白扁豆 6 g，葛根 10 g，生甘草 10 g，槐花 6 g，水煎代茶饮。适用于舌红、苔黄，属湿热者。

13. 中医如何改善糖尿病患者的焦虑抑郁症状？

（1）释义

焦虑抑郁是糖尿病患者的常见症状之一，主要表现为在糖尿病诊疗过程中较长一段时间内出现的过于紧张、担心、着急、害怕、低落、压抑，以及对事物淡漠等情绪。高血糖状态可能影响情绪，导致焦虑或抑郁，不稳定的情绪状态也会影响血糖控制，从而形成恶性循环。

注：此处所述"焦虑"和"抑郁"术语主要是指焦虑和抑郁状态，即严重程度达中等或以上，超出患者所能承受的程度或自我调整能力，对其生活和社会功能造成影响，但这种焦虑、抑郁并不一定达到或符合精神障碍的具体诊断标准。

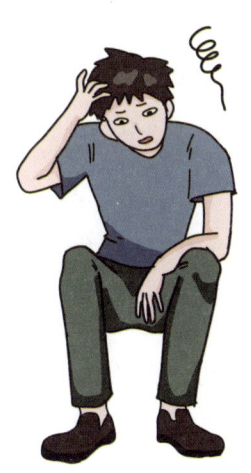

（2）现代医学认识

现代医学认为，焦虑抑郁和糖尿病的发生发展互为因果，是去甲肾上腺素、5-羟色胺及多巴胺三种神经递质共同作用导致的较为复杂的病症，可能与内分泌和神经功能紊乱有密切关系，同时与糖脂代谢紊乱、糖尿病病程及并发症等因素有关。

（3）中医学认识

本病症属于中医学"郁病"等范畴，其发生与情志抑郁关系密切，多因七情内伤致使气机不畅，出现湿、痰、热、食、瘀等病理产物，导致心、脾、肾等脏腑功能失调，而发为郁证。

（4）辨治

证型		症状	代表方
实证	肝气郁结	精神抑郁，情绪不宁，善太息，胸胁胀痛，痛无定处，胸闷嗳气，不思饮食，舌淡红，苔薄腻，脉弦	柴胡疏肝散加减
	气郁化火	急躁易怒，胸胀闷，口干口苦，头痛目赤，耳鸣，便秘，舌红，苔黄，脉弦数	丹栀逍遥散加减
	气滞痰凝	情绪郁闷，咽中不适，如有物哽塞，咯之不出，咽之不下，胸闷胁痛，舌红，苔白腻，脉弦滑	半夏厚朴汤加减
虚证	忧郁伤神	精神恍惚，心神不宁，多疑易惊，悲忧善哭，喜怒无常，或时时欠伸，或手舞足蹈，骂喊叫，舌淡，苔薄白，脉弦	甘麦大枣汤加减
	心脾两虚	精神恍惚，心神不宁，多疑易惊，悲忧善哭，喜怒无常，或时时欠伸，或手舞足蹈，骂喊叫，舌淡，苔薄白，脉弦	归脾汤加减
	心肾阴虚	情绪不宁，心悸健忘，失眠多梦，五心烦热，盗汗，口干，舌红少津，脉细数	天王补心丹合六味地黄丸加减

（5）中医外治法

①耳穴

选穴：心、枕、皮质下、内分泌、神门。

操作：每次选 3~5 穴。

②放松训练

在安静环境下，让患者取最舒适的姿势放松身体，指导其行深呼吸训练、全身分段肌肉放松训练，每天早、晚各 10~15 分钟。

③音乐疗法

合并焦虑抑郁的糖尿病患者在治疗上应多重视疏肝理气，可进行与肝主要对应的角调式音乐，如《中国传统五行音乐》《江南好》《庄周梦蝶》等音乐。每晚睡前选取 2~3 首，每次持续 30 分钟。

（6）药膳

①萝卜炒猪肝

食材：白萝卜 150 g，猪肝 80 g，植物油、香油、食盐、大葱、味精、淀粉适量。

做法：白萝卜、猪肝切片，先以油煸炒白萝卜至八成熟，盛置盘中；再以植物油炒猪肝 2~3 分钟，然后倒入萝卜再一起炒，将之炒熟，加入食盐、大葱、味精、淀粉，稍煸炒，淋入香油，即可食用。

②猪心茯神汤

食材：新鲜猪心 1 枚，面粉、食盐适量，茯神 15 g，龙眼肉 20 g，柏子仁 15 g，大枣 10 枚。

做法：将猪心洗净，去除外膜，在少量面粉液中浸泡，放置 1 小时，以去除异味。再次洗净，放入砂锅中，加入干净的水，用旺火煮沸，撇去浮沫。将其余中药及少量食盐加入砂锅中，文火煮 1 小时。待汤汁浓稠时，将中药捞出，即可食肉饮汤。

③甲鱼百合红枣汤

食材：甲鱼 1 只（250 g 左右），百合 30 g，大枣 10 枚。

做法：将甲鱼去壳及内脏，切成块状，洗净，用清水稍煮，然后放进百合、大枣，继续熬煮，直至甲鱼肉烂熟，药物煮透为度，最后加少量冰糖炖化，温服。

（7）代茶饮

①竹叶 3 g，百合 10 g，决明子 10 g，炙甘草 6 g，夏枯草 6 g。水煎代茶饮。

适用于焦躁不安、易怒、舌红苔黄，属实证者。

②淮小麦 30 g，炙甘草 10 g，大枣 10 g，淡竹叶 3 g。水煎代茶饮。适用于情绪抑郁、低落、沉默，属虚证者。

14. 中医如何改善糖尿病患者的失眠症状？

（1）释义

失眠是糖尿病患者常见病症之一，是指尽管有合适的睡眠机会和睡眠环境，依然对睡眠时间和（或）质量感到不满足，并且影响日间社会功能的一种主观体验。主要症状表现为入睡困难（>30 分钟）、睡眠维持障碍（整夜觉醒次数 ≥ 2 次）、早醒、睡眠质量下降和总睡眠时间减少（通常少于 6 小时），同时伴有日间功能障碍。常合并焦虑、烦躁、抑郁等负面情绪。

（2）现代医学认识

现代医学认为，糖尿病患者可能由于代谢紊乱，抑郁、焦虑等心理障碍及躯体不适症状等因素导致失眠。夜间高血糖或低血糖，可使患者睡眠期间出现做噩梦、烦躁不安或呼喊，而影响睡眠。

（3）中医学认识

本病症属于医学"不寐"范畴。中医学认为失眠是由心神失养或心神不安所致。消渴病日久，易耗气伤血，影响心血运行，以致心神失养，故而不寐。病患消渴者，易兼痰湿、血瘀，或肝郁化火、痰热扰心等，阻遏气血，而致失眠。

（4）辨治

	证型	症状	代表方
实证	肝火扰心	不寐多梦，甚则彻夜不眠，急躁易怒，伴有头晕头胀、目赤耳鸣、口干而苦、便秘溺赤，舌红苔黄，脉弦而数	龙胆泻肝汤加减
	瘀血内阻	失眠日久，躁扰不宁，夜多惊梦，面色青黄，头胸疼痛反复，如针刺不移，唇暗或两目暗黑，舌暗红、舌面有瘀点，脉涩或弦紧	血府逐瘀汤加减
	痰热扰心	失眠，心烦、口苦、胸闷脘痞、泛恶嗳气，头重目眩，舌偏红，苔黄腻，脉滑数	黄连温胆汤加减

续表

虚证	心脾两虚	不寐，多梦易醒，心悸健忘，神疲食少，头晕目眩，四肢倦怠，腹胀便溏，面色少华，舌淡苔白，脉细无力	归脾汤加减
	心肾不交（阴虚火旺）	心烦不寐，入睡困难，心悸多梦，伴腰膝酸软，头晕耳鸣，潮热盗汗，五心烦热，咽干少津，男子遗精，女子月经不调，舌红少苔，脉细数	左归丸加减
	心胆气虚	不寐，多噩梦，易于惊醒，触事易惊，终日惕惕，胆怯心悸，伴气短自汗，倦怠乏力，舌淡脉弦细	安神定志丸合酸枣仁汤加减

（5）中医外治法

①推拿

患者取仰卧位，选用按摩油，操作者位于患者头顶进行穴位推拿。每步骤约1分钟，进行5个来回，全程约30分钟。

推拿步骤如下：两拇指以自下而上交替直推，由眉心（印堂穴）按揉至百会（两眉中间至前百会成一直线）；双手大鱼际及拇指自印堂沿眉向眉梢成一横线分推至太阳穴；拇指指端揉按太阳穴；拇指按或揉百会；以中指指端由风池勾至安眠处做按压；双手中指由安眠穴顺势勾至下颌廉泉穴，以中指指端勾按；以示指固定下颌，拇指按压承浆穴；用示指关节点揉涌泉。

②耳穴

取穴：神门、交感、皮质下。

操作：患者取坐位或平卧位，用75%乙醇棉球消毒耳郭，再用探棒在耳郭的相应区寻找敏感点，然后用王不留行籽，依次对准穴位反应点贴于耳郭内。双耳交替，示指和拇指指腹对捏按压1~2分钟，嘱患者每天按压3~5次，刺激强度以患者感酸胀、灼痛、发热能耐受为度，若耳郭发红、发热则效果更佳。失眠患者若伴头晕头痛、急躁易怒、急性病症用重手法，儿童、年老体弱、倦怠食欲缺乏者用轻手法。3天1次，每周2次，3周为1个疗程。注意皮肤破溃或有损伤等情况者不宜耳穴治疗。

③穴位敷贴

药物：吴茱萸若干。

操作：将吴茱萸研磨成细粉过筛，取适量药粉添加白醋，调制成膏糊状，制成厚约0.5 cm、大小约3 cm×3 cm的药饼。睡前温水泡足20分钟，再将药饼贴在双侧涌泉穴（位于足底部，蜷足时足前部凹陷处，约足底第2、3跖趾缝纹头端与足跟连线的前1/3与后2/3交点上），敷贴好，适度按压刺激穴位1分钟，以有酸胀感为度，每晚20时至次日晨8时为贴敷时间，留置8～12小时（可视具体情况而定），随后取下贴敷药物，用卫生纸将足底擦干净。注意足部皮肤过敏及破溃情况，防止贴敷时间过长造成不良反应。（1次/天，5天为1个疗程。）

④中药足浴

药材：首乌藤30 g，远志30 g，合欢皮30 g，石菖蒲10 g，赤芍10 g，肉桂5 g，黄连10 g。

操作：水煎后取汁，睡前20分钟左右浸泡双足。在浸泡的同时对小腿的三阴交穴、太溪穴点按100次，交换点按，力度适中，以点按酸、胀、微痛为宜，足浴过程中，水温控制在38℃左右，患者自觉后背发潮或者额头微微出汗即可，避免药液温度过高，防止烫伤。30分钟/次，5天为1个疗程。

（6）药膳食疗

①桂莲杞枣汤

食材：桂圆50 g，莲子心10 g，枸杞子30 g，大枣10枚，鸡肉150 g，食盐、姜适量。

做法：先将上述药品浸泡后，再将肉类放入锅炖1～2小时，可自行调味。每天1次。

②百参麦耳汤

食材：干百合20 g，西洋参6 g，麦冬10 g，银耳30 g。

做法：上述食材放入锅煎汤炖食，熟后适量调味。每天1次，7～10天为1个疗程。

（7）代茶饮

①淡竹叶3 g，竹茹10 g，百合10 g，炒酸枣仁6 g，水煎代茶饮。适用于

伴有心烦、口苦，属实证者。

②麦冬 10 g，五味子 6 g，炒酸枣仁 10 g，龙眼肉 10 g，炒麦芽 10 g，水煎代茶饮。适用于伴有神疲乏力，脉细，属虚证者。

15. 中医如何改善糖尿病患者的多汗症状？

（1）释义

汗症是糖尿病常见的自主神经病变症状之一，多因交感神经兴奋失调、汗腺功能失常而出现汗液排泄异常的表现，包含自汗和盗汗两种。长期汗出过多有可能导致电解质紊乱，还会加重病情。

（2）现代医学认识

现代医学认为汗腺分泌与交感神经关系密切。长期高血糖等代谢紊乱及血管病变所引起的交感神经兴奋失调是汗出异常的机制之一。

（3）中医学认识

本症属于中医学"汗证"范畴，其病位在肺、胃、肾，以阴虚燥热为本。消渴初发者，饮食无节，损伤脾胃，内生痰浊水湿，郁积化热，或五志过极化火，煎熬脏腑阴液，而蒸腾汗出；消渴日久，阴液干涸，气无所依，同时阴亏阳亢，化火食气，阴液不能内藏，外泄为汗。

（4）辨治

证型		症状	代表方
实证	营卫不和	自汗，以头、胸部汗出为主，肢体酸楚或身体微热，舌淡，苔薄白，脉浮缓	桂枝汤加减
	湿热蕴蒸	头部蒸蒸汗出，口腻口渴，身热不扬，身体困重，舌红苔黄腻，脉濡数或滑数	三仁汤加减
	肺胃热盛	头面手足蒸蒸汗出，多饮多食，或兼烦热，恶热喜冷，口渴喜冷饮，小便黄赤，大便干结，舌红，苔黄而干，脉滑数或虚数	白虎加人参汤加减

续表

虚症	卫表不固	自汗恶风，活动后加重，易于感冒，神疲乏力，面色少华，舌淡苔薄白，脉弱	玉屏风散加减
	阴虚火旺	盗汗，或有自汗，五心烦热，腰膝酸软，口干不多饮，或兼午后潮热，两颧潮红，舌红少苔，脉细数	当归六黄汤加减

（5）中医外治法

①耳穴

取穴：心、肺、神门、肾、肝、皮质下、交感。

操作：操作者评估、消毒双耳皮肤，取上述穴位进行按压，按压程度以患者能耐受为主。每天按压3～5次，每次1～2分钟，隔天更换左右耳，10次为1个疗程。

②脐疗

五倍子为末，以温水调，填脐中，外用纱布固定之，用于盗汗。

③扑粉

轻粉方：川芎、藁本、白芷各30 g，米粉50 g。上药为末，用绢袋包裹，将皮肤擦干后，将此粉适量扑于汗出较多的体表，用于汗出过多者。

红粉方：麻黄根、煅牡蛎各30 g，煅赤石脂、煅龙骨各15 g。上药为末，用绢袋包裹，将皮肤擦干后，将此粉适量扑于汗出较多的体表，用于自汗过多者。

（6）药膳

①二瓜汤

食材：苦瓜、黄瓜、芹菜各10～15 g，西瓜皮10 g。

做法：将上述食材洗净，切块，加适量清水，炖汤服用。

②黄精炒黄鳝

食材：黄精20～50 g，黄鳝100～150 g，食盐、葱、姜等调料适量。

做法：将黄鳝收拾干净切段，黄精洗净切块，净锅上火，下入黄鳝、黄精，焖炖5～10分钟后，调入食盐、葱、姜等，翻炒，熟后可食。

（7）代茶饮

①生牡蛎 30 g，麦冬 10 g，五味子 10 g，乌梅 6 g，炙甘草 6 g，水煎代茶饮。适用于伴有口渴欲饮、便燥、舌红，属实热证者。

②生黄芪 6 g，党参 6 g，麦冬 10 g，五味子 6 g，乌梅 3 g，陈皮 3 g，覆盆子 6 g，水煎代茶饮。适用于伴有乏力、畏寒，属虚证者。

16. 糖尿病患者可以应用哪些代茶饮？

代茶饮，又名以药代茶。选用一两味或数味中草药煎汤或以沸水冲泡数分钟后，代茶徐徐饮之，故名。糖尿病患者除了常规的饮食、运动以及药物治疗外，在日常的生活中，还可以饮用代茶饮，以进一步调节机体的状态，起到辅助治疗的目的。

（1）茉莉花茶

组成：茉莉花 3 g。

泡饮方法：将茉莉花放杯中，倒入沸水浸泡约 3 分钟后饮用。第二次泡饮，冲泡时间可延至 5 分钟。

功效主治：具有提神醒脑、安定情绪、舒解郁闷的作用，对腹泻、腹痛有一定的缓解作用。

（2）鸡内金茶

组成：鸡内金 5 g。

泡饮方法：将鸡内金用铁砂拌炒至发胖焦酥，研成极细末。用温开水冲服，每日 2 次。

功效主治：具有消食化积，固精缩尿，渐消结石等作用。对食积、结石类患者有一定的辅助治疗作用。服茶期间不宜食生冷油腻辛辣之品。

（3）陈醋开胃茶

组成：陈醋适量，绿茶 3 g。

泡饮方法：将茶叶放入茶壶中，用沸水冲泡开后，取汁加入质量上乘的陈醋，搅匀。一般多在饭前饮用。

功效主治：具有开胃消食，清利头目，活血止痛的作用。对消化不良的患者有一定的辅助治疗作用。胃酸过多者不宜饮用。

（4）苦瓜茶

组成：新鲜苦瓜 1 个，茶叶 50 g。

泡饮方法：将鲜苦瓜在上 1/3 处截断，去瓤，纳入茶叶后，用竹签插合，并以细线扎紧，挂通风处阴干。苦瓜干后，外部用洁净纱布以温开水擦净，连同茶叶切碎，混合均匀。每次取 10 g，放入有盖杯中，用沸水冲泡，加盖，30 分钟后即可饮用。

功效主治：具有清热利尿，明目减肥的作用，可用于青少年、中老年糖尿病合并肥胖症、视网膜病变、皮肤症。

（5）山楂荷叶茶

组成：鲜山楂 20 g，荷叶 10 g。

泡饮方法：先将鲜山楂、荷叶择洗干净，晾干后备用。将山楂切成薄片，荷叶切成细丝，临用时煎水或开水冲泡即可服用。

功效主治：具有化积散瘀的作用，可用于糖尿病并发冠心病、高脂血症属食积瘀滞型。

（6）大麦茶

组成：焦大麦 10 g。

泡饮方法：将焦大麦置茶杯中，用沸水冲泡，加盖焖片刻即成。代茶饮服。

功效主治：具有健胃、消食、清暑的作用。对消化不良的患者有一定的辅助治疗作用。

（7）荷叶茶

组成；荷叶 15 g。

泡饮方法：将荷叶切碎，放入茶壶中，用沸水冲泡，代茶饮服。

功效主治：具有清热解暑，健脾降脂的作用。对血脂异常的患者有一定的辅助治疗作用。凡上焦邪盛，治宜清降者，切不可饮用。

（8）桂圆洋参茶

组成：西洋参 2 g，桂圆肉 10 g。

泡饮方法：以上 2 味放入茶壶中，用沸水浸泡即成，代茶饮用。

功效主治：具有滋阴降火，益气补血，宁心安神的作用。对心神不宁的患者有一定的缓解作用。素有痰火及湿滞停饮者应慎食，最好忌服。

（9）山楂核桃茶

组成：山楂 50 g，核桃仁 150 g。

泡饮方法：将山楂水煎取汁 1 000 mL，核桃用水磨细，取汁 2 000 mL。将山楂汁煮沸，再将核桃汁缓慢倒入，搅匀，煮沸即成，代茶饮用。

功效主治：具有滋阴补血，补肾润肺，生津润肠的作用。对大便干的患者有一定的缓解作用。

（10）苦瓜莲藕茶

组成：苦瓜半个，莲藕 70 g。

泡饮方法：将苦瓜洗净、切开，挖去瓜瓤并切片；莲藕洗净、切片。苦瓜、莲藕片放入电锅中，加入 4 碗水，外锅放 1 杯水，煮到开关跳起后，即可服用。

功效主治：具有清心明目、解热、解疲劳等作用。对热痢、中暑患者有一定的辅助治疗作用。

（11）银耳茶

组成：银耳 20 g，茶叶 5 g。

泡饮方法：先将银耳洗净，加水炖熟；再将茶叶冲泡 5 分钟取汁，兑入银耳汤，搅拌均匀服用。代茶温饮，每日 1 剂。

功效主治：具有滋阴降火，润肺止咳的作用。适用于阴虚咳嗽。症见干咳无痰，口咽干渴等。

（12）百合菊花茶

组成：百合花 4 朵，杭白菊 5 朵。

泡饮方法：将百合花、杭白菊清洗干净；将洗净的百合花、杭白菊放入杯中，用 500 mL 沸水冲泡 5 分钟左右，代茶频饮。

功效主治：具有清心安神，滋阴润肺，补气益中的作用。对心神不宁的患者有一定的辅助治疗作用。

（13）枸杞茶

组成：枸杞叶适量。

方法：阴干枸杞叶，焙炒存放，饮用时如同沏茶一样，开水冲泡热饮。功效主治：具有补肾滋阴，润肺养肝，明目的作用。对神经衰弱，眼目昏花等疾病有一定的辅助治疗作用。

（14）桂圆枸杞子茶

组成：桂圆肉 10 枚，枸杞子 10 g。

泡饮方法：将桂圆肉、枸杞子分别洗净，放入瓷碗中，隔水蒸熟，取出，放入茶壶中，用沸水冲泡，加盖焖 10 分钟即成。代茶饮用，可连续冲泡 3 至 5 次，当日饮完，最后将桂圆肉、枸杞子嚼食咽下。

功效主治：具有滋养肝肾，生血补血的作用。适用于心脾两虚，气血双亏的惊悸，失眠，健忘，食少倦怠及妇女崩漏出血的患者。素有痰火及湿滞停饮者应慎服。

（15）桂圆绿茶

组成：桂圆肉 20 g，绿茶 1 g。

泡饮方法：将桂圆肉 20 g，加盖蒸 1 小时，备用。用时按以上用量将绿茶与桂圆肉置于大的茶杯里，加开水 400 mL，分 3 次温饮。日服 1 剂，或隔日 1 剂。

功效主治：具有补气养血，滋养肝肾的作用。可用于贫血等患者。

（16）桑葚茶

组成：桑葚 30 g。

泡饮方法：将桑葚捣碎取 30 g，用沸水冲泡代茶饮。每日 1 剂。

功效主治：具有补肝益肾的作用。对神经衰弱、贫血的患者有一定的辅助治疗作用。

（17）木耳红枣茶

组成：黑木耳 15 g，红枣 10 颗。

泡饮方法：将黑木耳泡软洗净后，撕成小朵，沥干备用。锅中加入 600 mL 的清水，放入撕好的黑木耳，连同红枣一同煮 10 分钟。倒入碗中，连同汤汁一起饮用即可。

功效主治：具有滋阴补血、强壮身体的作用。对气血不足的患者有一定的辅助治疗作用。

17. 不同体质的糖尿病患者可以应用哪些代茶饮？

体质是由先天遗传和后天获得所形成的。个体体质不同，表现为在生理状态下的某些差异性，以及发病过程中的易感性和疾病发展的倾向性。中医体质学提出了"辨体论治"的概念，从不同体质分类的特征把握其健康与疾病的整体与个体之间的差异，选择相应的养生方法，从而进行"因人制宜"的干预措施。体质是糖尿病及其并发症的发生、发展和演化的基础，正是因为有这样的体质，才易患这种疾病，有是病，故有是证。

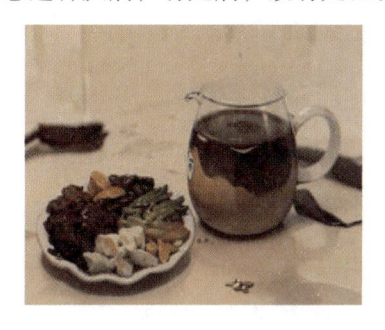

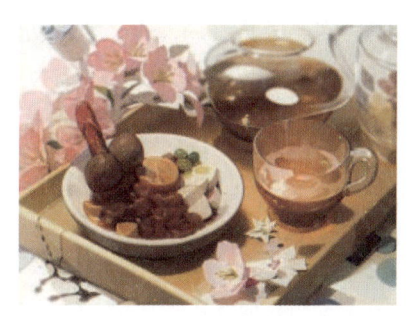

根据国人的特点，王琦教授将其分为 9 种体质，分别是平和质、湿热质、气虚质、瘀血质、痰湿质、气郁质、阳虚质、阴虚质及特禀质。因个体的体质是固定不变的，故除进行相应的治疗外，还应格外注重日常的调理，而中医代茶饮则是日常调理不错的选择之一。

18. 湿热质糖尿病患者可以应用哪些代茶饮？

湿热质的糖尿病患者容易出现面部和鼻尖总是油光发亮，脸上容易生粉刺等表现。常常感到口苦、口臭或嘴里有异味，大便黏腻不爽，小便黄。女性常出现带下色黄，男性常出现阴囊总是潮湿多汗。湿热体质的患者宜饮用清热祛湿的茶饮，在改善体质的同时还可以排除体内的毒素，防止湿热堆积于体内。

（1）白萝卜橄榄茶

组成：白萝卜 30 g，鲜橄榄 10 g。

泡饮方法：将白萝卜洗净切片，橄榄洗净捣烂，一同放入砂锅中，加水煎沸 10 分钟，取汁，代茶饮用。每日 1 剂。

功效主治：具有清热解毒，润肺利咽的作用。对流行性感冒有一定的辅助治疗作用。

（2）马齿苋茶

组成：马齿苋 15 g。

泡饮方法：将马齿苋洗净，放入砂锅中，加入适量清水，煎煮取汁，代茶饮服。

功效主治：具有清热利尿，减肥瘦身的作用。对小便黄赤有一定的辅助治疗作用。凡脾胃素虚，腹泻便溏之人忌食；怀孕妇女，尤其是有习惯性流产的孕妇忌食，因马齿苋性属寒滑，食之过多有滑利之弊。

（3）甘蔗洋参茶

组成：甘蔗汁 100 mL，西洋参 5 g。

泡饮方法：将西洋参用水洗净，将西洋参和甘蔗汁用热开水冲泡 10 分钟后，即可代茶饮用。

功效主治：具有解热止渴、生津润燥等作用。对口干渴有一定的辅助治疗作用。

（4）三花茶

组成：金银花 10 g，菊花 5 g，花茶 3 g。

泡饮方法：三种花各 3 g，用开水冲泡饮用。

功效主治：具有清热解毒、消暑解渴的作用。对口渴等表现的患者有一定的辅助治疗作用。暑天饮用最佳。

（5）丝瓜花茶

组成：鲜丝瓜花 15 g（干品 6 g）。

泡饮方法：将丝瓜花放入杯中用沸水冲沏，候温，代茶饮用。每日 1 剂。

功效主治：具有清热解毒的作用。对风热型咳嗽有一定的辅助治疗作用。

（6）清火茶

组成：蒲公英 5 g，金银花 5 g，甘草 3 g，胖大海 6 g。

泡饮方法：诸药研细末，用沸水冲泡 10 分钟。代茶温饮，每日 1 至 2 剂。

功效主治：具有清热解毒，利咽通便的作用。对热毒内盛所致的咽喉肿痛，口干口苦，大便不通，小便黄短，舌红苔黄，脉数等有一定的辅助治疗作用。

（7）蒲公英茶

组成：蒲公英 15 g，甘草 3 g。

泡饮方法：以上 2 味洗净，放入茶壶中，用沸水冲泡，代茶饮用。

功效主治：具有清热解毒的作用。对口燥咽干等上火症状有一定的辅助治疗作用。阳虚外寒、脾胃虚弱者忌用。

（8）金翘茶

组成：金银花 5 g，连翘 3 g，绿茶 5 g。

泡饮方法：用 200 mL 开水冲泡 10 分钟即可。

功效主治：具有清热透邪的作用。对外感发热、炎症、疮疡有一定的辅助治疗作用。

（9）薄荷甘草茶

组成：薄荷叶、甘草各 6 g。

泡饮方法：将薄荷叶、甘草放入杯中，用沸水冲泡，加盖焖泡 5 分钟左右。每日 2 剂，代茶频饮。

功效主治：具有发汗解表，疏风散热的作用，对风热感冒、头痛咽疼、发热无汗、神经性头痛者有一定的辅助治疗作用。

（10）金银花甘草茶

组成：金银花 5 g，甘草 1 g，绿茶 3 g。

泡饮方法：将金银花、甘草洗净，沥干备用；将金银花、甘草、绿茶放入茶壶中，用沸水冲泡，浸泡 5 至 10 分钟即可。每日 1 剂。

功效主治：具有清热解毒，消除肿痛的作用。对红肿热痛类病症有一定的辅助治疗作用。

19. 气虚质糖尿病患者可以应用哪些代茶饮？

气虚质的糖尿病患者，常表现为容易疲劳，易感冒，乏力等。气虚体质的患者宜饮用具有补气功效的茶饮，在补充热量的同时，还可以改善气虚症状。

（1）人参五味红茶

组成：人参 3 g，五味子 5 g，红茶 4 g。

泡饮方法：将人参、五味子清洗干净、捣烂，与红茶一起放入茶壶中。倒入沸水中冲泡 5 分钟，滤渣取汁。每日 1 剂。

功效主治：具有补中益气，明目等作用。对视物不清的患者有一定的辅助治疗作用。

（2）韭菜籽茶

组成：韭菜籽 20 粒，精盐适量。

泡饮方法：将韭菜籽放入锅中，加入精盐和适量清水，煎汤一小杯，去渣取汁，代茶饮用。

功效主治：具有养阴清心，益肾固精的作用。对心烦有一定的辅助治疗作用。阴虚火旺者忌用。

（3）人参枣仁玉竹茶

组成：人参 3 g，炒枣仁 10 g，白芍 5 g，当归、玉竹各 3 g。

泡饮方法：以上 5 味洗净，放入砂锅中，加水煎取药汁，代茶饮服。

功效主治：具有益气、滋阴、补血作用。对气血两虚型患者有一定的治疗作用。虚寒腹痛泄泻者慎服。

（4）白术藕节茶

组成：白术 7 g，藕节 10 g。

泡饮方法：将上 2 味制为粗末，放入保温杯中，冲入沸水，加盖温浸 30 分钟，代茶饮用。每日 1 剂。

功效主治：具有补中健脾，收敛止血的作用。对脾虚失统型患者具有一定的辅助治疗作用。

（5）两山柳枝茶

组成：山楂、山药各 10 g，鲜柳枝 30 g。

泡饮方法：将鲜柳枝（带叶）洗净，切碎，与山楂、山药一同放入砂锅内。水煎 2 次，去渣，取汁后饮用。

功效主治：具有健脾益胃等作用。对治疗急性肝炎有一定的辅助治疗作用。

（6）桂圆莲子茶

组成：莲子 10 粒，桂圆干 10 g，红枣 5 粒，乌龙茶适量。

泡饮方法：将莲子用水煮熟，加入桂圆干、红枣和乌龙茶，稍稍加热即可。滤出茶汁，待水温稍降饮用即可。

功效主治：具有安神，补血养颜的作用。对虚寒体质或贫血者较为适宜。

20. 瘀血质糖尿病患者可以应用哪些代茶饮？

瘀血质的糖尿病患者，容易出现瘀斑，易患疼痛，面色晦暗等症状。瘀血体质的患者宜饮用具有活血化瘀的茶饮，同时宜适时适量地补充水分。

（1）生姜红茶

组成：生姜 4 片，小袋装红茶 1 包。

泡饮方法：将生姜洗净切片，放入锅中加适量水、加热煮沸即可。取红茶包放入杯中，倒入姜汤泡 4 分钟左右，期间反复提拉红茶袋几次，即可饮用。

功效主治：具有活血化瘀、辛温散寒等作用。对恶寒有一定的辅助治疗效果。

（2）人参益母草茶

组成：人参 3 g，益母草 10 g，绿茶 1 g。

泡饮方法：将人参入砂锅，小火煎 60 分钟，取头汁；再用小火水煎 60 分钟，取第 2 次药汁；再用小火水煎 60 分钟，取第 3 次药汁；将 3 次药汁合并。然后将益母草洗净，加绿茶，放入茶壶中，用刚沸的开水冲泡，盖闷 5 分钟后即成。服饮时，将人参汁调入茶中混匀饮用。

功效主治：具有活血调经，祛湿散瘀的作用。儿童、孕妇等均应慎用人参。

（3）银归茶

组成：金银花 5 g，当归 2 g，绿茶 5 g。

泡饮方法：将金银花、当归置于锅内，用 250 mL 水煎煮沸后，冲泡绿茶 10 分钟即可，冲饮至味淡。也可直接冲泡饮用。

功效主治：具有清热解毒，活血祛瘀的作用。对痈疽肿毒有一定的辅助治疗作用。

21. 痰湿质糖尿病患者可以应用哪些代茶饮？

痰湿质的糖尿病患者，容易出现胸闷，痰多，肢体酸困沉重、不轻松等症状。痰湿质患者宜饮用具有豁痰除湿的茶饮。

（1）薏米冬瓜籽茶

组成：薏米、冬瓜籽各 15 g。

泡饮方法：薏米清洗干净，用凉开水浸泡 5 至 8 小时，冬瓜籽洗净备用。锅中加入适量水，放入冬瓜籽、薏米熬煮，待薏米熟烂后，过滤饮用即可。每日 1 剂，代茶饮用。

功效主治：具有利尿，消肿的作用。对水肿患者有一定的辅助治疗作用。

（2）陈皮薤白茶

组成：陈皮 7 g，薤白 3 g，生姜 1 片。

泡饮方法：将薤白制为粗末，与陈皮、生姜片共置杯中，用沸水冲沏，代茶饮用。每日1剂。

功效主治：具有温中健脾，燥湿化痰的作用。对属于痰浊中阻型呕吐的患者有一定的缓解作用。

（3）柚皮百合茶

组成：柚子皮15 g，百合20 g。

泡饮方法：将柚子皮、百合放入砂锅中，加水煎沸15分钟，去渣，代茶饮用，最后将百合一同食下。每日1剂。

功效主治：具有下气化痰，润肺止咳的作用。对痰浊壅肺、气机阻滞型实喘有一定的辅助治疗作用。

22. 气郁质糖尿病患者可以应用哪些代茶饮？

气郁质的糖尿病患者，容易出现胸胁胀满，或走窜疼痛，善太息，嗳气呃逆等症状。气郁质患者宜饮用具有疏肝理气的茶饮。

（1）茯苓柴胡茶

组成：茯苓15 g，柴胡、当归各4 g，甘草2 g。

泡饮方法：将上4味制为粗末，放入保温杯中，冲入沸水，加盖温浸30分钟，代茶饮用。每日1剂。

功效主治：具有疏肝理气，健脾养血的作用。对气血两虚型患者有一定的辅助治疗作用。

（2）龙胆草藕节茶

组成：龙胆草2 g，藕节15 g。

泡饮方法：将上2味制为粗末，放入杯中，用沸水冲沏，代茶饮用。每日1剂。

功效主治：具有清肝泻火，收敛止血的作用。对肝郁化火型患者有一定的辅助治疗作用。

（3）砂仁木香茶

组成：砂仁7 g，木香3 g，厚朴3 g。

泡饮方法：将砂仁果实敲破，其他药材用水过滤。将所有药材用450 mL的热开水冲泡10至20分钟后，将汤药倒出来过滤即可饮用。

功效主治：具有宽胸理气等作用。对气机郁结证患者有一定的辅助治疗作用。

（4）金天茶

组成：金银花 5 g，天花粉 2 g，绿茶 3 g。

泡饮方法：用 200 mL 开水冲泡 5～10 分钟即可，冲饮至茶味变淡为止。

功效主治：具有清热解毒，凉血消肿的作用。对肝经热盛，症见口苦、咽干等有一定的辅助治疗作用。

（5）秋菊清心茶

组成：杭白菊 5 g，麦冬 5 g，百合 5 g，红茶适量。

泡饮方法：将杭白菊，麦冬、百合、红茶一起放入壶中，用沸水冲泡，静置 10 分钟后即可。

功效主治：具有清肝泻火、滋阴润燥、宁神养心的作用。对急躁易怒等患者有一定的辅助治疗作用。

23. 阳虚体质糖尿病患者可以应用哪些代茶饮？

阳虚体质的患者怕冷，这个特点和寒性体质的人相近。阳虚体质的患者尤其是背部和腹部特别怕冷，耐夏不耐冬，易感湿邪，一到冬天就常常出现四肢冰冷，唇色苍白的症状。心阳虚的人，容易得冠心病、心绞痛、低血压等疾病。胃阳虚的人可表现为腹中冷痛，得温则减等疾病。脾阳虚则表现为四肢不温，久泻久利，大便溏薄等。肾阳虚，则可见周身畏寒、下肢浮肿，水肿等疾病。阳虚体质的患者宜饮用温热的茶饮，以祛寒气。

（1）人参茶

组成：人参 3 g。

泡饮方法：将人参小火煎煮 30 分钟，得煎液 150 g 至 200 g，人参渣可嚼服，空腹饮用，每日分数次饮用。

功效主治：具有补气提神等作用。对气虚患者有一定的辅助治疗作用。感冒发烧时不宜服用。

（2）合欢皮枸杞茶

组成：合欢皮 7 g，枸杞子 4 g。

泡饮方法：将合欢皮、枸杞子分别洗净，一同放入锅中，加水稍加煎煮，代茶频饮。

功效主治：具有纾解郁结，补肾壮阳的作用。对肝气不舒患者有一定的辅助治疗作用。凡外邪实热、脾虚泄泻者忌服。

（3）苏子人参茶

组成：苏子15 g，人参2 g。

泡饮方法：将苏子水煎汁1碗，入人参另炖，两者混合，代茶饮。

功效主治：具有滋阴益气的作用。对气阴两虚的患者有一定的辅助治疗作用。气虚久嗽、阴虚喘逆、脾虚便滑者皆不可用。

（4）生姜桂圆茶

组成：桂圆肉干品15 g，生姜1片。

泡饮方法：以上2味放入茶壶中，用沸水浸泡即成，代茶饮用。

功效主治：具有养血安神、健脾养心的作用。对胃寒不适、手脚冰凉者有一定的辅助治疗作用。

24. 阴虚体质糖尿病患者可以应用哪些代茶饮？

阴虚体质的患者，由于体内阴液亏少，阴虚内热，表现为五心烦热，两颧潮红等。肝阴虚患者可出现急躁易怒，视物模糊等表现。肺阴虚患者，常表现为口燥咽干、咳痰带血等。胃阴虚患者，则常表现为消谷善饥、大便干燥等。肾阴亏虚患者，常出现眩晕耳鸣、腰腿酸软等症状。同时阴虚体质患者易患肺炎、高血压、月经不调等疾病。阴虚体质的人关键在于补阴清热、滋养肝肾。因此，宜饮用滋养肝肾的茶饮。

（1）杞菊芝麻茶

组成：枸杞子、黑芝麻各10 g，杭菊花5 g。

泡饮方法：将以上配方放入锅中，倒适量清水煎煮约20分钟，取汤汁饮用。

功效主治：具有补肝肾，滋阴养血的作用。对手足心热的患者有一定的辅助治疗作用。

（2）银耳红枣茶

组成：银耳干品15 g，红枣5枚。

泡饮方法：将银耳泡发，与红枣一起放入锅中，倒适量清水煎煮约20分钟，取汤汁饮用。

功效主治：具有益脾胃、补气血等作用。对气血不足的患者有一定的辅助治疗作用。

（3）枸杞五味子茶

组成：枸杞子、五味子各 10 g。

泡饮方法：将五味子装在干净纱布袋内，与枸杞子同煮，加水 1 000 mL，煮后取 800 mL，代茶热饮。

功效主治：具有滋肾水，补肝肾等作用。对肝肾亏虚型患者有一定的辅助治疗作用。常饮可养阴生津。

（4）黄精茶

组成：黄精、太子参各 15 g。

泡饮方法：将两味茶材放入砂锅中，加适量水，煎沸 20 分钟，滤渣取汁。代茶温饮，每日 1 至 2 剂，药渣可再煎服用。

功效主治：具有补脾益气，养阴润肺的作用。对气阴两虚，症见气短懒言、神疲乏力者有一定的辅助治疗作用。

（5）黑豆红枣茶

组成：黑豆 30 g，红枣 30 g。

泡饮方法：将黑豆、红枣分别洗净，和水一起放入锅中煮。以大火煮沸后转小火，煮至豆烂后，滤渣取汁后饮用即可。

功效主治：具有健脾和胃，补血益气的作用。对脾胃虚弱的患者有一定的辅助治疗作用。体质燥热者慎食。

（6）西洋参茶

组成：西洋参 6 g。

泡饮方法：将西洋参切成薄片，以沸水冲泡 20 分钟后，温服，可回冲，代茶时时饮之。

功效主治：具有益气养阴，清热生津的作用。对气阴两虚，症见口干、倦怠无力的患者有一定的辅助治疗作用。

（7）双花麦冬茶

组成：野菊花、金银花各 10 g、麦冬 5 g。

泡饮方法：将麦冬制为粗末，与另2味一同放入杯中，用沸水冲沏，代茶饮用。每日1剂。

功效主治：具有养阴清热，解毒利咽的作用。适用于慢性咽炎。

（8）菊楂陈皮茶

组成：山楂10 g，白菊花5 g，陈皮2 g。

泡饮方法：将所有材料洗净，放入杯中，冲入沸水。闷泡5分钟即可。

功效主治：具有健脾燥湿，清热理气等作用。对肝气郁结型患者有一定的辅助治疗作用。

25. 特禀质糖尿病患者可以应用哪些代茶饮？

特禀质患者是一类体质特殊的人群。其中过敏体质的人，有的即使不感冒，也经常鼻塞、打喷嚏、流鼻涕，容易对药物、气味、花粉等过敏，有的患者则容易出现荨麻疹。

（1）桂枝甘草姜茶

组成：桂枝3 g，炙甘草6 g，大枣5枚，白芍3 g，生姜1 g。

泡饮方法：将上述药放入茶壶中，用沸水冲泡，加盖闷15~20分钟，或用水煎煮，取汁，代茶饮用。

功效主治：具有温中补虚，和里缓急的作用。对脾胃虚弱的患者有一定的辅助治疗作用。阴虚火旺者不宜。

（2）人参保健茶

组成：人参2 g，五味子3 g，红茶7 g。

泡饮方法：将人参、五味子洗净、捣烂，与红茶一起放入茶壶中。倒入沸水冲泡5分钟，滤渣取汁。

功效主治：具有补中益气、强身健体的作用。对素体体弱者有一定的辅助治疗作用。

26. 糖尿病患者可选择的药膳有哪些？

药膳发源于我国传统的饮食和中医食疗文化，药膳是在中医学、烹饪学和营养学理论指导下，严格按照药膳配方，将中药与某些具有药用价值的食物相配伍，采用我国独特的饮食烹调技术和现代科学方法制作而成的具有一定色、香、味、形的美味食品。它是中国传统的医学知识与烹调经验相结合的产物。它"寓医于食"，既将药物作为食物，又将食物赋以药用，药借食力，食助药威，二者相辅相成，相得益彰；既具有较高的营养价值，又可防病治病、保健强身、延年益寿。那么糖尿病患者又适合哪些药膳呢？

（1）猪胰黄芪山药汤

原料：猪胰1个，黄芪、薏苡仁各30 g，生山药150 g，姜丝、精盐、味精、麻油各适量。

制法：先将黄芪、薏苡仁分别洗净，同放于砂锅中，水煎2次煎液，每次用水500 mL，煎半小时，合并2次煎液，去渣留汁于锅中，再将猪胰刮去油膜，洗净切片，山药切块，一同放入煮熟，调味服食。分2次服用。

此药膳具有益气健脾的功效，适用于脾气亏虚，湿气困阻，津液不得布散的糖尿病患者，可缓解糖尿病患者气短、乏力、口渴、多汗等症。

（2）沙参玉竹老鸭汤

原料：老水鸭1只，北沙参60 g，玉竹60 g，茯苓30 g，生姜3片，盐少许。

制法：先将北沙参、玉竹、茯苓洗净，将老鸭去毛及内脏洗净，切成大块备用；把沙参、玉竹、茯苓、老鸭等一起入锅，加清水适量，武火煮沸，改文火煲1个小时，加少许盐调味即可。

此药膳具有养阴润肺，益胃生津的功效，适用于肺胃阴虚的糖尿病患者，可缓解糖尿病患者口渴多饮、口干、多食易饥等症。

（3）猪胰茯苓玉米须汤

原料：猪横利1条，芡实50 g，茯苓30 g，玉米须干品20 g（鲜品100 g），瘦肉100 g，生姜3片。

制法：将所有的材料清洗干净，药材稍稍浸泡，猪横利和猪肉切块，然后把所有的材料一起落煲，加入清水2 L左右，武火煮沸，改文火煲1个小时，加少许盐调味即可。

此药膳具有健脾利水，益肾固精的功效，适用于脾肾亏虚的糖尿病患者，可缓解糖尿病患者尿频、腰痛、乏力等症。

（4）玉米须土茯苓煲龟

原料：玉米须 100 g，土茯苓 30 g，白扁豆 15 g，龟 1 只（约 500 g）。

制法：将龟放入盆中，倒入热水，使其排尽尿，宰去头足，除去内脏，洗净，与玉米须、土茯苓、白扁豆同放锅内，加适量清水，置武火上煮开，再改用文火慢煮至熟透，调味即成。

此药膳具有解毒除湿，利水消肿的功效，适用于脾气亏虚，水湿困阻的糖尿病患者，尤适用于糖尿病肾病伴有蛋白尿的糖尿病患者，可缓解糖尿病患者尿中有泡沫、浮肿等症。

当然，药膳并不等于中药，糖尿病患者在选择药膳时应在医师指导下进行，避免与药物之间发生不良反应。

27. 糖尿病患者可以应用哪些药食同源的中药？

（1）山药

性味：甘、平。

归经：归肺、脾、肾经。

功效：补脾养胃，生津益肺，补肾涩精。

主治：用于治疗脾虚食少，久泻不止，肺虚喘咳，肾虚遗精，带下，尿频，虚热消渴。

药理作用：山药中含有丰富的皂苷，能防止冠心病和脂肪肝的发生。山药黏液中的多糖可刺激和调节人体免疫系统，能使被抑制的细胞免疫功能部分或全部恢复。山药中的多巴胺能扩张血管，改善血液循环，淀粉酶能促进食物中淀粉的分解，增强机体的消化与吸收功能，是身体虚弱、食欲不振、消化不良、糖尿病等多种疾病患者的营养补品。此外，山药中的微量元素对防治糖尿病及其并发症发生有积极的意义。

（2）黄芪

性味：甘、微温。

归经：归脾、肺经。

功效：健脾补中，升阳举陷，益卫固表，利尿，托毒生肌。

主治：用于治疗脾气虚证，肺气虚证，气虚自汗证，气血亏虚，疮疡难溃难腐，或溃久难敛等。

药理作用：黄芪的主要成分是多糖、黄酮类和皂苷类化合物。具有调节免疫、抗癌、降血糖、抗氧化、保护心脏和保肝等作用。

（3）桑叶

性味：苦、甘、寒。

归经：归肺、肝经。

功效：疏散风热，清肺润燥，平肝明目，凉血止血。

主治：用于治疗风热感冒，温病初起，肺热咳嗽，肝阳上亢眩晕，目赤昏花，血热妄行之咯血、吐血。

药理作用：桑叶中具有药理作用的主要化合物包括酚类、黄酮类、生物碱类和多糖类。其提取物在调节血糖、脂质代谢及抗癌作用方面效果显著。

（4）葛根

性味：甘、辛、凉。

归经：归脾、胃、肺经。

功效：解肌退热，透疹，生津止渴，升阳止泻，通经活络，解酒毒。

主治：用于治疗外感发热头痛，项背强痛，口渴，消渴，麻疹不透，热痢，泄泻，眩晕头痛，中风偏瘫，胸痹心痛，酒毒伤中。

药理作用：葛根的药理作用成分主要包括黄酮、三萜、香豆素、皂苷等类化合物。具有心肌保护、降低胰岛素抵抗、清除氧自由基、抗肿瘤、神经保护、抗炎、促进成骨细胞生成和保肝等作用。

（5）姜黄

性味：辛、苦、温。

归经：归脾、肝经。

功效：破血行气，通经止痛。

主治：用于治疗心腹痞满胀痛，臂痛，癥瘕，妇女血瘀经闭，产后瘀停腹痛，跌扑损伤，痈肿。

药理作用：姜黄中的有效化学成分如姜黄素、去甲姜黄素、双去甲姜黄素、四氢姜黄素、环姜黄素等，姜黄素类化合物为其强效活性物质，能显著改善糖尿病患者代谢紊乱状态，在防治糖尿病及并发症方面有良好疗效，对糖尿病引起的心肌疾病、视网膜病变和糖尿病肾病等具有改善作用，可有效减慢其病变进程。此外，其还具有抗氧化、抗炎镇痛、减轻肝肾毒性及神经毒性等作用，可用于抗癌、保护肝肾功能、降血脂等。

（6）麦冬

性味：甘、微苦、微寒。

归经：归胃、肺、心经。

功效：养阴润肺，益胃生津，清心除烦。

主治：用于治疗肺胃阴虚之津少口渴、干咳咯血，心阴不足之心悸易惊及热病后期热伤津液等证。平时生活中麦冬可代茶饮，能有效缓解口干渴的症状。

药理作用：现代药理学研究发现麦冬中含有皂苷、黄酮、多糖、氨基酸等多种化学成分。其中的多糖有降血压及稳定血糖的作用，能使周围组织对胰岛素抵抗降低。另外，麦冬有镇静、抗心肌缺血、抗心律失常、抗肿瘤等作用，尤其对增进老年人健康具有多方面功效。

（7）玉竹

性味：甘、微寒。

归经：归肺、胃经。

功效：养阴润燥，生津止渴。

主治：用于治疗肺胃阴伤，燥热咳嗽，咽干口渴，内热消渴等病症。

药理作用：玉竹化学活性成分为皂苷类、黄酮类、多糖类、挥发油类等物质。药理学研究表明其有效成分在抗炎抗菌、抗氧化、降糖、调节免疫、抗肿瘤等方面具有一定的作用。

（8）人参

性味：甘、微苦、微温。

归经：归脾、肺经。

功效：大补元气，复脉固脱，补脾益肺，生津，安神。

主治：用于治疗体虚欲脱，肢冷脉微，脾虚食少，肺虚喘咳，津伤口渴。

药理作用：人参中含有的主要活性成分为人参皂苷、多糖、挥发油、蛋白质、氨基酸、有机酸、黄酮类、维生素类及微量元素等，具有兴奋神经中枢、抗肿瘤、保护心脑血管、提高免疫力、延缓衰老、降血脂及抗疲劳等药理作用。

（9）玉米须

性味：甘、淡、平。

归经：归膀胱、肝、胆经。

功效：利尿消肿，清肝利胆。

主治：用于治疗水肿，小便淋沥，黄疸，胆囊炎，胆结石，高血压，糖尿病，乳汁不通。

药理作用：玉米须中含有黄酮、多糖、甾醇类化合物、有机酸、矿物元素、氨基酸等有功能性成分的物质。有改善高脂血症引发的肝组织损伤、改善血糖、改善尿酸对肾脏的损害、改善急性痛风关节炎、降低脂肪、治疗水肿、抗肿瘤、抗氧化作用。

（10）枸杞子

性味：甘、平。

归经：归肝、肾经。

功效：滋肾润肺，养肝明目。

主治：用于治疗肝肾阴亏，腰膝酸软，头晕，目眩，目昏多泪，虚劳咳嗽，消渴，遗精。

药理作用：枸杞中含有多糖类、糖脂类、黄酮类、花青素类、生物碱、酚酸类、维生素以及氨基酸等。枸杞中主要活性成分为枸杞多糖、甜菜碱以及枸杞色素。有增强免疫调节、抗氧化、抗衰老、抗肿瘤、降低血糖、调血脂、抗炎、抗菌、明目、保护神经、防辐射等临床药理作用。

（11）生地

性味：甘、寒。

归经：归心、肝、肾经。

功效：清热凉血，养阴生津。

主治：用于治疗热病舌绛烦渴，阴虚内热，骨蒸劳热，内热消渴，吐血，衄血，发斑发疹。

药理作用：地黄的化学成分包括环烯醚萜苷类、糖类、苯乙醇苷类、氨基酸等，具有降血糖、抗肿瘤、改善中枢系统、改善血液系统以及延缓衰老的作用。

（12）丹参

性味：苦、凉。

归经：归心、肝经。

功效：活血调经，行瘀止痛。

主治：用于治疗月经不调，闭经，痛经，产后腹痛，疝痛，腰痛，跌打损伤，关节疼痛，痈疮肿毒。

药理作用：丹参成分主要由水溶性丹酚酸类和脂溶性丹参酮类组成，具有保护心血管、抗肿瘤、抗氧化、抗纤维化、抗糖尿病等作用。

28. 中医治疗糖尿病有哪些非药物疗法？

糖尿病患者往往会遇到血糖达标，但仍有四肢麻木、冰凉、全身皮肤瘙痒、口苦口干、便秘腹泻交替等诸多症状等情况，中医中药在防治、缓解以上因糖尿病并发症引起的临床症状方面有独到的优势。

中医对于调理糖尿病有一系列独特的外治疗法。通过特定的穴位贴敷、针刺、耳穴贴敷、穴位按摩及双下肢中药熏洗等治疗调理脾胃，益气养血，使身体达到阴阳相对平衡的状态，平稳控制血糖，改善糖尿病症状。

29. 针刺治疗对糖尿病患者有什么作用？

针灸方法治疗糖尿病，有助于调节胰岛素分泌、改善血液循环、增强免疫力等。针灸还可以帮助糖尿病患者减轻症状，如多饮多尿、疲乏无力等不适感。针灸能够通过调节人体气血，促进经络畅通，平衡阴阳等方式来改善糖尿病患者的身体状况，可以更好地帮助糖尿病患者管理疾病，提升生活质量。

（1）主穴：常用膈俞、肝俞、胰俞、脾俞、胆俞、肾俞、胃俞及腹、手、足胰腺代表区等穴。

（2）辨证取穴：上消取肺俞、胰俞、太渊、廉泉等穴；中消取脾俞、胃俞、内庭、胰俞、三阴交等穴；下消取太溪、肾俞、然谷、胰俞、行间。如果渴比较严重，加金津、玉液等穴；善饥嘈杂，加中脘、足三里；头晕、视物模糊，加太阳、光明；阳虚畏寒者，加命门、关元等穴位。

糖尿病患者的抵抗力低下，所以针灸的时候一定要严格消毒，以防止感染。另外，患者自己也要合理调节饮食，进行充足的休息，并保持平和积极的心态。

30. 穴位贴敷治疗对糖尿病患者有什么作用？

穴位贴敷可加强机体正常的新陈代谢，从而激活胰岛细胞功能及胰腺的微循环，改善了胰岛素相对抵抗或分泌不足，使人体组织恢复到最佳状态，能自身产生胰岛素，提高自发调节血糖的自愈能力。机体恢复正常生理功能，"正气存内，邪不可干""阴阳平衡，万病皆愈"，使病情得到控制和缓解，从而达到稳定血糖，提高糖尿病患者生活质量的目的。

穴位可取用足三里、三阴交为主穴，刺激足阳明经穴。足阳明经穴多气多血，刺激该经络可疏通经络，调理气血。三阴交可健脾、补肝、益肾，达强筋壮骨之目的。也可取涌泉穴能温补脾肾、温通经络、活血化瘀。脾俞、肾俞穴能健脾益肾，气血充盛。胰俞是经外奇穴，乃是治疗糖尿病的经验穴。肺、胃、肾三俞穴均属于足太阳膀胱经，是人体运行津液的水官，对调节津液有利。中脘穴位于人体上腹部，前正中线上，当脐中上4寸，肚脐和胸骨下端连接线的中点。可通调胃肠之经气，治胃痛、腹胀、呕吐、吞酸、黄疸、失眠、惊悸、哮喘等。

糖尿病并发皮肤病变时影响到的相关穴位不宜贴敷药物。

31. 中药浴足治疗对糖尿病患者有什么作用？

中药浴足治疗可以促进足部及全身血液循环、新陈代谢，可舒筋通络、缓解压力、消除疲劳、改善睡眠、缓解疼痛，防治脚气。脚上存在着很多与各脏腑器官相对应的穴位和反射区，通过浴足刺激这些反射区，达到促进人体血液循环，调理内分泌系统，增强人体器官机能的效果。浴足可以帮助患者调节阴阳，有效缓解疲劳、改善睡眠、改善供血、改善代谢，从而帮助治疗糖尿病。以下提供常用浴足药物，建议咨询医生后选择使用。

药物：鸡血藤、红花、川牛膝、透骨草、伸筋草、桂枝、吴茱萸、芒硝。

方法：将中药装入纱布袋中，放入足浴桶内，加入热水 3 000 mL，浸泡 20 分钟，待药液凉至 40℃左右，再将足、下肢放入药液中浸泡，每日 1 次，每次 20 分钟。

禁忌证：过敏体质、皮肤有破损者。

32. 耳穴压豆治疗对糖尿病患者有什么作用？

耳穴压豆是通过药豆刺激耳部穴位或反应点，通过经络传导，调整脏腑功能和人体内分泌系统，达到防治疾病的目的。近年来，各医家观察耳穴压豆对早期糖尿病及糖尿病并发症的良好临床效果。临床上，耳穴压豆针对糖尿病患者有非常好的降糖效果。糖尿病患者可以将耳穴压豆治疗作为正规糖尿病治疗的一个"好帮手"。

耳穴压豆法具有适用范围广泛、简便易行、奏效快速、刺激保留持续性、费用低廉、安全无副作用等特点，尤其对于害怕针刺的人更为适合，非常适合居家自疗和自行操作。耳穴压豆是将王不留行籽（麦蓝菜的果实，具有活血通经、消肿止痛、催生下乳的功能）贴于耳穴处，通过揉、按、捏、压以刺激感应，达到疏通经络、调整脏腑气血的功能。对于肥胖者，按摩耳穴能够控制食欲，增加饱腹感。在减肥的同时，也可治愈某些肥胖的并发症，如失眠、习惯性便秘、动脉硬化、高血压、糖尿病、关节炎等。

耳穴压豆辅助降糖常选用的穴位有：

主穴：胰胆、内分泌、三焦、交感、皮质下、缘中；配穴：根据糖尿病患者症状选择相应的配穴。

多食易饥：选穴胃、脾、口、饥点。

口渴多饮：选穴肺、渴点。

多尿：选穴肾、膀胱。

失眠：选穴神门、心、肾、皮质下、交感、垂前。

消化不良：选穴脾、小肠。

急躁易怒：选穴肝。

痰多胸闷：选穴肺、大肠。

心悸胆怯：选穴心、胰胆。

视物模糊：选穴耳、肝。

应用耳穴压豆法时，可选择 1～2 组耳穴，进行耳穴探查，找出阳性反应点，并结合病情，确定主、辅穴位。

以酒精棉球轻擦消毒，左手手指托持耳郭，右手用镊子夹取割好的 0.5 cm×0.5 cm 的方块胶布，中心粘上准备好的药豆，对准穴位紧贴压其上，并轻轻揉按1~2分钟。每次以贴压5~7穴为宜，每日按压3~5次，隔1~3天换1次，两组穴位交替贴压。在使用耳穴压豆法时，应注意防水，以免脱落，洗浴的时候尽量戴个耳套。夏季高温易出汗时贴压耳穴不宜过多，时间不宜过长，以防胶布潮湿或皮肤感染。对脱敏胶布过敏者请慎用；耳郭皮肤有炎症或冻伤者不宜采用该疗法。对于过度饥饿、疲劳、精神高度紧张、年老体弱、孕妇等患者按压宜轻；急性疼痛性病症宜重手法强刺激。

33. 穴位按摩治疗对糖尿病患者有什么作用？

穴位按摩可以调节全身气血运行，而且具有简单易学、安全有效的特点，是糖尿病家庭调养不可缺少的部分。常用的穴位有：

（1）涌泉穴

位于足底部，卷足时足前凹陷处，约在足底第2、第3趾趾缝纹头端与足跟连线的前1/3与后2/3交点处。

临睡之前先用热水泡脚，水温以38~40℃为宜。泡洗10分钟，擦干后再将两手互相搓热，左腿盘放在右膝上，用右手掌搓擦涌泉穴36下；再将右腿平放左膝上，用左手掌搓擦涌泉穴36下，再屈伸双脚趾数次，静坐片刻即可。

（2）足三里穴

位于外膝眼下四横指，距胫骨前缘一横指处，用拇指按、揉压、推揉、重拨，直到产生痛感。

（3）三阴交穴

位于小腿内侧，当足内踝尖上3寸，胫骨内侧缘后方，用拇指按揉片刻，再慢慢放开，重复5次。

（4）肾俞穴

位于第2腰椎棘突下，旁开1.5寸。双手虎口自上而下，擦双侧包括肾俞在内的腰肌2分钟左右。

（5）太溪穴

位于足内侧，内踝后方，内踝尖与跟腱之间的凹陷处。可用拇指或中指按揉3~5分钟，以局部酸胀为宜。

（6）内庭穴

位于足背部，在第2、3趾间，趾蹼缘后方赤白肉际处，将食指和拇指分别放在足背和足底，上下相对掐揉内庭穴10分钟。

（7）然谷穴

是肾经气血流经的位置，位于足内侧，足舟骨粗隆下方，赤白肉际处。每天晚上洗完脚用拇指用力点揉然谷穴，直到有明显的酸胀感为止。

（8）关元穴

在脐下3寸，腹中线上，将双手搓热后快速摩揉此穴位，每次2分钟。

（9）血海穴

位于髌底内侧端上约2寸。按摩时屈膝，手掌掌心朝下，指尖指向大腿，按在髌骨上，拇指放在大腿内侧血海穴处按揉3～5分钟，以局部酸胀为宜。

注意：糖尿病并发皮肤病变时影响到的相关穴位不宜按摩。

34. 糖尿病患者可以应用的中医养生功法有哪些？

中医养生功法是一种自我身心锻炼的功法，是我国古代劳动人民在生活中，通过实践，慢慢积累发展形成的一种功法。养生功法如八段锦、太极拳、易筋经等以调息、调身、调心为基本，对身心健康进行全面调节，能对糖尿病患者的形体、心理、生理等多向调节，是中医非药物治疗糖尿病的重要方法。

（1）八段锦

两手托天理三焦，左右开弓似射雕。调理脾胃须单举，五劳七伤向后瞧。摇头摆尾去心火，两手攀足固肾腰。攒拳怒目增力气，背后七颠百病消。

①两手托天理三焦：自然站立，两足平开，与肩同宽，含胸收腹，腰脊放松。正头平视，口齿轻闭，宁神调息，气沉丹田。双手自体侧缓缓举至头顶，转掌心向上，用力向上托举，足跟亦随双手的托举而起落。托举六次后，双手转掌心朝下，沿体前缓缓按至小腹，还原。

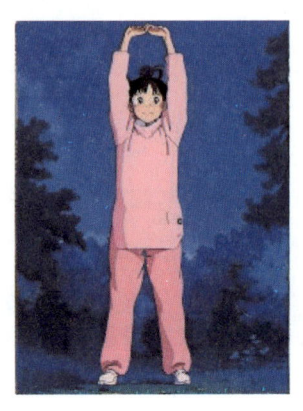

②左右开弓似射雕：自然站立，左脚向左侧横开一步，身体下蹲成骑马步，双手虚握于两髋之外侧，随后自胸前向上划弧提于与乳平高处。右手向右拉至与右乳平高，与乳距约两拳许，意如拉紧弓弦，开弓如满月；左手捏箭诀，向左侧伸出，顺势转头向左，视线通过左手食指凝视远方，意如弓箭在手，等机而射。稍作停顿后，随即将身体上起，顺势将两手向下划弧收回胸前，并同时收回左腿，还原成自然站立。此为左式，右式反之。左右调换练习六次。

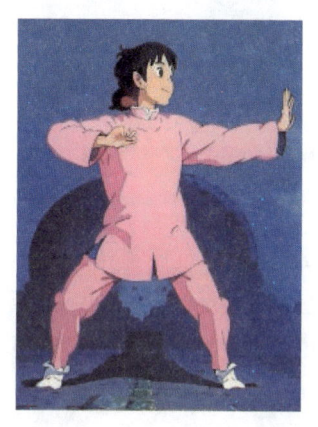

③调理脾胃须单举：自然站立，左手缓缓自体侧上举至头，翻转掌心向上，并向左外方用力举托，同时右手下按附应。举按数次后，左手沿体前缓缓下落，还原至体侧。右手举按动作同左手，惟方向相反。

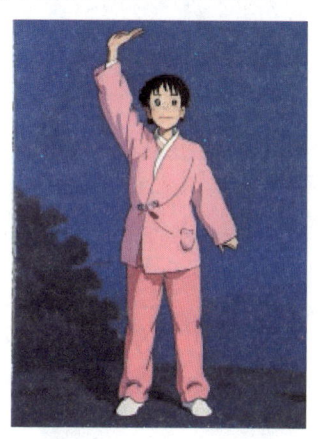

④五劳七伤往后瞧：自然站立，双脚与肩同宽，双手自然下垂，宁神调息，气沉丹田。头部微微向左转动，两眼目视左后方，稍停顿后，缓缓转正，再缓

缓转向右侧，目视右后方稍停顿，转正。如此六次。

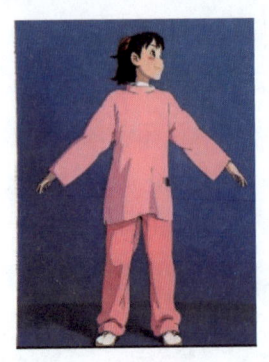

⑤摇头摆尾去心火：两足横开，双膝下蹲，成"骑马步"。上体正下，稍向前探，两目平视，双手反按在膝盖上，双肘外撑。以腰为轴，头脊要正，将躯干划弧摇转至左前方，左臂弯曲，右臂绷直，肘臂外撑，臀部向右下方撑劲，目视右足尖；稍停顿后，随即向相反方向，划弧摇至右前方。反复六次。

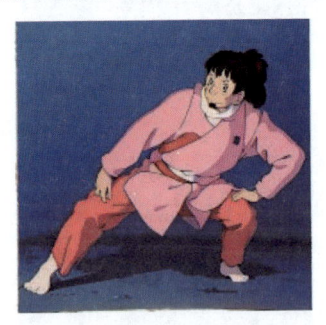

⑥两手攀足固肾腰：松静站立，两足平开，与肩同宽。两臂平举自体侧缓缓抬起至头顶上方转掌心朝上，向上作托举劲。稍停顿，两腿绷直，以腰为轴，身体前俯，双手顺势攀足，稍作停顿，将身体缓缓直起，双手右势起于头顶之上，两臂伸直，掌心向前，再自身体两侧缓缓下落于体侧。

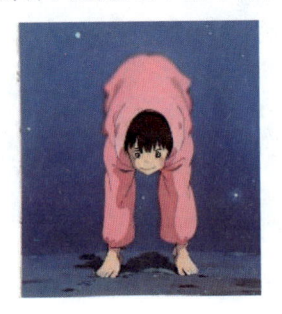

⑦攒拳怒目增力气：两足横开，两膝下蹲，呈"骑马步"。双手握拳，拳眼向下。顺势头稍向左转，两眼通过左拳凝视远方，右拳同时后拉。与左拳出击形成一种"争力"。随后，收回左拳，击出右拳，要领同前。反复六次。

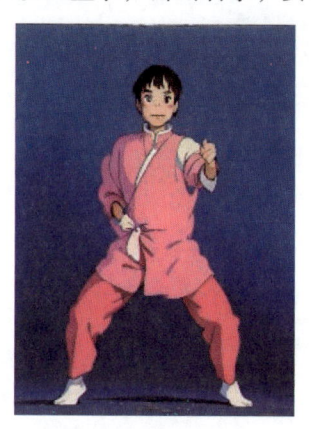

⑧背后七颠百病消：两足并拢，两腿直立，身体放松，两手臂自然下垂，手指并拢，掌指向前。随后双手平掌下按，顺势将两脚跟向上提起，稍作停顿，将两脚跟下落着地。反复练习六次。

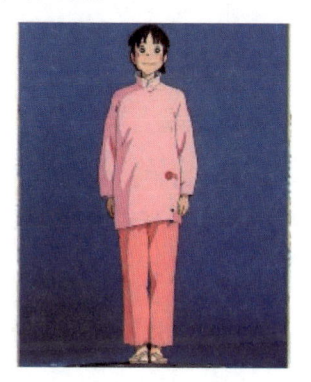

（2）太极拳

①练习要点

心静体松。所谓"心静"，就是在练习太极拳时，思想上应排除一切杂念，不受外界干扰；所谓"体松"，不是全身松懈疲沓，而是指在练拳时保持身体姿势正确的基础上，有意识地让全身关节、肌肉以及内脏等达到最大限度的放松状态。"心静体松"是对太极拳练习的基本要求。

圆活连贯。是否做到"圆活连贯"是衡量一个人功夫深浅的主要依据。太极拳练习所要求的"连贯"是指多方面的。其一是指肢体的连贯，即所谓的"节节贯穿"。肢体的连贯是以腰为枢纽的。在动作转换过程中，对下肢，是以腰带胯，以胯带膝，以膝带足；对上肢，是以腰带背，以背带肩，以肩带肘，以肘带手。其二是动作与动作之间的衔接，即"势势相连"。前一动作的结束就是下一个动作的开始，势势之间没有间断和停顿。而"圆活"是在连贯基础上的进一步要求，意指活顺、自然。

虚实分明。要做到"运动如抽丝，迈步似猫行"，首先要注意虚实变换要适当，是肢体各部在运动中没有丝毫不稳定的现象。若不能维持平衡稳定，就根本谈不上什么"迈步如猫行"了。一般来说，下肢以主要支撑体重的腿为实，辅助支撑或移动换步的腿为虚；上肢以体现动作主要内容的手臂为实，辅助配合的手臂为虚。总之虚实不但要互相渗透，还需在意识指导下变化灵活。

呼吸自然。太极拳练习的呼吸方法有自然呼吸、腹式顺呼吸、腹式逆呼吸和拳势呼吸。以上几种呼吸方法，不论采用哪一种，都应自然、匀细，徐徐吞吐，要与动作自然配合。初学者宜采用自然呼吸。

②姿势要领

头保持"虚领顶劲"，有上悬意念，不可歪斜摇摆，眼要自然平视，嘴要轻闭，舌抵上颚；颈自然竖直，转动灵活，不可紧张；肩平正松沉，不可上耸、前扣或后张；肘自然弯曲沉坠，防止僵直或上扬；腕下沉"塌腕"，劲力贯注，不可松软；胸舒松微含，不可外挺或故意内缩；背舒展伸拔，称为"拔背"，不可弓驼；腰向下松沉，旋转灵活，不可前弓或后挺；脊中正竖直，保持身形端正自然；臀向内微敛，不可外突，称为"溜臀""敛臀"；胯松正含缩，使劲力贯注下肢，不可歪扭、前挺；腿稳健扎实，弯曲合度，转旋轻灵，移动平稳，膝部松活自然，脚掌虚实分清。

③动作要领

起势：左脚开立，两臂前举，屈膝按掌。

左野马分鬃：稍右转体，收脚抱球，转体上步，弓步分手。

右野马分鬃：后坐撅脚，收脚抱球，转体上步，弓步分手。

白鹤亮翅：稍右转体，跟步抱球，后坐转体，虚步分手。

左搂膝拗步：转体摆臂，摆臂收脚，上步屈肘，弓步搂推。

右搂膝拗步：后坐蹩脚，摆臂收脚，上步屈肘，弓步搂推。

手挥琵琶：跟步展臂，后坐引手，虚步合手。

右倒卷肱：稍右转体，撤手托球，退步卷肱，虚步推掌。

左倒卷肱：稍左转体，撤手托球，退步卷肱，虚步推掌。

左揽雀尾：转体撤手，收脚抱球，转体上步，弓步掤臂，摆臂后捋，转体搭手，弓下前挤，转腕分手，后坐引手，弓步前按。

右揽雀尾：后坐扣脚，收脚抱球，转体上步，弓步掤臂，摆臂后捋，转体搭手，弓步前挤，转腕分手，后坐引手，弓步前按。

单鞭：转体运臂，右脚内扣，上体右转，勾手收脚，转体上步，弓步推掌。

云手：后坐扣脚，转体松勾，步云手，开步云手，并步云手，开步云手，开步云手，扣脚云手。

单鞭：转体勾手，转体上步，弓步推掌。

高探马：跟步托球，后坐卷肱，虚步推掌。

右蹬脚：穿手上步，分手弓腿，收脚合抱，蹬脚分手。

双峰贯耳：屈膝并手，上步落手，弓步贯拳。

转身左蹬脚：后坐扣脚，转体分手，收脚合抱，蹬脚分手。

左下势独立：收脚勾手，屈蹲撤步，仆步穿掌，弓腿起身，独立挑掌。

右下势独立：落脚勾手，碾脚转体，屈蹲撤步，仆步穿掌，弓腿起身独立挑掌。

右穿梭：落脚抱球，转体上步，弓步架推。

左穿梭：后坐蹩脚，收脚抱球，转体上步，弓步架推。

海底针：跟步提手，虚步插掌。

闪通臂：提手提脚，弓步推掌。

转身搬拦捶：后坐扣脚，坐腿握拳，摆步搬拳，转体收拳，上步拦掌弓步打拳。

如封似闭：穿手翻掌，后坐引手，弓步前按。

十字手：后坐扣脚，弓步分手，交叉搭手，收脚合抱。

收势：翻掌分手，垂臂落手，并步还原。

（3）易筋经

第一势：韦驮献杵

立身期正直，环拱手当胸。气定神皆敛，心澄貌亦恭。

两臂曲肘，徐徐平举至胸前成抱球势，屈腕立掌，指头向上，掌心相对（10 cm左右距离）。此动作要求肩、肘、腕在同一平面上，结合呼吸酌情做 8～20 次。

第二势：横担降魔杵

足指挂地，两手平开。心平气静，目瞪口呆。

两足分开，与肩同宽，足掌踏实，两膝微松；两手自胸前徐徐外展，至两侧平举；立掌，掌心向外；吸气时胸部扩张，臂向后挺；呼气时，指尖内翘，掌向外撑。反复进行 8～20 次。

第三势：掌托天门

掌托天门目上观，足尖着地立身端。力周腿胁浑如植，咬紧牙关不放宽。舌可生津将腭舐，鼻能调息觉心安。两拳缓缓收回，用力还将挟重看。

两脚开立，足尖着地，足跟提起；双手上举高过头顶，掌心向上，两中指相距 3 厘米；沉肩屈肘，仰头，目观掌背。舌舐上腭，鼻息调匀。吸气时，两手用暗劲尽力上托，两腿同时用力下蹬；呼气时，全身放松，两掌向前下翻。收势时，两掌变拳，拳背向前，上肢用力将两拳缓缓收至腰部，拳心向上，脚跟着地。反复 8～20 次。

第四势：摘星换斗势

只手擎天掌覆头，更从掌内注双眸。鼻端吸气频调息，用力回收左右眸。

右脚稍向右前方移步，与左脚形成斜八字，随势向左微侧；屈膝，提右脚跟，身向下沉，右虚步。右手高举伸直，掌心向下，头微右斜，双目仰视右手心；左臂曲肘，自然置于背后。吸气时，头往上顶，双肩后挺；呼气时，全身放松，再左右两侧交换姿势锻炼。连续 5～10 次。

第五势：倒拽九牛尾势

两腿后伸前屈，小腹运气空松。用力在于两膀，观拳须注双瞳。

右脚前跨一步，屈膝成右弓步。右手握拳，举至前上方，双目观拳；左手握拳；左臂屈肘，斜垂于背后。吸气时，两拳紧握内收，右拳收至右肩，左拳垂至背后；呼气时，两拳两臂放松还原为本势预备动作。再身体后转，成左弓步，左右手交替进行。随呼吸反复 5～10 次。

第六势：出爪亮翅势

挺身兼怒目，推手向当前。用力收回处，功须七次全。

两脚开立，两臂前平举，立掌，掌心向前，十指用力分开，虎口相对，两眼怒目平视前方，随势脚跟提起，以两脚尖支持体重。再两掌缓缓分开，上肢成一字样平举，立掌，掌心向外，随势脚跟着地。吸气时，两掌用暗劲伸探，手指向后翘；呼气时，臂掌放松。连续8～12次。

第七势：九鬼拔马刀势

侧首弯肱，抱顶及颈。自头收回，弗嫌力猛。左右相轮，身直气静。

脚尖相衔，足跟分离成八字形；两臂向前成叉掌立于胸前。左手屈肘经下往后，成勾手置于身后，指尖向上；右手由肩上屈肘后伸，拉住左手指，使右手呈抱颈状。足趾抓地，身体前倾，如拔刀一样。吸气时，双手用力拉紧；呼气时放松。左右交换。反复5～10次。

第八势：三盘落地势

上腭坚撑舌，张眸意注牙。足开蹲似踞，手按猛如拿。两掌翻齐起，千斤重有加。瞪目兼闭口，起立足无斜。

左脚向左横跨一步，屈膝下蹲成马步。上体挺直，两手叉腰，再屈肘翻掌向上，小臂平举如托重物状；稍停片刻，两手翻掌向下，小臂伸直放松，如放下重物状。动作随呼吸进行，吸气时，如托物状；呼气时，如放物状，反复5～10次。收功时，两脚徐徐伸直，左脚收回，两足并拢，呈直立状。

第九势：青龙探爪势

青龙探爪，左从右出。修士效之，掌气平实。力周肩背，围收过膝。两目平注，息调心谧。

两脚开立，两手成仰拳护腰。右手向左前方伸探，五指捏成勾手，上体左转。腰部自左至右转动，右手亦随之自左至右水平划圈，手划至前上方时，上体前倾，同时呼气；划至身体左侧时，上体伸直，同时吸气。左右交换，动作相反。连续5～10次。

第十势：卧虎扑食势

两足分蹲身似倾，屈伸左右腿相更。昂头胸作探前势，偃背腰还似砥平。鼻息调元均出入，指尖着地赖支撑。降龙伏虎神仙事，学得真形也卫生。

右脚向右跨一大步，屈右膝下蹲，成右弓左仆腿势；上体前倾，双手撑地，头微抬起，目注前下方。吸气时，同时两臂伸直，上体抬高并尽量前探，重心前移；呼气时，同时屈肘，胸部下落，上体后收，重心后移，蓄势待发。如此反复，随呼吸而两臂屈伸，上体起伏，前探后收，如猛虎扑食。动作连续5～10次后，换左弓右仆脚势进行，动作如前。

第十一势：打躬势

两手齐持脑，垂腰至膝间。头惟探胯下，口更齿牙关。掩耳聪教塞，调元气自闲。舌尖还抵腭，力在肘双弯。

两脚开立，脚尖内扣。双手仰掌缓缓向左右而上，用力合抱头后部，手指弹敲小脑后片刻。配合呼吸做屈体动作；吸气时，身体挺直，目向前视，头如顶物；呼气时，直膝俯身弯腰，两手用力使头探于膝间作打躬状，勿使脚跟离地。根据体力反复8～20次。

第十二势：掉尾势

膝直膀伸，推手自地。瞪目昂头，凝神一志。起而顿足，二十一次。左右伸肱，以七为志。更作坐功，盘膝垂眺。口注于心，息调于鼻。定静乃起，厥功维备。

两腿开立，双手仰掌由胸前徐徐上举至头顶，目视掌而移，身立正直，勿挺胸凸腹；十指交叉，旋腕反掌上托，掌以向上，仰身，腰向后弯，目上视；然后上体前屈，双臂下垂，推掌至地，昂首瞪目。呼气时，屈体下弯，脚跟稍微离地；吸气时，上身立起，脚跟着地；如此反复21次。收功：直立，两臂左右侧举，屈伸7次。

（4）五禽戏

①基本手型

虎爪：五指张开，虎口撑圆，第一、二指关节弯曲内扣。

鹿角：拇指伸直外张，食指、小指伸直，中指、无名指弯曲内扣。

熊掌：拇指压在食指指端上，其余四指并拢弯曲，虎口撑圆。

猿钩：五指指腹捏拢，屈腕。

鸟翅：五指伸直，拇指、食指、小指向上翘起，无名指、中指并拢向下。

握固：拇指抵掐无名指根节内侧，其余四指屈拢收于掌心。

②动作要领

第一式：虎举

动作一：两手掌心向下，十指撑开，再弯曲成虎爪状；目视两掌。

动作二：随后，两手外旋，由小指先弯曲，其余四指依次弯曲握拳，两拳沿体前缓慢上提。至肩前时，十指撑开，举至头上方再弯曲成虎爪状；目视两掌。

动作三：两掌外旋握拳，拳心相对；目视两拳。

动作四：两拳下拉至肩前时，变掌下按。沿体前下落至腹前，十指撑开，掌心向下；目视两掌。

重复一至四动作三遍后，两手自然垂于体侧；目视前方。

这套动作中，两掌一升一降，疏通三焦气机，调理三焦功能；手成"虎爪"变拳，可增强握力，改善上肢远端。

第二式：虎扑

动作一：接上式。两手握空拳，沿身体两侧上提至肩前上方。

动作二：两手向上、向前划弧，十指弯曲成"虎爪"，掌心向下；同时上体前俯，挺胸塌腰；目视前方。

动作三：两腿屈膝下蹲，收腹含胸；同时，两手向下划弧至两膝侧，掌心向下；目视前下方。随后，两腿伸膝，送髋，挺腹，后仰；同时，两掌握空拳，沿体侧向上提至胸侧；目视前上方。

动作四：左腿屈膝提起，两手上举。左脚向前迈出一步，脚跟着地，右腿屈膝下蹲，成左虚步；同时上体前倾，两拳变"虎爪"向前、向下扑至膝前两侧，掌心向下；目视前下方。随后上体抬起，左脚收回，开步站立；两手自然下落于体侧；目视前方。

动作五至动作八：同动作一至动作四，惟左右相反。

重复一至八动作一遍后，两掌向身体侧前方举起，与胸同高，掌心向上；目视前方。两臂屈肘，两掌内合下按，自然垂于体侧；目视前方。

虎扑动作形成了脊柱的前后伸展折叠运动，能增强腰部肌肉力量，对常见的腰部疾病，如腰肌劳损、习惯性腰扭伤等症有防治作用。同时，脊柱的前后伸展折叠，牵动任、督两脉，起到调理阴阳、流通经络、活跃气血的作用。

第三式：鹿抵

动作一：两腿微屈，身体重心移至右腿，左脚经右脚内侧向左前方迈步，脚跟着地；同时，身体稍右转；两掌握空拳，向右侧摆起，拳心向下，高与肩平；目随手动，视右拳。

动作二：身体重心前移；左腿屈膝，脚尖外展踏实；右腿伸直蹬实；同时，身体左转，两掌成"鹿角"，向上、向左、向后画弧，掌心向外，指尖朝后，左臂弯曲外展平伸，肘抵靠左腰侧；右臂举至头前，向左后方伸抵，掌心向外，指尖朝后；目视右脚跟。随后，身体右转，左脚收回，开步站立；同时两手向上、向右、向下画弧，两掌握空拳下落于体前；目视前下方。

动作三、四：同动作一、二，惟左右相反。

动作五至动作八：同动作一至动作四。

重复一至八动作一遍。

中医认为，"腰为肾之府"。尾闾运转，可起到强腰补肾、强筋健骨的功效。另外，鹿抵对于腰部的锻炼，还能增强腰部的肌肉力量，防治腰部的脂肪沉积，防治腰椎小关节紊乱等症。

第四式：鹿奔

动作一：接上式。左脚向前跨一步，屈膝，右腿伸直成左弓步；同时，两手握空拳，向上、向前划弧至体前，屈腕，高与肩平，与肩同宽，拳心向下；目视前方。

动作二：身体重心后移；左膝伸直，全脚掌着地；右腿屈膝；低头，弓背，收腹；同时，两臂内旋，两掌前伸，掌背相对，拳变"鹿角"。

动作三：身体重心前移，上体抬起；右腿伸直，左腿屈膝，成左弓步；松肩沉肘，两臂外旋，"鹿角"变空拳，高与肩平，拳心向下；目视前方。

动作四：左脚收回，开步直立；两拳变掌，回落于体侧；目视前方。

动作五至动作八：同动作一至动作四，惟左右相反。

重复一至八动作一遍后，两掌向身体侧前方举起，与胸同高，掌心向上；目视前方。屈肘，两掌内合下按，自然垂于体侧；目视前方。

鹿奔动作中，两臂内旋前伸，肩、背部肌肉得到牵拉，对颈肩综合征、肩关节周围炎等症有防治作用；躯干弓背收腹，能矫正脊柱畸形，增强腰背部的肌肉力量。

第五式：熊运

动作一：两掌握空拳成"熊掌"，拳眼相对，垂手下腹部；目视两拳。

动作二：以腰、腹为轴，上体做顺时针摇晃；同时，两拳随之沿右肋部、上腹部、左肋部、下腹部画圆；目随上体摇晃环视。

动作三、四：同动作一、二。

动作五至动作八：同动作一至动作四，惟左右相反，上体做逆时针摇晃，两拳随之画圆。

做完最后一动作，两拳变掌下落，自然垂于体侧；目视前方。

活动腰部关节和肌肉，可防治腰肌劳损及软组织损伤。腰腹转动，两掌画圆，引导内气运行，可加强脾、胃的运化功能。运用腰、腹摇晃，对消化器官进行体内按摩，可防治消化不良、腹胀纳呆、便秘腹泻等症。

第六式：熊晃

动作一：接上式。身体重心右移；左髋上提，牵动左脚离地，再微屈左膝；两掌握空拳成"熊掌"；目视左前方。

动作二：身体重心前移；左脚向左前方落地，全脚掌踏实，脚尖朝前，右腿伸直；身体右转，左臂内旋前靠，左拳摆至左膝前上方，拳心朝左；右掌摆至体后，拳心朝后；目视左前方。

动作三：身体左转，重心后坐；右腿屈膝，左腿伸直；拧腰晃肩，带动两臂前后弧形摆动；右拳摆至左膝前上方，拳心朝右；左拳摆至体后，拳心朝后；目视左前方。

动作四：身体右转，重心前移；左腿屈膝，右腿伸直；同时，左臂内旋前靠，左拳摆至左膝前上方，拳心朝左；右掌摆至体后，拳心朝后；目视左前方。

动作五至动作八：同动作一至动作四，惟左右相反。

重复一至八动作一遍后，左脚上步，开步站立；同时，两手自然垂于体侧。两掌向身体侧前方举起，与胸同高，掌心向上；目视前方。屈肘，两掌内合下按，自然垂于体侧；目视前方。

身体左右晃动，意在两胁，调理肝脾。提髋行走，加上落步的微震，可增强髋关节周围肌肉的力量，提高平衡能力，有助于防治老年人下肢无力、髋关节损伤、膝痛等症。

第七式：猿提

动作一：接上式。两掌在体前，手指伸直分开，再屈腕撮拢捏紧成"猿钩"。

动作二：两掌上提至胸，两肩上耸，收腹提肛；同时，脚跟提起，头向左转；目随头动，视身体左侧。

动作三：头转正，两肩下沉，松腹落肛，脚跟着地；"猿钩"变掌，掌心向下；目视前方。

动作四：两掌沿体前下按落于体侧；目视前方。

动作五至动作八：同动作一至动作四，惟头向右转。

重复一至八动作一遍。

习练"猿戏"时，"猿钩"的快速变化，意在增强神经——肌肉反应的灵敏性。两掌上提下按，扩大胸腔体积，可增强呼吸，按摩心脏，改善脑部供血。

第八式：猿摘

动作一：接上式。左脚向左后方退步，脚尖点地，右腿屈膝，重心落于右腿；同时，左臂屈肘，左掌成"猿钩"收至左腰侧；右掌向右前方自然摆起，掌心向下。

动作二：身体重心后移；左脚踏实，屈膝下蹲，右脚收至左脚内侧，脚尖点地，成右丁步；同时，右掌向下经腹前向左上方画弧至头左侧，掌心对太阳穴；目先随右掌动，再转头注视右前上方。

动作三：右掌内旋，掌心向下，沿体侧下按至左髋侧；目视右掌。右脚向右前方迈出一大步，左腿蹬伸，身体重心前移；右腿伸直，左脚脚尖点地；同时，右掌经体前向右上方画弧，举至右上侧变"猿钩"，稍高于肩；左掌向前、向上伸举，屈腕撮钩，成采摘势；目视左掌。

动作四：身体重心后移；左掌由"猿钩"变为"握固"；右手变掌，自然回落于体前，虎口朝前。随后，左腿屈膝下蹲，右脚收至左脚内侧，脚尖点地，成右丁步；同时，左臂屈肘收至左耳旁，掌指分开，掌心向上，成托桃状；右掌经体前向左画弧至左肘下捧托；目视左掌。

动作五至动作八：同动作一至动作四，惟左右相反。

重复一至八动作一遍后，左脚向左横开一步，两腿直立；同时，两手自然垂于体侧。两掌向身体侧前方举起，与胸同高，掌心向上；目视前方。屈肘，两掌内合下按，自然垂于体侧；目视前方。

这套动作中，眼神的左顾右盼，有利于颈部运动，促进脑部的血液循环，同时可减轻大脑神经系统的紧张度，对神经紧张、精神忧郁等症有防治作用。

第九式：鸟伸

动作一：接上式。两腿微屈下蹲，两掌在腹前相叠。

动作二：两掌向上举至头前上方，掌心向下，指尖向前；身体微前倾，提肩，缩项，挺胸，塌腰；目视前下方。

动作三：两腿微屈下蹲；同时，两掌相叠下按至腹前；目视两掌。

动作四：身体重心右移；右腿蹬直，左腿伸直向后抬起；同时，两掌左右分开，掌成"鸟翅"，向体侧后方摆起，掌心向上；抬头，伸颈，挺胸，塌腰；目视前方。

动作五至动作八：同动作一至动作四，惟左右相反。

重复一至八动作一遍后，左脚下落，两脚开步站立，两手自然垂于体侧；目视前方。

这套动作可加强肺的吐故纳新功能，增加肺活量。

第十式：鸟飞

接上式。两腿微屈；两掌成"鸟翅"合于腹前，掌心相对；目视前下方。

动作一：右腿伸直独立，左腿屈膝提起，小腿自然下垂，脚尖朝下；同时，两掌成展翅状，在体侧平举向上，稍高于肩，掌心向下；目视前方。

动作二：左脚下落在右脚旁，脚尖着地，两腿微屈；同时，两掌合于腹前，掌心相对；目视前下方。

动作三：右腿伸直独立，左腿屈膝提起，小腿自然下垂，脚尖朝下；同时，两掌经体侧，向上举至头顶上方，掌背相对，指尖向上；目视前方。

动作四：左脚下落在右脚旁，全脚掌着地，两腿微屈；同时，两掌合于腹前，掌心相对；目视前下方。

动作五至动作八：同动作一至动作四，惟左右相反。

重复一至八动作一遍后，两掌向身体侧前方举起，与胸同高，掌心向上；目视前方。屈肘，两掌内合下按，自然垂于体侧；目视前方。

两臂的上下运动可改变胸腔容积，若配合呼吸运动可起到按摩心肺作用，增强血氧交换能力；提膝独立，可提高人体平衡。

（5）六字诀

六字诀是一种吐纳法。它是通过嘘、呵、呼、呬、吹、嘻六个字的不同发音口型，唇齿喉舌的用力不同，以牵动不同的脏腑经络气血的运行。

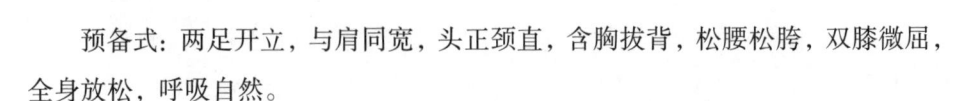

预备式：两足开立，与肩同宽，头正颈直，含胸拔背，松腰松胯，双膝微屈，全身放松，呼吸自然。

呼吸法：顺腹式呼吸，先呼后吸，呼吸时读字，同时提肛缩肾，体重移至足跟。

调息：每个字读六遍后，调息一次，以稍事休息，恢复自然。

①嘘字功平肝气

嘘（xū）。口型为两唇微合，有横绷之力，舌尖向前并向内微缩，上下齿有微缝。

呼气念嘘字，足大趾轻轻点地，两手自小腹前缓缓抬起，手背相对，经胁肋至与肩平，两臂如鸟张翼向上、向左右分开，手心斜向上。两眼反观内照，随呼气之势尽力瞪圆。屈臂两手经面前、胸腹前缓缓下落，垂于体侧。再做第二次吐字。如此动作六次为一遍，做一次调息。

嘘气功可以对治目疾、肝大、胸胁胀闷、食欲不振、两目干涩、头目眩晕等症。

②呵字功补心气

呵（hē）。口型为半张，舌顶下齿，舌面下压。

呼气念呵字，足大趾轻轻点地；两手掌心向里由小腹前抬起，经体前到至胸部两乳中间位置向外翻掌，上托至眼部。呼气尽吸气时，翻转手心向面，经面前、胸腹缓缓下落，垂于体侧，再行第二次吐字。如此动作六次为一遍，做一次调息。

呵气功治心悸、心绞痛、失眠、健忘、盗汗、口舌糜烂、舌强语謇等心经疾患。

③呼字功培脾气

呼（hū）。口型为撮口如管状，舌向上微卷，用力前伸。

呼字时，足大趾轻轻点地，两手自小腹前抬起，手心朝上，至脐部，左手外旋上托至头顶，同时右手内旋下按至小腹前。呼气尽吸气时，左臂内旋变为掌心向里，从面前下落，同时右臂回旋掌心向里上穿，两手在胸前交叉，左手在外，右手在里，两手内旋下按至腹前，自然垂于体侧。再以同样要领，右手上托，左手下按，行第二次吐字。如此交替六次为一遍，做一次调息。

呼字功治腹胀、腹泻、四肢疲乏，食欲不振、肌肉萎缩、皮肤水肿等脾经疾患。

④呬字功补肺气

呬（xì）。口型为开唇叩齿，舌微顶下齿后。

呼气念呬字，两手从小腹前抬起，逐渐转掌心向上，至两乳平，两臂外旋，翻转手心向外成立掌，指尖对喉，然后左右展臂宽胸推掌如鸟张翼。呼气尽，随吸气之势两臂自然下落垂于体侧，重复六次，调息。

⑤吹字功补肾气

吹（chuī）。口型为撮口，唇出音。

呼气读吹字，足五趾抓地，足心空起，两臂自体侧提起，绕长强、肾俞向前划弧并经体前抬至锁骨平，两臂撑圆如抱球，两手指尖相对。身体下蹲，两臂随之下落，呼气尽时两手落于膝盖上部。随吸气之势慢慢站起，两臂自然下落垂于身体两侧。共做六次，调息。

吹字功可对治腰膝酸软、盗汗遗精、阳痿、早泄、子宫虚寒等肾经疾患。

⑥嘻字功理三焦

嘻（xī）。口型为两唇微启，舌稍后缩，舌尖向下。有喜笑自得之貌。

呼气念嘻字，足四、五趾点地。两手自体侧抬起如捧物状，过腹至两乳平，两臂外旋翻转手心向外，并向头部托举，两手心转向上，指尖相对。吸气时五指分开，由头部循身体两侧缓缓落下并以意引气至足四趾端。重复六次，调息。

嘻字功治由三焦不畅而引起的眩晕、耳鸣、喉痛、胸腹胀闷、小便不利等疾患。

35. 煎煮中药有哪些注意事项？

中药疗效是受多方面因素影响，不仅中药的质量会影响药效的发挥，中药的煎煮也会在一定程度上影响疗效。因此，也需格外注意正确煎煮中药，以获得最佳的治疗效果。

（1）浸泡

药物应当先行浸泡，一般用冷水进行浸泡，浸泡时间一般不少于30分钟，加水量应为浸过药面2～5 cm左右，浸泡后的浸泡液不得丢失，与浸泡的药物一同进行煎煮。

（2）煎煮

①常规煎煮

第一遍煎煮时，先用武火加热达到沸腾后，再改用文火慢煎，并保持微沸，煎煮时间≥30分钟。解表类、清热类、芳香类药物不宜久煎，煮沸后再煎＜30分钟；滋补类药物先用武火煮沸后，改用文火慢煎＞30分钟。煎煮完成后，应用滤布或滤网对药液进行过滤。

第二遍煎煮时，加水量应少于第一遍煎煮的加水量，先用武火加热达到沸腾，再改用文火煎煮慢煎，并保持微沸煎煮至≥20分钟左右，或遵医嘱的煎煮时间。煎药时，要进行搅拌，同时要防止药液溢出；控制煎药的时间和火候，防止干锅和药物焦煳现象出现。

第二遍煎煮完成后，应用滤布或滤网对药液进行过滤。将第二遍煎煮药液与第一遍煎煮药液混合，并使混合后的药液沸腾后，待温度适宜，才可服用。

②特殊煎煮

特殊煎煮是指因临床不同用途或药物不同性质而采取的特殊的煎煮措施，主要有先煎、后下、另煎、烊化、包煎、煎汤代水等方法，因临床不同用途的特殊煎煮需求应按医生处方标明要求执行，如大黄是否后下；因药物不同性质而规定的特殊煎煮方法则不论医生处方是否标明均应按以下操作方法进行煎煮。

先煎：先煎药物原则上应先煎煮沸腾大于20分钟后，再投入其他药物（已先行浸泡）同煎。先煎的中药品种共分为两类，第一类是矿物类、贝壳类、角甲类；第二类是有毒的中药。

后下：后下的中药应在煎煮结束前投入同煎。后下药物分为两类，第一类是气味芳香、含挥发油多的中药（该类中药应在第一遍煎煮时后下）；第二类是久煎易破坏药物有效成分的中药（该类中药应在第二遍煎煮时后下）。

另煎（另炖）：另煎（另炖）的中药主要为一些比较昂贵的中药。另煎药应当煎煮2次，每次1小时，取汁；另炖药应当放入有盖容器内加入冷水（一般为药量的10倍左右）隔水炖2~3小时，取汁；所煎（炖）得的药汁还应当与方中其他药料所煎得的药汁混匀后服用。

烊化（溶化）：烊化（溶化）的中药品种分为两类。第一类是胶类药物，单独用水或黄酒加热烊化，然后兑入汤液一起服用；也可将其加入已煎好的药液中，文火煎煮，同时不断搅拌，至药物溶解即可；也可打成粗粉趁热加入煎液溶化即可。第二类是易溶于水的药物，可溶入煎好的汤液中，搅拌至药物溶化使用。

包煎：需要包煎的中药应当装入布袋中与其他药物同煎，包煎的布袋应能保证药液与药物充分交换且药物不漏出。该类中药分为四类，第一类是含淀粉、黏液质较多的中药；第二类是漂浮于液面或沉于锅底的中药；第三类是带有绒毛的中药；第四类是易使药液浑浊的中药。

煎汤代水：应将药物先煎煮 15~25 分钟后，去渣、过滤、取汁，再用药液煎煮方中其他药物。

其他：对于冲服、吞服等有特殊要求的药物，遵医嘱进行。

36. 服用中药时有哪些注意事项？

糖尿病患者服用中药不仅需要忌口，而且饮食治疗也是糖尿病治疗的重中之重。那么糖尿病患者服用中药需要如何忌口？

（1）忌糖

中药有的口感不太好，很多糖尿病患者在服用汤药是想加点糖或者蜂蜜改善口感。但在中医里，糖也是有药性的，白糖性凉，蜂蜜性平，红糖性温，因此，我们不要随便添加糖，会破坏原有汤药的药性。另外，糖尿病患者朋友就更不可加糖了，会引起血糖的增高。

（2）忌辛辣

辛辣食物，性多温燥，首先容易影响汤药原有性味，影响药效。其次容易伤津动火，特别是糖尿病本身的基本病机是阴虚为本，燥热为标，所以更加不适宜服用辛辣刺激食物。

（3）忌酒

不管是中药还是西药，一般情况下用药期间都是禁酒的。酒中含有大量的酒精，容易和中药成分发生反应，影响中药的药效，引起身体不适。尤其糖尿病患者，饮酒本身会加重肝脏负担，影响肝糖原的输出，容易导致低血糖的发生。所以糖尿病患者服用中药期间，一定要严格忌酒。

（4）忌浓茶

很多糖尿病患者都喜欢喝茶，但是如果糖尿病患者正在接受口服中药治疗的话，还是不建议喝茶。因为茶水中的一些成分可能跟中药中的某些成分反应，还可能影响到药效的吸收。此外，浓茶会刺激胃肠黏膜，引起胃肠部不适。在不服用中药后，糖尿病患者可以喝几口清淡的茶水，但是浓茶还是不喝为好。适量适度适宜的茶水可以缓解疲劳感，加速新陈代谢，对身体有 定的益处。